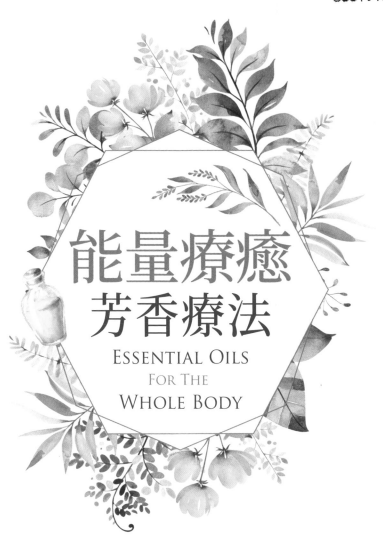

能量療癒
芳香療法

Essential Oils
For The
Whole Body

海瑟‧唐恩‧高芙瑞 著

鄭百雅 譯

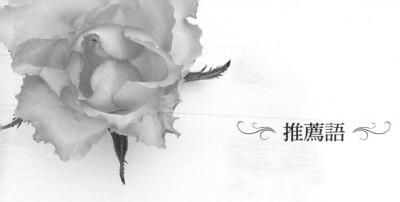

推薦語

為芳香療法的科學和業內使用方式搭建了美麗的橋梁。高芙瑞在書中真正呈現出整體療法的精神，探討支持身心靈整體的方法。

——坎迪斯·科文頓（Candice Covington）
專業芳療師，著有《精油的靈性使用》，Divine Archetypes品牌負責人

這美好的書詳細介紹了人體構造與功能，以及精油與人體互動的各種方式。本書是《正念芳療》之後的又一力作，為那些想要了解精油、揮灑創意同時兼顧安全的使用者們，帶來珍貴的指引。

——蘇菲·奧佐斯基博士（Sophie Olszowski, PhD）
SPZ有限公司董事

在這個芳療師大量回歸到依生物醫學原理使用簡單配方的時代，本書無疑提供了另一個檢視外用塗擦與吸收模式的可能。這確實是個複雜的主題，無法只用簡單的互動機制去解讀，本書運用整體療法精神，作者結合芳療科學和靈性背景，帶給你更有感的能量療癒效果。本書勢必能為『全身』建立起更強大的整體連結。

——馬汀·亨格連（Martin Henglein）
自然療法實踐者、芳療師、嗅學家

本書作者以科學實證及個案經驗重新詮釋了正念、芳療與能量的療癒潛能，是助人工作者，或是想要維持身心靈和諧與平衡者不可多得的好書！

——林岱瑩
HiAroma愛芳療創辦人

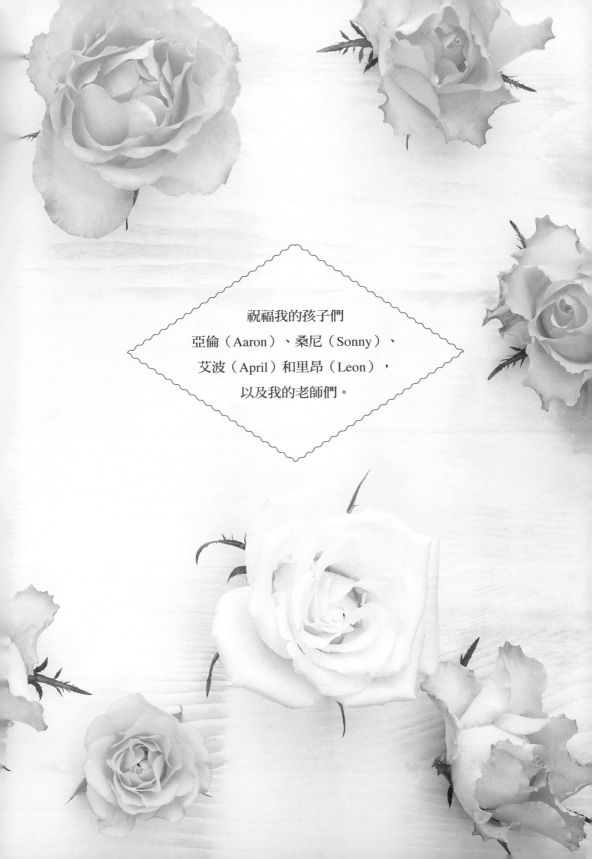

祝福我的孩子們
亞倫（Aaron）、桑尼（Sonny）、
艾波（April）和里昂（Leon），
以及我的老師們。

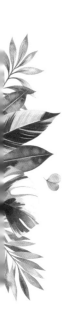

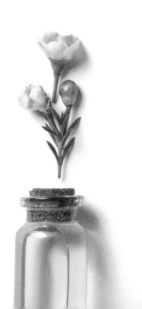
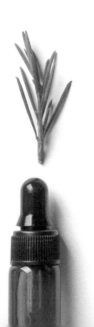
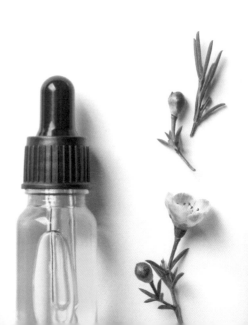

〔目錄〕

Contents

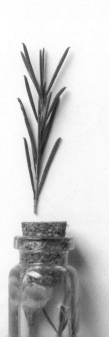
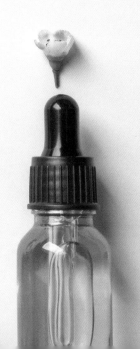
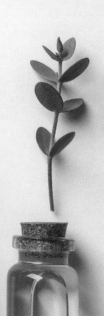

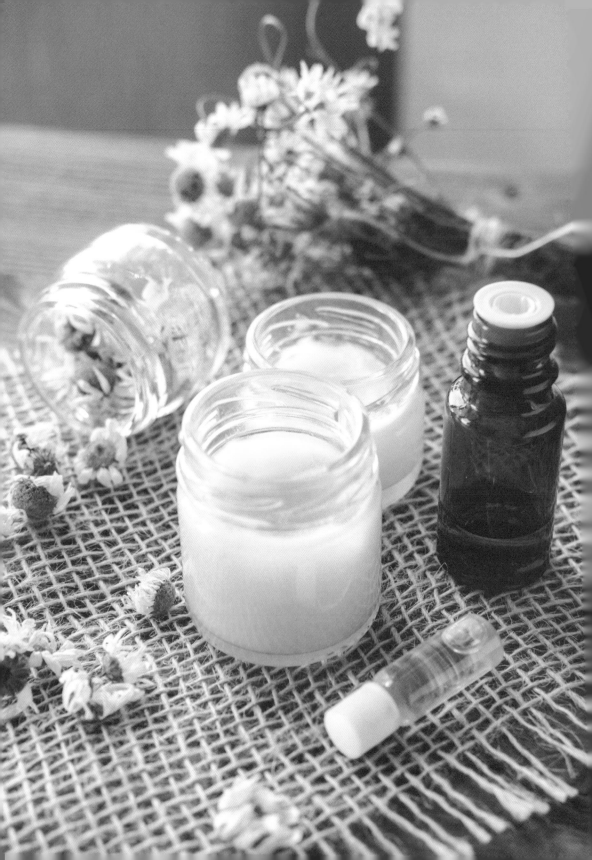

❧ 序 ❧

　　打從我在1970年代初第一次接觸輔助療法（complementary medicine）以來，這個領域已有了蓬勃的發展。過去，輔助療法被認為是一種「另類」的醫療方式，主流醫學普遍不認可這樣的做法，甚至把它當成是一種嬉皮式的行徑或是邊緣小眾的哲理。時至今日，輔助療法已成為一種受到證實、有科學依據、經過大量研究、有豐富文獻探討的療癒方法，我由衷感謝自己有幸在青少年時期就隨著好奇心的驅使，早早踏入了這個領域。

　　其中，冥想尤其是在我時而高低起伏、時而平緩的人生旅程路中，為我帶來救贖的恩典。雖然冥想從來沒施展過魔法，瞬間讓我「從此過著幸福快樂的日子」，它卻總在我心思浮沉時讓我穩定；在我腸枯思竭時帶來靈感；在感覺被掏空時讓我煥然一新。冥想的經驗，讓我對諸多古老療癒系統中，關於精微能量的學說感到讚嘆不已。例如人體中存在著所謂的生命能量——你可稱之為「生命衝力」（élan vital）、普拉納（prana）、氣（chi）、生命之力（life force）或許多其他的名稱——即使對某些一定要眼見為憑的人來說，很難解釋這究竟是什麼。

隨著科技的進步，現在我們都對世界的運作方式有了驚奇的新發現，也對身體自我療癒、自我調節的能力有更進一步地認識；同時，重要的是，我們更明白了生命能量無所不在的共振和影響，這股能量存在於萬物之中，從最小的原子，到整個世界和這宇宙實際存在的所有一切（感謝愛因斯坦、史蒂夫・霍金斯和其他許多研究者突破性的研究發現）。這些科學發現都證實且支持了世界各地古老療癒系統中基本的學說基礎。

從量子物理學的角度來看，無形的非物質世界對我們造成的影響力，比物質世界大多了；事實上，空間並非空無，而是充滿鮮活的能量。表觀遺傳學（epigenetic）研究說明，存在於你我意識中的念頭、無意識的信念，以及情緒，造就了個人的生物發展。也就是說，內在對於外部環境的反應，會影響我們的基因表現。神經可塑性（neuroplastic）的相關研究則指出，大腦時時刻刻都因我們的經驗被塑造和重塑。每當我們經驗、學習並適應了什麼，大腦的結構和組織就會改變，而重複的念頭、態度和行為會強化神經路徑。從這個角度來看，我們真的就是自己所思所想造就的產物。這是一份能帶來無比強大力量的體悟。

如果有一種方法，能幫助我們有意識地引導內在反應，讓我們創造出身心靈的正向改變，那麼會如何？事實上，這就是本書的主題：透過使用精油，讓它為人體帶來獨特、強大且全面性的互動，為我們在生理、心理情緒和靈性層次帶來助益。

宇宙中的「萬物」，包括物質或非物質的一切，都會振盪或具有振動，我們的念頭也不例外。在健康的狀態下，人體的電磁波會在一個集體的平均值之內振動，或表現出62至90MHz的振動頻率。在這樣的振動頻率下，身體能從疾病中恢復，表現出理想的健康狀態。美國科學家與發明家萊夫（Royal Rife，1888–1971）是早期提出振動頻率會直接影響人體健康的學者之一。根據萊夫的說法，當人體振動頻率低於61MHz，表示恢復能力較弱、免疫系統受損，因此容易生病、受病毒侵襲，或為慢性疾病所苦。頻率降到58MHz時會開始生病，到了42MHz就容易患上癌症。我們的共振頻率越高，就越健康、越容易從病中恢復，也越容易走出創傷。

　　身體的振動頻率受到許多因素的影響，例如所吃的食物與食物的品質。食用優質、營養豐富的有機食物，能提高身體的振動頻率。而加工食品、罐頭食品，則不會為身體提升任何頻率。笑聲、快樂、正向思考與正面的態度、優良的睡眠品質、放鬆、冥想、瑜伽和運動，都能提高並維持身體的振動頻率。透過健康的生活習慣，帶來清晰的意念、心智警覺、正向的心情和飽滿的精力，這些都不只是身體健康的指標，也能看出振動頻率的狀態。

　　我們能從食物中析出單一營養成分，認出並測量它們，精油也是一樣。精油也可以單獨析出、辨識並測量化學成分，能看出精油對人體生理運作可測知的影響。品質優良的精油，珍貴之處不僅在於氣味美妙，更在於它抗微生物、支持免疫和身體修復的效果。我們知道，當精油分子透過吸氣進入人體，能對大腦觸發強大的影響，尤其和大腦邊緣系統有關。我們也知道，精油對皮膚有諸多療癒效果，透過皮膚吸收進入人體之後，能藉由循環系統對全身帶來助益。精油也和食物一樣，能為身體帶來正面的共振頻率。精油能為我們帶來助益，不只是改善身體，也會提升振動頻率。精油對人體有多重的影響效果。

我個人也從實務經驗中，觀察到精油難以言喻的巨大效果。即使是極少量的精油，也能在生理和心理情緒方面，引起極具意義的反應。在本書中，我們會探討這些身體反應，以及精油的多樣特質，從最基本的效果、香氣，直到精油和色彩、寶石（水晶和礦石）與脈輪等精微能量之間的相互作用。這一切都與支持、維繫並修復我們的身體健康有關。

我衷心期盼讀者能透過本書，對精油的多重感官特質、多樣效果和能量特性，有更深的激賞與理解，同時也累積基本的知識，進而透過使用精油，促進身心靈全方位的健康。

祝你旅途愉快！

當他們速速走過彩虹橋，

她的臉在陽光下閃耀著鑽石般的光彩。

這座橋連接著銀藍色的天王星和幽暗的土星。

這是在結束這趟旅程回到地球之前，

通往平靜休息之地的一道大門。

畢竟，她已離開太久了。

這裡就像一個萬花筒，

這麼多的顏色、形狀，非常強烈卻又輕柔。

這裡也有美妙的香氣，

就像走過一間香水店或氣味芬芳的花園一樣。

艾希還感覺到愛的存在，

雖然她沒有見到任何人在這裡。

這些存在似乎曾經受傷過，

因此他們明白受傷感覺。

他們學會如何療癒自己，

也因此能夠教會他人。

可琳・馬爾（Caroline Mayall），

《日月光故事集》

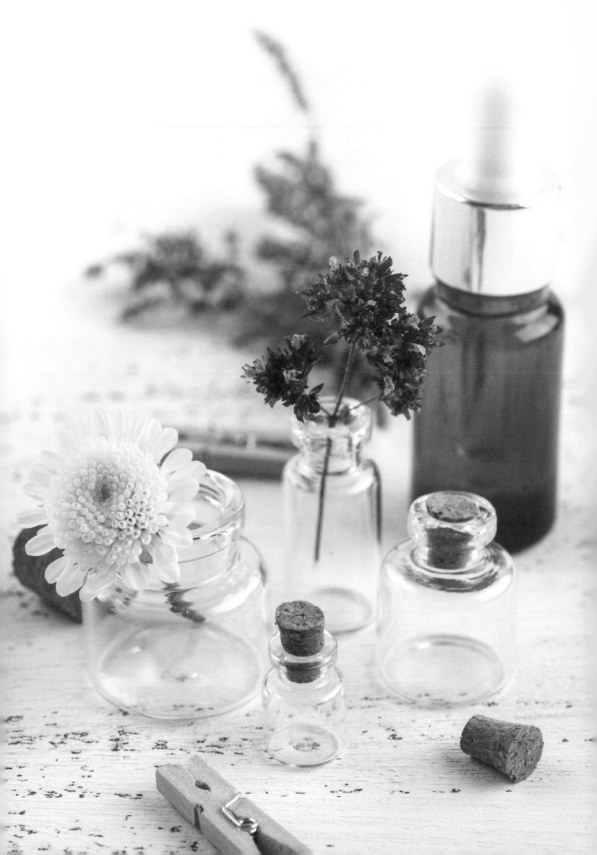

致謝

　　一如既往，我在此由衷對許多人表達感謝。謝謝我的女兒艾波・珊德琳・泰洛（April Sandrene Tatlock）、我的祖母梅・克普（May Copp）、我的哥哥史蒂芬・高芙瑞（Stephen Godfrey）；謝謝潘蜜拉・歐索普（Pamela Allsop）和蘇菲・奧沃斯基（Sophie Olszowski）無條件的支持、信任和鼓勵。我還要感謝從過去到現在我的學生與客戶，感謝我有幸和他們一起工作，也謝謝他們一直以來教會我的。當然，我也要謝謝內在傳承出版社（Inner Traditions）的工作團隊，謝謝他們專業的支持和努力不懈，讓這本書能從初稿付印成書。

　　本書中的許多照片都來自英國康普頓花園（Compton Acres）的慷慨授權，這是一座位在英國普爾（Poole）的美麗花園，占地10英畝之廣。我要感謝園丁喬瑟夫・庫根（Joseph Coogan）和我分享了他豐富的知識與專業；同時謝謝花園主人伯納德・梅納（Bernard Merna）允許我在早上花園開放之前，進入園中拍照。

　　在本書中出現的精油和植物油照片，還來自以下單位的授權：NHR 有機精油（NHR Organic Oils，英國薩賽克斯郡布萊頓市）、歐莎迪（Oshadhi，英國劍橋）、滴莎蘭德芳香療法（Tisserand Aromatherapy，英國西薩賽克斯郡）、乳香小舖（the Frankincense Store，英國倫敦），以及芳程式公司（Base Formula Limited，英國萊斯特郡梅爾頓莫布雷鎮）。

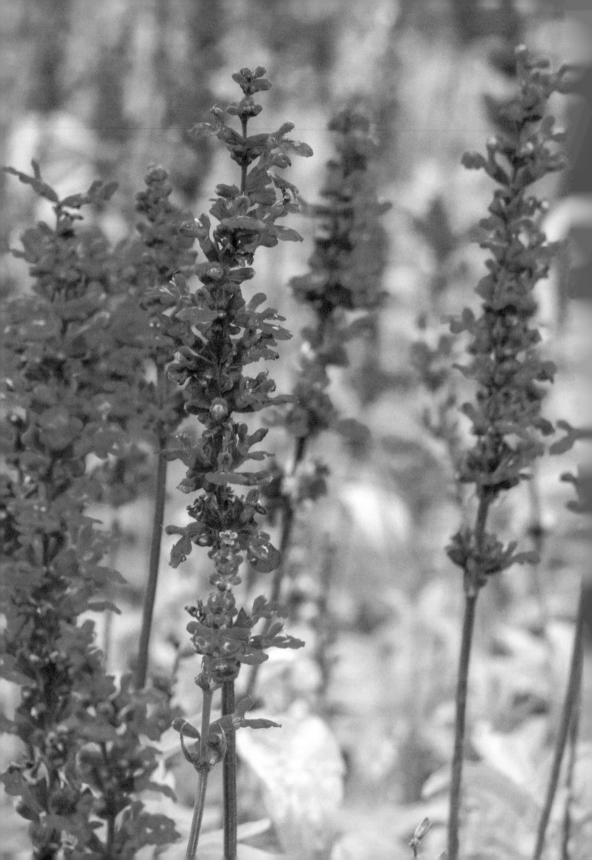

❧ 前言 ❧

走進你的田野、你的花園，你會知道，採蜜是蜜蜂的喜悅，

而為蜜蜂供應花蜜，也是花朵的喜悅。

對蜜蜂來說，花朵帶來生命的泉源，而對花朵來說，蜜蜂則是愛的信使。

兩者之間喜悅的供應與接收，既如此必要，又讓彼此欣喜不已。

——紀伯倫〈關於喜悅〉——

　　本書將對精油的保護、修復和「氣味」特質，以及精油守護身心靈整體健康的角色，帶來綜觀性的完整介紹。本書適合有意將精油融入每日生活的讀者閱讀，也適合想安全地將精油融入實務操作的芳療學生、專業保健人員和執業芳療師，成為手邊有用的參考指南。書中大部分的資訊都以表格、圖表或圖形呈現，既清楚易讀也容易參考使用。

　　我們將從人體解剖學與系統的功能開始談起，藉此讀者將明白身體如何吸收並排出精油、精油能如何引致情緒和生理上的反應，以及如何適當地使用它們。接著我們會談到安全禁忌、調配有效配方的基本原則，以及精油多樣的特質和特性，包括其中精微的元素與能量。

書中某些資訊不免和我的第一本書《正念芳療》（*Essential Oils for Mindfulness and Meditation*）有所重疊，尤其在安全使用指南的部分。相較之下，《能量療癒芳香療法》這本書，能「增長」讀者對精油的更多了解和相關知識。本書將對芳香療法的使用方式和療癒潛能有更仔細的說明，也有更深的見解和更廣泛的指引。我衷心希望，本書能成為幫助你適切並有效地使用精油療癒自己的主要參考書。

••• 寧靜精油（The Serenity Essential Oils）•••

寧靜精油是我從400多種芳香植物精油當中，特別挑選出來的15種精油。這15種精油最不具危險性，功能也最實用；它們能相輔相成、支持各自的效果，包括在冥想和進行放鬆技巧時帶來平靜、專注、集中，此外也有強大的抗微生物、安撫皮膚問題和促進再生等特性。的確，這15支精油打造的團隊，將成為芳香療癒最面面俱到、用途廣泛且效用卓著的工具組。

寧靜精油包括：

＊白千層（*Melaleuca cajuputi*）

＊胡蘿蔔籽（*Daucus carota*）

＊德國洋甘菊、羅馬洋甘菊（*Matricaria recutita, Anthemis nobilis*）

＊絲柏（*Cupressus sempervirens*）

＊乳香（*Boswellia carterii, B. sacra*）

＊白松香（*Ferula galbaniflua*）

＊天竺葵（*Pelargonium graveolens, P. × asperum*）

＊真正薰衣草、穗花薰衣草（*Lavandula angustifolia, L. latifolia*）

＊橘（桔）（*Citrus reticulata*）

＊廣藿香（*Pogostemon cablin*）

＊苦橙葉（*Citrus aurantium* var. *amara*）

＊奧圖玫瑰（*Rosa × centifolia, R. × damascena*）

＊穗甘松（*Nardostachys jatamansi, N. grandiflora*）

＊茶樹（*Melaleuca alternifolia*）

＊岩蘭草（*Vetiveria zizanioides*）

橘（桔）精油又分成紅橘（桔）、黃橘（桔）和綠橘（桔）等三種。雖然這三種橘（桔）精油的特質很相近，但我個人最喜歡的還是綠橘（桔）。對我來說，綠橘（桔）精油的香氣和特質，特別適合搭配其他寧靜精油一起使用。也因此，你會發現我在某些表格裡特別列出的是綠橘（桔）。不過，當然你也可以選用自己喜歡的橘（桔）精油。

純奧圖玫瑰精油本身的生產成本就相當高昂。不過在市面上可以買到以5％濃度稀釋於荷荷芭油的奧圖玫瑰油。雖然我更傾向使用純精油，但就玫瑰來說，我也會在本書把玫瑰原精的相關資訊含括在內。隨後你將明白，由於原精需要透過溶劑從植物材料中萃取，因此原精中含有溶劑殘留物，有可能刺激皮膚。因此，我個人在調配皮膚外用產品時（例如按摩油、乳霜、乳液等）絕對偏好使用純奧圖玫瑰精油。不過，玫瑰原精有美妙的玫瑰香氣，用來調香或擴香，都能在心理情緒方面帶來一樣好的效果；此外，它的價格相對較低，比較沒負擔。無論是奧圖玫瑰或玫瑰原精，香氣都相當濃郁，可以酌量使用。

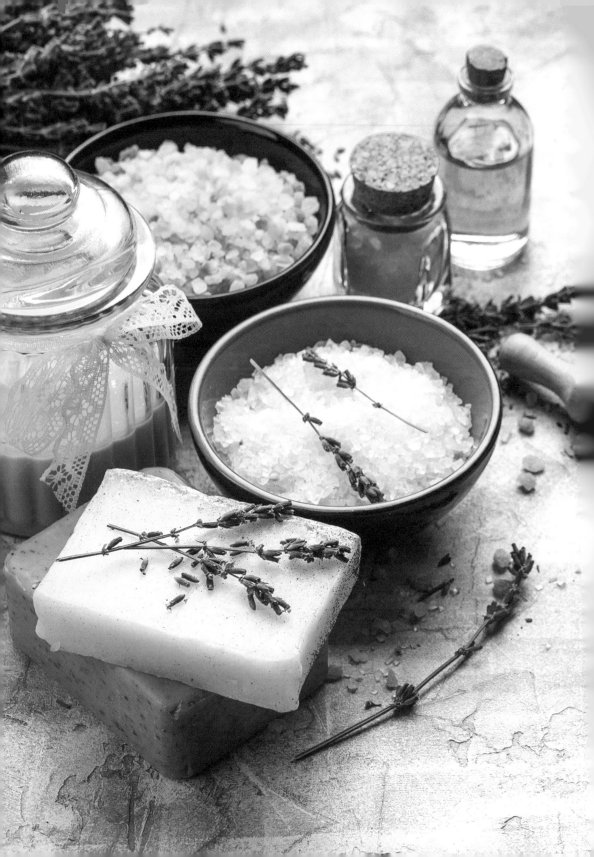

Lesson 1

人體生理構造

身體的基本構造

Anatomy

*Building Blocks of the
Human Body*

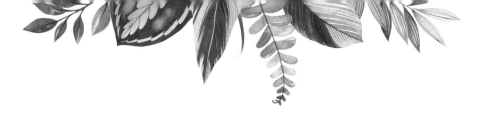

　　本章將對人體構造，包括各個生理系統，進行基本的說明。當然，我們將從細胞談起，那是人體最基本的單位。當你明白身體構造是如何發展、在系統中扮演什麼樣的互動功能，你就能更清楚精油具有什麼效果，以及精油分子能如何被吸收進入人體和身體系統互動。細胞是生命體最小的單位，而原子是物質最小的單位。物質（matter）由許多不同種類的粒子構成，其中人們最耳熟能詳的是電子、質子與中子。這些次原子粒子（subatomic particles）以各種不同的組合方式形成原子。由同一種粒子排列而成的原子聚在一起，形成獨特的元素：原子的種類超過一百種，也因此創造了超過一百種獨特的化學元素。原子組合在一起便構成分子。原子和（或）分子組合在一起，就能創造出化合物。細胞是大型分子透過排列而構成。不過，這和人體的形成有什麼關聯呢？讓我們仔細看看。

人體的建構方式 //

原子（ATOMS）

＊所有一切的基本建構單位。

＊參與化學反應的最小物質單位；必須釋放帶電的粒子才可能自然分解；無法在不摧毀自身的情況下被分割。

＊原子包括一個中央的核，以及周圍環繞的電子。

＊中央的核由兩個部分構成：質子與中子。

＊電子帶負電，質子帶正電，中子不帶電。當原子帶有等量的電子
　與質子，負電與正電便會彼此中和。

＊電子、質子與中子又叫做次原子粒子。

＊原子的質量數，即是中子與質子的總數。

＊原子核非常小；原子幾乎不占空間。

＊原子的直徑大小大約只有億分之一公分。

元素（ELEMENTS）

＊最簡單的物質形式。

＊無法再被分解成更簡單的可獨立運作、可被肉眼觀察到的形式。

＊完全由一種原子構成。

＊元素是最基本的物質形式，透過化學結合衍生出所有一切。

＊包括92種自然元素（透過核子物理學創造出20種較不穩定的元
　素）；所有的元素都列在元素週期表中。

＊碳、氫、氧和氮元素構成了世界上96%的生物。

分子（MOLECULES）

＊分子是最簡單的化學化合物單位，可以自由的狀態存在，**當兩個
　以上的原子透過化學鍵結合在一起，就構成了分子。**

＊分子分為兩種：**同核雙原子分子**（homonuclear molecules），由
　單一化學元素的原子構成，例如分子氧（兩個氧原子結合在一起
　的O_2）；**異核雙原子分子**（heteronuclear molecules），由不只一
　個元素構成的分子，例如水（由兩個氫原子和一個氧原子構成的
　H_2O）。

化合物（COMPOUNDS）

＊化合物是兩種以上不同元素在化學上鍵接或結合在一起的分子化學物質。

舉例來說：

水（H_2O）是氫元素和氧元素結合而成的化合物。

二氧化碳（CO_2）是碳元素和氧元素結合而成的化合物。

食鹽（NaCl）是鈉元素和氯元素結合而成的化合物。

＊當元素結合形成化合物，構成這些元素的原子便會失去各自的特性，而化合物會擁有自己獨特定義的化學結構。

人體主要化學元素

元素（化學符號）	占人體重量的百分比
氧（O）	65.0
碳（C）	18.5
氫（H）	9.5
氮（N）	3.2
鈣（Ca）	1.5
磷（P）	1.0
鉀（K）	0.35
硫（S）	0.25
鈉（Na）	0.2
氯（Cl）	0.2
鎂（Mg）	0.1
鐵（Fe）	0.005
鋁（Al）、硼（B）、鉻（Cr）、鈷（Co）、銅（Cu）、氟（F）、碘（I）、錳（Mn）、鉬（Mo）、硒（Se）、矽（Si）、錫（Sn）、釩（V）、鋅（Zn）	0.195~0.2

細胞

分子結合在一起會形成細胞，細胞即是身體最小的功能單位（細胞非常小，非肉眼可見）。人體由真核細胞構成，這意味著人體細胞中都含有細胞核與細胞器。（相對地，原核細胞就不含細胞核與細胞器。細菌就是一種典型的原核細胞。）真核細胞擁有粒線體（細胞器），能將養分轉化為能量。不同細胞具有不同的功能，能在彼此之間傳遞資訊。

 ✦ **外分泌細胞**：分泌汗水和酶等液體。

 ✦ **上皮細胞**：位在皮膚表層和身體內部，具有保護和吸收養分功能。

 ✦ **內分泌細胞**：分泌荷爾蒙進入血液中。

 ✦ **血液細胞**：將氧氣傳遞到全身；同時能幫助排泄廢物、對抗感染。

細胞代謝（有時也稱作細胞呼吸），是細胞消耗和釋放能量的過程。在細胞呼吸的過程中，養分分子被分解成更小的單位，將生化能量釋放並轉化為腺苷三磷酸（adenosine triphosphate，ATP）。葡萄糖是支持這過程最主要的養分。碳水化合物、胺基酸和脂肪酸分子也會被使用，但使用的程度並不那麼多。透過這過程釋放的能量，會用來支持細胞活動，多餘的能量也會被儲存起來。

細胞呼吸的過程也需要氧氣。氧氣能幫助創造並傳輸能量。水分也會帶來幫助；細胞中有65～90％是水分，攝取足夠水分能幫助細胞以最理想的狀態發揮功能。

有機體要維持完整，一部分得仰賴細胞分裂；當細胞一個個死去，會持續地被新生的細胞取代。細胞分裂又分為兩個途徑：

••• 細胞結構 •••

細胞由一層細胞膜構成，細胞膜之內有多種細胞器，漂浮在水狀的細胞液之中。在細胞膜之內，不屬於細胞核的部分，統稱為細胞質。

細胞器是細胞內具有獨特功能的結構。包括：

* **細胞核（Nucleus）**：有機體的基因資訊存放處，基因資訊以DNA的形式在此保存。

* **粒線體（Mitochondria）**：細胞的能量發電機；製造腺苷三磷酸並調節細胞代謝功能。

* **核醣體（Ribosomes）**：幫助合成蛋白質。

* **內質網膜系（Endoplasmic reticulum）**：幫助細胞內部物質運輸。

* **高基氏體（Golgi apparatus）**：協助在細胞內修飾並運送蛋白質。

* **溶體（Lysosomes）**：含消化酶，能分解廢物，包括死去的細胞。

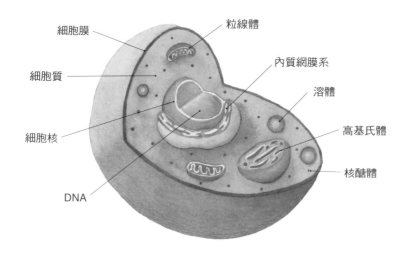

〔人體細胞基本架構〕

- 有絲分裂（Mitosis）：細胞核中的染色體一分為二，於是細胞核也會一分為二，以分別含納這兩個染色體。接著，細胞質、細胞器和細胞膜也都會一分為二，最後成為兩個相似的細胞。透過有絲分裂，身體會創造出新的細胞，供應生長、修復所需，此外也能取代老廢細胞。某些細胞很快就會被取代（有時只需要30到90分鐘的時間）；例如頭髮、肌膚、指甲、味蕾和胃部內膜，在一生中都會持續快速更新。另一方面，中樞神經系統中的腦細胞與神經細胞，通常只會在生命最初的幾個月經歷再生。

- 減數分裂（Meiosis）：生殖細胞分裂時，新生細胞中的染色體會減半：例如卵子（女性卵細胞）和精蟲（男性精子細胞）。當卵子與精子結合（受精），會創造出名為受精卵的單一細胞。受精卵會快速分裂、複製（有絲分裂），於是每一個新生的細胞都帶有和原受精卵一樣的基因組成。透過這樣的方式，新的有機體便誕生出來，攜帶著分別來自卵子和精子的等量基因資訊。

身體組織

細胞集結在一起，就成了具有特定功能的組織。人體中的組織又可分為四個基本類型：

- 上皮組織：這是有如黏膜一樣的組織，覆蓋在身體的表面、腔室和管道。

- 結締組織：根據組織功能的不同，有可能是像果凍一樣的半固體，也可能密集而堅硬。正如名稱所示，結締組織的功能就是連結不同組織（纏繞、支持或包覆）。所有身體器官和血液都含有結締組織。

✦ **肌肉組織**：這是一種可以收縮的組織，也就是說，它能縮短、能夠活動。

✦ **神經組織**：是神經系統當中的主要組織，負責在身體和大腦之間傳遞電脈衝。

器官

不同組織聚集在一起，就成了器官。器官有各自獨特的功能，有可以被辨識出來的特殊形狀——例如，胃、心、肝、肺和大腦等。不同器官集結在一起，就成了具有特定功能的生理系統。例如，消化系統包含從口腔到肛門的消化道，也和支持消化運作的器官有關，例如膽、肝、胰。消化系統負責分解食物，並從中吸收養分。

細胞
（最小功能單位）

組織
（上皮、結締、肌肉、神經）

器官
（大腦、心、肺、肝、膽、腎、胃、胰、
脾、十二指腸、大小腸、直腸、子宮、卵巢和睪丸）

器官系統
（皮膚、骨骼、肌肉、神經、內分泌、
心血管、淋巴、免疫、呼吸、消化、泌尿、排泄、生殖）

身體器官系統

皮膚系統

組成／器官

　　皮膚系統包括皮膚和皮膚的衍生構造，例如頭髮、指甲、汗腺、油脂腺等。皮膚系統主要由兩層構造構成：表皮與真皮。

　　表皮是皮膚的最表層，其中含有能吸收紫外線、改變膚色的黑色素細胞（也和髮色與眼睛虹膜顏色有關）。表皮中還有生成角質的角質細胞，這是一種富含纖維的蛋白質，能強化肌膚、頭髮與指甲。表皮本身又可分為：

- **角質層**：含25到30層持續剝落的老廢細胞。（這些表面的皮層能幫助防止微生物進入身體，也保護其下的組織不至於脫水）。

- **透明層**：含3到5層扁平的角質細胞；只出現在指尖、手掌和腳底。

- **顆粒層**：含3到5層扁平的角質細胞，其中的細胞器已經開始衰退。

- **棘狀層**：由8到10排健康的多邊角質細胞構成，這些細胞是由基底層的細胞分裂而形成。

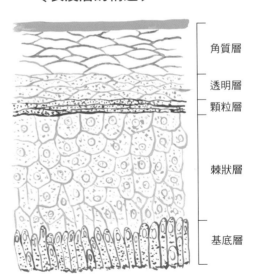

〔表皮層的構造〕

角質層

透明層

顆粒層

棘狀層

基底層

◆ **基底層**（也叫**生發層**）：這是最底部、最深的一層，由一排立方體或圓柱形的角質細胞構成。新生的肌膚細胞就是在基底層生成。

　　真皮，也叫做真皮層，當中含有脂肪組織、血管、淋巴管、神經末梢、汗腺與毛囊（可參考第67頁圖示）。最厚的真皮層位在手掌根和腳底，最薄之處在眼皮與頭部。真皮層由膠原纖維構成，既堅固也具有彈性；不過，若是被過度拉伸，也可能被撕裂，並留下永久性的紋路（例如因懷孕、肥胖或肌肉增長而造成的妊娠紋、肥胖紋和生長紋）。

功能

◆ 保護身體與身體內部器官。

◆ 形成屏障，防止病原體進入（細菌和病毒）。

◆ 一定程度防止紫外線的傷害。

◆ 使吸收有限度——例如某些脂溶性物質（如氧、二氧化碳、類固醇激素、維生素A、D、E與K）、樹脂與某些精油、有機溶劑（如油漆稀釋劑），以及重金屬類的鹽分（例如鉛、汞或鎳）。

◆ 幫助形成維生素D。

◆ 幫助調節體溫。

◆ 排出代謝廢物（以汗水的形式）

◆ 偵測並傳導感官訊息，例如撫摸、按壓、疼痛、溫暖和冷等感受。

骨骼系統

組成／器官

　　骨骼系統不只包括全身的206塊骨頭，也包含軟骨及韌帶。骨骼的組成約含20％的水分，30至40％的有機物質，和40至50％的無機物質（即礦物鹽，主要是鈣與磷）。

功能

- 支持並維持身體結構（架構）。
- 保護維持生命所需的重要器官。
- 讓肌肉附著，協助身體活動。
- 紅骨髓製造紅血球與白血球，黃骨髓儲存脂肪。
- 骨骼組織能儲存礦物質（磷酸鈣、碳酸鈣、磷、鎂、鈉）。

肌肉系統

組成／器官

肌肉細胞透過不同的組成與發展，形成下列各種肌肉組織：

- 肌絲（由蛋白質、肌動蛋白和肌凝蛋白構成）。
- 肌纖維（肌肉纖維）。
- 肌束（肌肉束）。
- 肌肉與肌群（例如上臂部的二頭肌，以及上背部的大小菱形肌）。

根據肌肉纖維所在的位置和功能，會形成不同類型的肌肉結構：

- **平滑肌**：形成中空器官的外壁（例如胃、膀胱和血管），並可協助物質運輸，包括協助移動或限制流速。
- **心肌**：構成心臟外壁，是一種非自主的條紋肌纖維。
- **骨骼肌**：附著於骨骼或相關結構，依照神經脈衝的刺激來移動骨骼。

+ 讓身體能進行外部活動——移動身體，例如抬起手指、挪動位置或跑步等。

+ 讓身體能進行內部活動——也就是透過平滑肌的收縮進行活動，例如腸道蠕動。

+ 把控姿勢，讓身體維持穩定。

+ 透過肌肉的收縮與活動產生熱能：當身體發冷，肌肉會藉由快速收縮（發抖）來產生熱能、維持適當體溫。

神經系統

組成／器官

神經系統是人體兩大控制中樞之一（另一個是內分泌系統），能調停身體作用，維持體內平衡。神經系統是具主宰性的控制和溝通系統，由中樞神經系統和周邊神經系統構成：

+ 中樞神經系統（CNS）：包括大腦和脊髓，負責對收集到的感官訊息進行詮釋，並傳達指令讓身體做出動作回應；此外，也是思維與情緒的控制中心。

+ 周邊神經系統（PNS）：由大腦和脊髓衍生出來的神經分支構成。這些分支遍布全身，全身上下共有43對周邊神經：包括12對腦神經，以及31對脊椎神經。周邊神經系統又可根據功能的不同，分為兩種：軀體神經系統（控制肌肉骨骼的自主運動），以及自主神經系統（控制傳導到平滑肌組織的非自主脈衝）。

自主神經系統又可分成**交感神經系統**和**副交感神經系統**，兩者相輔相成。交感神經系統帶來激勵，副交感神經系統則帶來安撫或削弱。舉例來說，當我們遭遇威脅，恐懼感會刺激交感神經系統，釋放加快心跳、專注提高警覺的荷爾蒙。接著，一旦威脅消失，副交感神經系統會釋放對應的荷爾蒙促進平衡，心跳會放慢，身體機能也會回到正常的狀態，生理系統回復平靜與平衡。

功能

◆ 提供感官資訊：感覺接受器（例如嗅覺接受器神經元），偵測刺激並對內部或外部的刺激原做出回應，例如按壓、溫度與動作等等。

◆ 對刺激原做出解讀與回應：神經系統會解讀感官資訊，並送出神經脈衝作為回應，進而達到肌肉收縮或腺體分泌的結果。

◆ 控制高等心智功能與情緒回應：神經系統也負責心智運作。例如認知與記憶，以及喜悅、憤怒、挫折、焦慮、興奮和恐懼等情緒回應。

使用精油，尤其是結合按摩撫觸時（包括自我按摩），能正面刺激副交感神經系統，達到調節、安撫神經系統的效果。

內分泌系統

組成／器官

內分泌系統是人體第二個控制與溝通系統，它掌管全身腺體，製造荷爾蒙以調節成長、發展、新陳代謝、睡眠與心情等過程。內分泌系統的結構包括：

腺體——腦下垂體、松果體、甲狀腺、副甲狀腺、胸腺、腎上腺、胰腺與性腺。

各腺體的產物——也就是荷爾蒙。

身體用來調節荷爾蒙釋放，以維持體內平衡的回饋迴路。

功能

製造並分泌荷爾蒙。

調節生理活動，例如成長、發展與新陳代謝。

幫助身體適應壓力——例如透過腎上腺釋放皮質醇等糖皮質激素，能幫助調節身體壓力反應。以及當身體出現感染、創傷、脫水、情緒壓力或飢餓等期間。

對生殖過程帶來貢獻。

心血管、淋巴和免疫系統

身體大部分由液體構成，根據所在的位置和功能，液體的組成也會有所不同。舉例來說：

細胞外液位在細胞之間。

間質液位在組織之間。

血漿在血液裡。

淋巴液在淋巴系統中循環。

心血管、淋巴和免疫系統都是主要由體液構成的系統。心血管系統將血液泵打到全身，讓其中攜帶的氧氣、養分與荷爾蒙可以抵達各組織與器官。淋巴系統是一種單向的排液系統，能去除身體組織多餘的液體，並和心血管系統搭配合作。這兩個系統都會支持身體的免疫功能。

　　心血管系統包括：

✦ **血液**：這是一種液態的結締組織，將養分和氧氣輸送到身體組織。血液由血漿、血小板、白血球與紅血球構成。

✦ **血管**：動脈從心臟帶走血液，靜脈則將血液帶回心臟。微血管有如絲線，管壁細薄且具半穿透性，遍布全身組織。它們為周遭組織提供氧氣和養分，並透過間質液將細胞廢物帶走。

✦ **心臟**：心臟包含四個腔室（二心房、二心室），就像是雙重幫浦一樣運作：右邊的幫浦把缺氧血帶到肺部（進行氣體交換，釋放二氧化碳並吸取氧氣），左邊的幫浦則把含氧血帶到身體各處。

　　淋巴系統是身體的循環系統，把脫離細胞和組織的液體和蛋白質帶回到血液中，同時濾除其中的廢物。淋巴系統包括：

✦ **淋巴液**：淋巴系統攜帶的液體。

✦ **淋巴管**：將淋巴液傳送到身體各處的管道。

✦ **淋巴組織**：用來過濾淋巴液的淋巴腺和淋巴結；淋巴組織通常聚集在頸部、腋下、腹部、鼠蹊、手肘和膝關節。

✦ **淋巴器官**：扁桃體、增殖體、脾和胸腺，能過濾淋巴同時生成免疫細胞——例如來自胸腺的T細胞，以及來自脾臟的淋巴球。

　　淋巴液的輸送完全由管壁的壓力來調節，而管壁的壓力是由實際的身體按壓、骨骼肌的收縮與舒張或呼吸時喉嚨與腹部的壓力變化來觸發。換句話說，運動、按摩與深呼吸都能對淋巴系統帶來激勵的作用。

- 輸送呼吸氣體（例如氧氣、二氧化碳）。

- 輸送來自消化道的養分。

- 輸送來自內分泌腺的抗體、廢物與荷爾蒙。

- 從活躍的肌肉輸送熱能到皮膚，在皮膚消散（透過排汗與血管舒張），達到調節體溫的作用。

- 將白血球攜帶到全身，藉此支持免疫功能。

- 將病原體和體內雜質攜帶到體內過濾點，藉此支持免疫功能。

- 透過血液凝結（血小板聚集成塊）預防出血和體液散失。

淋巴系統的功能

- 從組織帶走過多的間質液，並帶回心血管系統，藉此維持血液的量、壓力並預防水腫。

- 將脂肪酸、脂肪（乳糜）和某些維生素從消化道運送到血液。

- 將脫離血液的蛋白質與細胞殘餘物帶回身體循環系統中。

- 輸送白血球到淋巴結，以及將它帶離淋巴結；輸送如樹突細胞等抗原呈遞細胞（APCs）到淋巴結，刺激免疫反應。

- 以淋巴球及抗體過濾並解構致病原，支持免疫反應。

呼吸系統

組成／器官

呼吸系統和心血管系統共同合作，確保身體組織持續獲得足夠的氧氣，並將二氧化碳排出身體。細胞若是缺氧，五分鐘之內便會凋亡。當血液二氧化碳過高，身體的酸鹼值會趨向酸性，導致一連串的惡性反應發生。基於上述原因，呼吸是維持體內平衡不可或缺的一環。呼吸系統包括：

- **鼻腔**：鼻子與頭骨內部中空的空間，直到喉部。鼻腔內部布滿毛髮與黏膜，主要功能在於調節即將進入肺部的空氣狀態——也就是達到溫暖、潮濕和經過過濾的狀態。

- **咽部（喉嚨）**：這是一條肌肉管道（屬於消化道的一部分）從鼻腔後方、口腔後方，向下延續到咽喉部。其中包括淋巴器官——扁桃體，能透過防止吸入或攝入病原體，支持身體的免疫系統。

- **喉部（喉頭）**：氣管上段，由軟骨構成並包含聲帶（富有彈性的韌帶束，由骨骼肌附著在堅固的喉軟骨上）。

- **氣管**：一個由一圈圈軟骨支撐的黏膜管道，從喉部延伸到胸腔上部，而後在胸腔分為左右兩支，即左右支氣管。氣管傳遞氣體進出肺部。

- **支氣管**：傳導空氣的大管狀通道，有軟骨支撐，從氣管延伸到左右肺部，而後如樹根般分支散布，形成細支氣管。

- **肺泡**：非常細小的囊袋，由上皮組織以及富有彈性的結締組織構成，附著在細支氣管的末端，周圍環繞著網狀的微血管。肺泡是氣體交換發生之處：二氧化碳離開血液，從微血管去到肺泡，而氧氣透過肺泡進入微血管，從而進入血液。人體中大約有3億個肺泡，表面積加總起來約有1000平方英尺那麼大（約28坪）。

- 肺部：肺部是極富彈性、像海綿一般的呼吸器官。右肺有三個肺葉，左肺有兩個肺葉（留有心臟的空間）。左肺與右肺的表面均由漿膜覆蓋，而後被胸膜包裹起來，胸膜會分泌稀薄的漿液，將摩擦的可能降到最低，同時讓肺部在呼吸時能更輕鬆移動。
- 呼吸橫膈膜：呼吸橫膈膜是呼吸時最主要用到的肌肉。它接附在肋骨下緣和脊椎上，是一條圓頂狀的肌肉束。這層橫膈膜也將胸腔與腹腔區隔開來。

功能

- 讓人們能呼吸，並完成氧氣與二氧化碳的氣體交換。
- 讓人們能發出聲音：肺部排出的氣體會經過聲帶，透過有意識的控制，便能發出聲音。
- 讓人們有嗅覺：氣體從鼻子吸入體內，接觸到嗅上皮，也因此啟動嗅覺（更多資訊請參考下一章）。

消化系統

組成／器官

消化是分解食物的過程。食物分子被分解（精煉）為人體能使用的單元，以便後續為人體吸收。可用的養分會透過循環系統傳輸到重要器官；無用的廢物會成為糞便排出。消化系統沿著長長的消化道運行，這是一條中空的管道，始於口腔，直到肛門。消化系統包括：

- 口腔
- 食道

- 胃

- 小腸（又可分為十二指腸、空腸與迴腸）

- 大腸（也就是結腸）

- 直腸

- 肛門

　　肝、膽、胰等臟器，也在消化系統中扮演著重要的角色。以下是這三個臟器較主要的功能：

- 肝：處理食物的養分；製造膽汁以分解食物中的脂肪；將食物中的能量以肝醣的形式儲存起來。

- 膽：儲存肝臟製造的膽汁，在需要時分泌以供小腸使用。

- 胰：分泌能分解食物的酶，以供小腸使用；分泌胰島素至血液中，幫助身體在代謝食物的過程中，調節血糖濃度。

功能

- 將食物轉換成身體的養分與能量。

- 讓身體能夠吸收來自食物的養分。

- 過濾並排出無法消化的物質，以及身體透過消化和其他運作過程產生的廢物。

泌尿／排泄系統

組成／器官

　　排泄系統集結了泌尿系統和身體其他排泄器官。泌尿系統包括：

- 腎臟

+ 輸尿管和尿道

+ 膀胱

但尿液並不是身體唯一排泄廢物的方式。身體的排泄系統還包括：

+ 皮膚系統（皮膚排汗）

+ 消化系統（糞便）

+ 呼吸系統（熱氣與二氧化碳）

+ 眼睛（眼淚）、鼻子（黏液）、耳朵（耳垢）

　　形狀如豆的腎臟，分別位在腰椎上段的左右兩側，負責在血液經過時，過濾其中的代謝廢物、多餘離子與化學物質。腎臟將這些廢物拋入尿液，導入輸尿管。輸尿管將尿液帶入膀胱儲存，最後透過尿道排出。

功能

+ 過濾血液中的代謝廢物，並排入尿液中（也會排至汗水、黏液與眼淚中）。

+ 調節人體酸鹼值：透過監控血液中的氫離子與重碳酸鹽離子濃度，將多餘的過濾排出，並在需要時重新吸收。

+ 持續監控並管理血壓：分泌或釋放刺激血管收縮的酵素（促進血管壁肌肉收縮），並透過留滯或排出，控制體液平衡、管理血液量。

生殖系統

組成／器官

生殖系統包括：

+ 性腺（女性的卵巢、男性的睪丸）

- 管道（女性的輸卵管、男性的輸精管）

- 配子（女性的卵子、男性的精子）

- 生殖器官（女性的子宮與陰道、男性的陰莖與前列腺）

性腺是位在女性骨盆腔與男性陰囊的生殖腺體，負責製造配子（特殊的性細胞），配子能結合在一起，形成新的有機體（女性的卵子與男性的精子能結合成胚胎）。性腺也會釋放荷爾蒙，能激勵並調節身體的生殖與其他過程，例如生長、主要性器官（生殖器）的發展，以及第二性徵。舉例來說：

- 男性的睪丸會釋放睪固酮，使毛髮增多（尤其是臉部、腋下、胸部和恥骨位置的毛髮），同時增長肌肉、骨骼與聲帶的尺寸與數量。

- 女性的卵巢會釋放雌激素，刺激乳房生長並使臀部變寬，增加身體脂肪分布（尤其在髖部、大腿、臀部與胸部），同時啟動生理期。

功能

- 透過傳宗接代，讓人類得以繁衍。

- 在生理特徵上定義男性和女性。

- 釋放費洛蒙以刺激性吸引力，增加生殖的可能性。

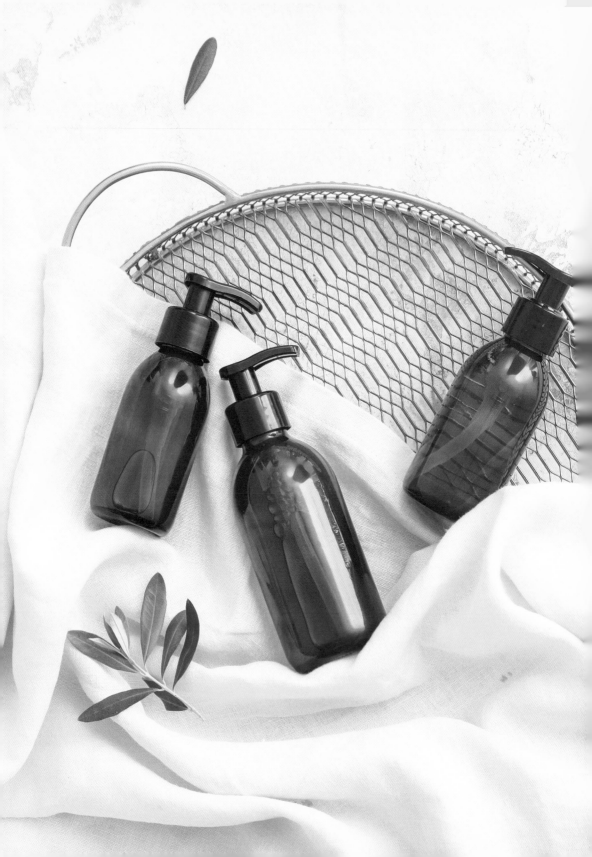

吸收途徑

精油如何進入身體

Absorption

Pathways into the Body

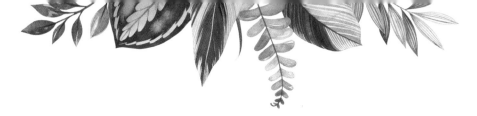

這一章將探討人體吸收精油的三種途徑：

+ 嗅覺（呼吸嗅聞）

+ 經皮吸收（皮膚）

+ 口服攝取

此外，在本章也將討論特定精油對心理、情緒和生理狀況的影響。

嗅覺（呼吸嗅聞）

嗅覺（olfaction）是五感中的嗅聞能力。或許你會說，嗅聞精油（呼吸吸入）也是一種把精油攝取到體內的方式，但我個人傾向把嗅聞想成是像體表塗擦一樣的外用途徑。透過嗅聞使用精油時，只會有部分精油成分進入身體，就像體表塗擦一樣（口服攝取則是百分之百都會被吸收進入身體）。不過，嗅聞和體表塗擦的不同在於，嗅覺是通往肺與腦的大門。當我們吸入精油，會對身體和心靈產生極大的影響。此外，由於精油容易揮發且具有香氣，無論透過何種方式外用，都會啟動嗅覺。因此，嗅覺總會成為傳遞精油分子的途徑之一。

嗅覺

精油釋放的化學分子（或植物實際透過油腺釋放的精油），一旦揮發到周圍空間中，就會和氧分子結合。吸氣時，我們吸入的是飽含精油分子且富含氧的空氣；空氣沿著鼻腔掃過嗅上皮（olfactory epithelium），而後進入氣管，最後導入肺部。

嗅上皮分布於鼻腔上部，約占2.5到3平方公分的面積。其中包含三種細胞：嗅覺接受器細胞（神經元）、基底細胞（持續增生新的接受器細胞），以及支持細胞。嗅上皮表面有一層厚度約60微米、富含脂質的微黃色黏膜，這層黏膜持續地流動，大約每十分鐘就會替換更新。其中含有酶、黏多醣（mucopolysaccharides）、鹽與抗體，能防止傳染性微生物經由大腦和鼻腔之間的多孔篩骨進入腦部。

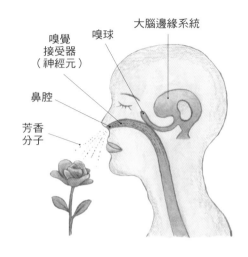

〔嗅覺系統〕

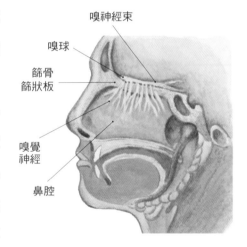

每個嗅覺接受器的一端，都與毛髮般的纖毛連接著，延伸至覆蓋在上皮表層的黏膜中。於是，纖毛上布滿接受器。接受器的運作方式就像鑰匙與鎖孔一樣；當鑰匙（芬香分子）遇見對的鎖孔（接受器），就啟動了運作機制。嗅覺接受器的另一端是稱為軸突的神經纖維，它向上挺立，和其他接受器伸出的軸突齊聚一堂，共同構成嗅覺神經的分支。這些分支通過多孔的篩骨，終端是嗅球，也就是前腦嗅葉前方的球狀凸出構造。

當帶著芳香分子的空氣透過呼吸進入鼻腔，會被鼻腔內的黏膜捕捉，黏膜如同溶劑，能將空氣中的分子拆解。根據分子形狀的不同，會與黏膜纖毛上特定的嗅覺接受器「鎖」在一起，進而啟動嗅覺接受器。當神經元收到纖毛上接受器啟動的訊息，便會將此訊息轉換成電子脈衝，沿著嗅覺神經傳遞到嗅球左右兩側的僧帽細胞。僧帽細胞會進一步透過嗅神經束（olfactory tracts），將這神經脈衝傳遞至大腦。嗅神經束在大腦前連合（anterior commissure）集合，這是一個位在前額葉下方、腦穹窿前方，連結著左右腦的神經組織。神經訊號沿著這條路徑，被傳遞到大腦內部接收對應訊息的目標區域，這些區域加在一起，就構成了大腦的邊緣系統。

●●● 大腦發展的三個演化階段 ●●●

透過演化的角度，我們能以最簡單的方式來理解大腦。根據演進學的三重腦理論（triune brain theory），人類的大腦包含以下三個發展階段：

* **原始腦或「爬蟲腦」**：包含腦幹和相關結構，控制最基本的生理機能，例如：自主神經系統（掌控心跳、消化、呼吸和其他維持生命所需的機能，也掌控直覺反應如壓力、性與生殖等──包括嗅覺等感官刺激）。
* **中腦或「古哺乳類動物腦」**：指邊緣系統，掌控你我對周遭環境的心理情緒反應。
* **優等腦或「新哺乳類動物腦」**：和新皮質的發展有關，包括前額

葉皮質，也就是協助心智與智力功能的大腦部位。例如語言、抽象思考、歸因、想像、短期記憶與長期記憶等。

這三個大腦構造有清楚區隔，在功能上卻彼此整合。你將在接下來的篇章中看到，負責解譯感官訊息的嗅覺系統，展現了爬蟲腦的重要功能，也構成人類最基本的生存反應；嗅覺系統和人類大腦同步經歷演化，成為人生在世最重要的工具之一。

邊緣系統（limbic system）

所謂的「邊緣系統」並不真的是一個獨立的系統，而是位在大腦中央、視丘兩側，一群複雜構造的統稱。這些構造彼此接合，各自具有特定的功能，支持與情緒、行為和動機有關的大腦運作過程。邊緣系統當中的四個構造，共同組成了兩個C型結構——其中一個來自海馬迴和穹窿，另一個來自扣帶迴與海馬旁迴。此外，邊緣系統還包括下視丘、乳頭體和杏仁體。

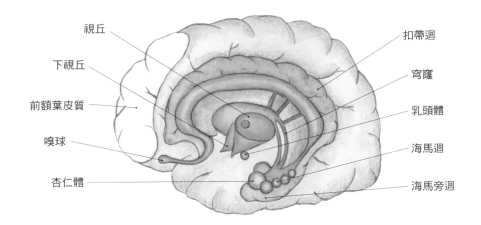

〔邊緣系統的主要構造〕

邊緣系統的運作方式，是透過影響並刺激自主神經系統（屬於爬蟲腦）和內分泌系統來完成。邊緣系統和前額葉皮質（屬於新哺乳類動物腦）有直接的連結，透過視丘釋放的多巴胺神經傳導物質，訊號能直接傳遞到前額葉皮質。多巴胺是神經細胞釋放給大腦和身體各處神經細胞的化學物質，用以傳送訊息。來自邊緣系統的情緒與直覺相關訊息（以及其他感官系統，如視覺、聽覺與觸覺的相關訊息），會在前額葉皮質進行理解、辨識、合理化、歸因、分類和決定。

由於邊緣系統受到嗅覺路徑的影響很大，嗅覺對於精油發揮療癒作用扮演著重要角色。接下來，我們就來看相關的部分構造和功能。

嗅節結

嗅節結是前腦基底部嗅覺構造的一部分，負責接收來自嗅球的訊息，並且和大腦的感官反應與回饋中樞有相互連結的關係。人們認為，嗅節結是處理感官資訊和接續行為反應的重要連接點（尤其是和注意力有關的行為，以及社交和感官的相關反應）。

視丘

視丘由大量神經細胞緊密聚集而成，形狀和大小與核桃相似。「核桃」（視丘）的兩半，分別位於第三腦室的水平兩側。視丘負責接收來自感覺器官的訊息，包括皮膚，也包括身體內部的器官，尤其是腸子。視丘將接收到的神經訊息傳遞到額葉，和大腦皮質的其他區域。

在大腦裡，核（nuclei）代表群集的神經細胞，具有特定的功能。前側核是連結邊緣系統與前額葉皮質的基礎構造。它能調節警覺度、學

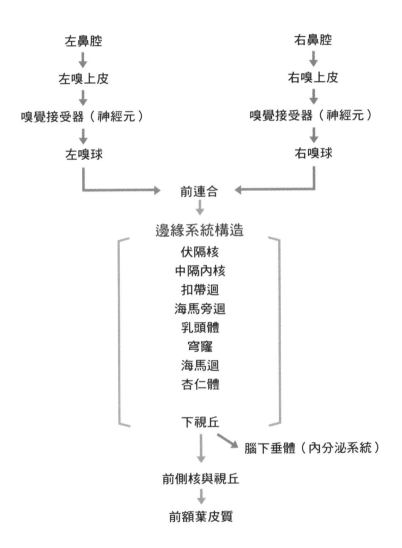

〔通往大腦的嗅覺路徑〕

左鼻腔 　　　　　　　　　　　右鼻腔
↓ 　　　　　　　　　　　　　↓
左嗅上皮 　　　　　　　　　　右嗅上皮
↓ 　　　　　　　　　　　　　↓
嗅覺接受器（神經元） 　　　　嗅覺接受器（神經元）
↓ 　　　　　　　　　　　　　↓
左嗅球 　　　　　　　　　　　右嗅球

前連合

邊緣系統構造
伏隔核
中隔內核
扣帶迴
海馬旁迴
乳頭體
穹窿
海馬迴
杏仁體

下視丘
→ 腦下垂體（內分泌系統）

前側核與視丘

前額葉皮質

習能力、事件記憶，也和海馬迴與前額葉之間的相互交流有關，也就是和情緒與執行相關的功能有關。

下視丘

　　下視丘就在視丘的前側下方，大小約如青豌豆，透過腦下垂體與神經與內分泌系統相連。下視丘和身體的體內環境，以及最基本、直覺性、無區隔的情緒反應有關（憤怒、憂愁、喜悅、不開心）。下視丘掌控飢餓、口渴、體溫、心跳節奏，以及依附與教養。它也負責調節自主神經系統的功能，並與記憶有關：包括香氣的記憶和辨識，以及香氣的動機與情緒面向。

杏仁體

　　杏仁體是兩個杏仁狀的束狀核，位在左右半腦幾乎是正中央之處，彼此相當接近。杏仁體接收來自所有感官系統的訊號，包括嗅球和其他嗅覺構造，同時，杏仁體也和氣味的感知與費洛蒙的運作有關。杏仁體和下視丘透過無數的神經束緊密相連，它們扮演著控制下視丘本能反應的角色，並為下視丘提供一扇看向外界的情緒之窗。下視丘和自主反應有關，而杏仁體則選擇性地區辨，參與和記憶、記憶鞏固、做出決定與情緒反應有關的過程。杏仁體若是受傷（可能因壓力過大等原因造成），就可能出現長期「習得」的攻擊性、恐懼與焦慮等負面狀態，也可能出現後創傷後壓力症候群（PTSD）和強迫症（OCD）。冥想——尤其是正念冥想——能調節杏仁體的運作，並帶來更多接納和與社會相連的感受。

海馬迴

人類的大腦有兩個海馬迴，分別位在左右腦。海馬迴的形狀彎曲而細長，像屋脊一樣貼合在側腦室底部彎曲的下角。海馬迴負責將事件和經驗化為記憶（包括香氣記憶）。海馬迴也含有「位置細胞」（place cells），能幫助我們在外在環境中認出自己的位置，並找到方向。造成阿茲海默症的記憶障礙，就和海馬迴的受損或退化有關。

穹窿

穹窿是一股C形纖維束，負責將訊號從海馬迴帶到下視丘；後纖維延續到乳頭體，而後到視丘前核，前纖維則延續到中隔內核（septal nuclei）與伏隔核（nucleus accumbens）。

乳頭體

乳頭體是下視丘後方兩個小而圓的構造，負責將來自杏仁體和海馬迴的訊息脈衝傳遞到視丘前核。乳頭體和認知記憶有關，對於香氣與特定記憶的連結也扮演著一定的角色。

海馬旁迴

從名稱就可以看出，海馬旁迴的位置環繞在海馬迴外緣。海馬旁迴對於記憶編碼、擷取、檢索和環境場景的認知（景象、房間和所有非平面的空間），扮演著重要的角色。

扣帶迴（扣帶皮層）

就字典的解釋來看，腦迴（gyrus）指的是一種「溝槽結構之間的迴狀彎脊」。扣帶迴就是環繞在胼胝體之上的一個彎脊結構。扣帶迴幫助大腦調節情緒和痛楚，也和恐懼反應以及預期（及預防）負面結果有關。

中隔內核

中隔內核是位在前腦的一組結構，它和嗅球、海馬迴、杏仁體、下視丘與視丘都有神經連結。雖然中隔內核和香氣的偵測無關，但這些神經核與大腦的獎賞系統有關（一種提供獎賞的認知過程），也和情緒行動有關。

伏隔核

同樣位於前腦基底部的伏隔核，也和獎賞、強化學習、喜樂（包括歡笑）、母性、成癮、衝動、攻擊和恐懼有關。它也和所謂的安慰劑效應有關。

腦下垂體

腦下垂體被視為是內分泌腺的主宰，它位在視丘下方，在下視丘與松果體（一個小內分泌腺）之間，透過腦下垂體與下視丘有功能上的連結。雖然有這結構上的接合，但腦下垂體並不是邊緣系統的一部分。然而當情緒出現，例如喜悅或恐懼——這些感受會致使下視丘傳遞訊息至腦下垂體，釋放出改變血壓或激勵心跳等功能的荷爾蒙。腦下垂體以這樣的方式，接受邊緣系統的指令。腦下垂體和新陳代謝，以及生理機制中的荷爾蒙功能有關，包括生長、調節血壓、性功能、甲狀腺功能、透過腎臟達到水分平衡、體溫調控、紓解疼痛，以及食物轉化為能量的過程。

••• 三叉神經接受器 •••

三叉神經是最大的腦神經，成對分布在頭臉的兩側，各有三個神經分支：

① 眼神經（Ophthalmic branch）傳遞來自頭骨、前額、上眼瞼、眼結膜與眼角膜、鼻子、鼻黏膜、額竇與部分腦脊髓膜的感官資訊。

② 上頜神經（Maxillary branch）傳遞來自下眼瞼、臉頰、鼻孔（鼻腔的孔道）、上唇、上排牙齒與牙齦、鼻黏膜、上顎、咽頭頂、上頜、篩竇與蝶竇組織，以及部分腦脊髓膜的感官資訊。

③ 下頜神經（Mand ibular branch）傳遞來自下唇、下排牙齒與牙齦、下巴、下頜、部分外耳和部分腦脊髓膜以及嘴部的感官資訊。

延伸至嗅上皮、鼻腔、嘴部、眼部的三叉神經接受器能偵測到壓力、疼痛和溫度等感官訊息。當化學物質（包括精油）刺激到鼻腔與喉嚨的三叉神經接受器，就有可能造成被形容為熱、冷、麻或甚至是刺鼻的感官感受（例如薄荷精油中的薄荷腦，在濃度適中時會帶來清涼感，但在高濃度時會帶來溫熱感）。無論感覺是幽微或鮮明，三叉神經接受器為香氣體驗增添了更豐富的感官感受，在偵測香氣、辨識香氣，以及後續激起神經－生理－心理－情緒的複雜反應過程中，扮演一定的角色。大約七成的香氣分子都會激起三叉神經接受器反應（Leffingwell 2002）。

精油的嗅覺體驗

精油是複雜的綜合體，約含兩百多種化學成分，有時甚至更多。雖然研究者已能辨識出大部分的精油成分，而精油當中的化學組成也多半穩定而可以預期，但人體對任何一種精油的反應，仍可能受到許多變因的影響。

首先，精油的成分組成很自然地會因來源植物的特質而有不同：包括植物的亞屬、種，植物的生長地區、當年的生長條件和採收方式等。來自同一種植物的精油，也可能因為生長在不同區域而出現化學組成的差異（於是在香氣和品質上也會有所不同）；甚至來自同一株植物的精油，也可能因不同時期的採收而出現差異，例如同一株產花或果的植物，可能分別在早春或夏末採收。於是，每一份精油產品代表的是一種獨一無二、多向度的氣味特徵，或說是「香氣指紋」，那是一種諸多成分出現與否、占量比例和組成方式的展現，而這些變化的可能會落在一個特定的範圍。

雖然我們知道並能預測特定精油的化學組成，也明白這些成分對人體帶來的影響，但人們對香氣的第一反應通常很主觀。我們的感知力、心理—情緒—生理狀態和環境條件，讓這一切有更多變化的可能。換句話說，我們在生理上的身體化學平衡、健康狀態、性別、心情、個人喜惡、記憶、期待和預期感，以及當下的時間段、月份、年份、季節和環境，都可能影響你我對香氣的反應。

邊緣系統的內部構造之間有多邊的交流，瞬間就能生成複雜且相互關聯的心理情緒、生理和行為反應。因此，除了一般的指涉方向之外，我們很難將特定的心理情緒反應歸因為某些特定的精油使然。要說特定腦區、荷爾蒙或身體功能造成這樣的反應，也同樣是件困難的事；因為過程中有太多變因存在，彼此之間環環相扣，不可能單獨討論。於是一般來說，精油的療癒功能會用激勵、鎮定、滋補等較廣義的名詞來歸類。但事實上，**許多精油既有激勵也有鎮定的特質**（例如佛手柑、洋甘菊、快樂鼠尾草、天竺葵、薰衣草、甜馬鬱蘭、廣藿香和依蘭），**其餘精油可能是鎮定效果強過激勵，或是激勵效果強過鎮定，但不會只有純然的激勵或純然的鎮定效果。**

用來描述精油心理情緒作用的詞語，多半落入以下三種類別：激勵、和諧、舒緩。

激勵效果	和諧效果	舒緩效果
注入活力	平衡	安撫
振奮精神	修復	紮根
強化		鎮定
提振		溫暖

精油一旦被身體吸收，便會有目的性地發揮支持或修復身心平衡、激勵免疫，以及抵抗病原體的作用。芳療師彼得與凱特・達米安（Peter and Kate Damian）在《芳香療法：香氣與心靈》（*Aromatherapy: Scent and Psyche*）一書中提到，基於大自然的設計，精油天生就有撩動對側反應的特質，能和諧左右腦，並在同一時間激起心理、身心與生理

反應。達米安夫婦將精油譽為「天然的理想香氣」（nature's optimal scents），並且認為，即便只是少量吸入，精油為心靈帶來的效果也比合成香氛、香水或其他氣味來得快且有效（Damian 1995, 149）。

··· 血腦屏障 ···

血腦屏障（The blood-brain barrier，BBB）是篩選度極高的一道屏障，能保護大腦不被神經毒素與病原細菌滲入。血腦屏障是一個高度掌控的過濾系統，讓血液和其他體液能和大腦細胞內液區分開來，也幫助體內化學物質維持在平衡的狀態，支持大腦的神經運作。

人體中大部分的微血管都沿著內皮組織分布，因為內皮組織裡的細胞有足夠的空隙，讓物質得以透過微血管進出。然而在血腦屏障中，微血管分布的內皮組織細胞，卻反而如交織般緊密相連。星狀膠細胞（astrocyte cells）像手套一樣環繞在大腦微血管外圍，或許也為血腦屏障在物質進出上的管控，貢獻了一分力。

血腦屏障只容許少數維持神經功能不可或缺的物質，以被動滲透的方式通過。這些物質包括水、氧氣、某些氣體和特定的分子（例如胺基酸與葡萄糖）。脂溶性的精油成分是少數能通過血腦屏障的成分之一，也因此它們能和大腦中其他許多接受器所在的位置進行互動，例如 γ-氨基丁酸（GABA）和麩胺酸（Tisserand and Young 2014, 51）。

的確，目前有無數的研究都探討過精油的心理療癒效果（多半來自食品製造工業、美妝與製藥產業，或由上述產業委任進行）。其中探討的主題包括注意力、集中度、生產力、激勵或鎮定心理情緒、各種心情狀態（焦慮、憂鬱、不安、躁動不寧）、記憶力與失眠。即便用小白鼠等動物實驗的研究有倫理上的爭議，這類研究卻能排除許多可能影響結果的主觀心理情緒變因，為探討精油最基本的生理和行為影響，提供相當有用的資訊。不過，這些研究無法完全反映出精油實際用於人體的複雜反應，包括因個人獨特的心理情緒和愉悅反應，可能增添的精油使用效果，或相反地，包括精油實際對個人的心靈、認知與生理功能帶來的複雜影響（由內向外、由外向內的影響層面）也無法得知。

　　大腦會回應外在感官訊息和神經刺激，同時協助支持體內平衡、環境覺知，幫助人們更深地意識到自己的存在感，以及自己和他人與外在世界的關係。當身體偵測到香氣，會同時觸發無數的神經、生理、情緒、愉悅等反應，這些反應相互關聯，很難單獨區分開來。雖然要為精油對大腦的影響提出具體證明或解釋並不容易，但精油散發的香氣分子，確實會（以不同程度）激起神經反應，並進一步影響心情、情緒、記憶、感知、專注和認知能力（透過嗅聞或血液循環吸收皆是如此），即使效用只是短暫。我們還需要更多的研究與更深入的探討，才能對這主題有更進一步地了解。

嗅覺反應與記憶

　　和視覺、觸感、聽覺等其他感官感受相比，香氣的記憶更加持久。

當感官在同一時間接收到多重的刺激，記憶就可能被強化、增強，並可能維持或縈繞更長一段時間。尤其對於較少受到意識掌控的認知過程——也就是較少受到評斷、深思、歸因或理性評估的認知過程——更是如此。例如發揮創意，或機械式的學習與表現等（無論正面和負面經驗皆是如此）。也因此，當我們在進行按摩、冥想、觀想或放鬆技巧等活動時，結合適當的精油擴香，就能加強、加深當下的記憶和經驗，反之亦然。

神經科學家蕾秋·赫茲（Rachel Herz）是香氣心理學的科學專家。她在探討香氣記憶時，顯著地發現，能觸發個人生長經驗中快樂記憶的香氣，也同時具有提高正面情緒、削減負面情緒、減輕壓力、改善免疫發炎反應等效果。她同時也發現，香氣觸發的回憶，也會激起特定的反應，例如自信、動機和活力。赫茲發現，比起其他感官感受激起的回憶，被香氣喚起的回憶通常有更深的情緒感受；而當個人沉浸在強烈的情緒時，若同時有香氣相伴，這個香氣記憶的線索便被增強，在實驗中可觀察到杏仁體變得活躍（Herz 2016, 22）。

薇琪·彼特曼（Vicki Pitman）是一位藥草學家，也是芳療師、足反射治療師和作者，著有《芳香療法實證研究》（*Aromatherapy: A Practical Approach*）等作品。她在2000年一項為學習障礙孩童施用芳香療法的研究中，發現香氣和記憶之間顯著的連結，可以幫助過動的孩童減輕躁動不安的情況。她請孩子們在散發特定香氣的環境中觀想或為自己按摩，藉以建立平靜祥和的感受；這麼一來，這氣味就會成為一道香氣線索，可在需要時用來安撫孩子們的躁動行為，並幫助他們專注在該完成的任務上。實驗結果發現，以精油結合放鬆技巧，確實能改善學生的專注力，他們能更長時間維持冷靜，並更快從氣憤挫折的情況中回復過來。

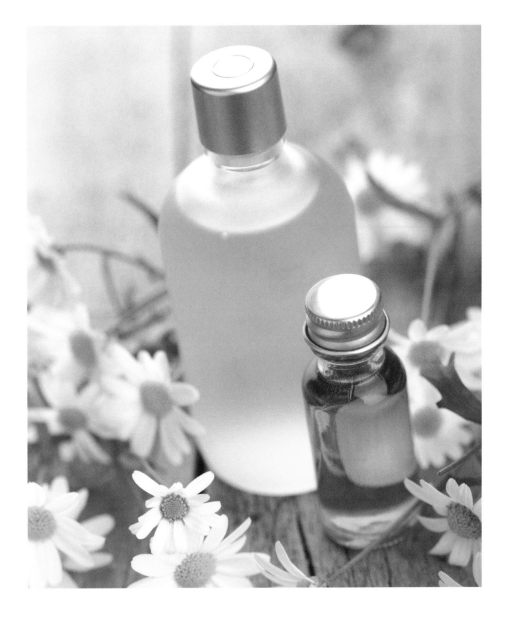

邊緣系統構造以及能帶來強大影響力的精油

雖然邊緣系統的組成相當複雜，但某些精油獨特的組成特質，能趨近邊緣系統的特定構造並帶來影響。以下列出的精油對於對應的邊緣系統構造，具有最深刻強大的影響潛力。其中，寧靜精油以粗體標示。

邊緣系統構造	具有強大影響潛力的精油
腦下垂體 （透過下視丘）	快樂鼠尾草（*Salvia sclarea*） 茉莉（*Jasminum officinale*） **廣藿香（*Pogostemon cablin*）** **奧圖玫瑰（*Rosa×centifolia, R.×damascena*）** 依蘭（*Cananga odorata*）
下視丘	佛手柑（*Citrus bergamia*） **乳香（*Boswellia carterii, B. sacra*）** **天竺葵（*Pelargonium graveolens, P.×asperum*）** 花梨木（*Aniba rosaeodora*）
前側核	快樂鼠尾草（*Salvia sclarea*） 葡萄柚（*Citrus paradisi*） 茉莉（*Jasminum officinale*） **奧圖玫瑰（*Rosa×centifolia, R.×damascena*）**
杏仁體	黑胡椒（*Piper nigrum*） **天竺葵（*Pelargonium graveolens, P.×asperum*）** 檸檬（*Citrus limon*） 香蜂草（*Melissa officinalis*） 胡椒薄荷（歐薄荷）（*Mentha×piperita*） 迷迭香（*Rosmarinus officinalis*） 百里香（*Thymus vulgaris*）
海馬迴	黑胡椒（*Piper nigrum*） **天竺葵（*Pelargonium graveolens, P.×asperum*）** 檸檬（*Citrus limon*） 香蜂草（*Melissa officinalis*） 胡椒薄荷（歐薄荷）（*Mentha×piperita*） 迷迭香（*Rosmarinus officinalis*） 百里香（*Thymus vulgaris*）

精油可以平撫的心理情緒狀況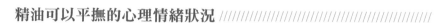

＊憤怒＊焦慮＊憂鬱＊恐懼＊哀慟＊頭痛＊失眠＊腦霧（心智混沌）

＊用腦過度＊心情起伏＊神經耗弱＊神經緊張＊躁動不安＊驚嚇

寧靜精油對心理情緒和大腦邊緣系統的作用

精油	心理情緒作用和支持特色	相關的大腦邊緣系統構造
白千層 （*Melaleuca cajuputi*）	增進專注力、清理並激勵心智與思緒、改善漠不關心、增進尋找新方法和應對改變的勇氣、強化決心與精神。	前側核。
胡蘿蔔籽 （*Daucus carota*）	安撫焦慮、改善漠不關心、猶豫不決、心理和情緒的精疲力盡，以及腦霧；安撫壓力和困惑；幫助釋懷並前進；補充活力；鎮定神經。	前側核與下視丘。
德國洋甘菊 （*Matricaria recutita*）	安撫不安、焦慮、憂鬱／心情低落、頭痛、高敏感、不耐煩、失眠、易怒／煩躁、偏頭痛、心情起伏、神經緊張和經前壓力；平撫壓力；安定思緒、鎮定神經。	前側核與下視丘。
羅馬洋甘菊 （*Anthemis nobilis*）	安撫不安、憤怒、焦慮、憂鬱／心情低落、恐懼、過動、高敏感、不耐煩、失眠、易怒、恐慌發作、經前壓力、躁動不安和太陽神經叢緊張；平撫壓力；安撫思緒、情緒並鎮定神經。	前側核、下視丘與杏仁體。
絲柏 （*Cupressus sempervirens*）	平撫憤怒、焦慮、困惑與猶豫不決、恐懼／偏執、哀慟、不耐煩、無法專心、易怒、神經緊張、經前壓力、壓力、壓力相關症狀和無法克制的哭泣；幫助釋懷並前進、不再沉溺於不快樂的事件中；調節自主神經系統；鎮定放鬆。	前側核、下視丘、杏仁體與海馬迴。
乳香 （*Boswellia carterii, B. sacra*）	平撫憤怒、焦慮、困惑與猶豫不決、憂鬱與心情低落、恐懼和偏執、哀慟、過動、不耐煩、煩躁易怒、心情起伏、神經緊張、恐慌發作（能安撫並放鬆呼吸）、經前壓力、憤恨與失望、悲傷與絕望；幫助釋懷並前進、不再沉溺於不快樂的事件中，也幫助釋放不快樂的念頭與回憶；鎮定放鬆；支持冥想並找回內在平靜。	前側核、下視丘、杏仁體、海馬迴。
白松香 （*Ferula galbaniflua*）	平衡；既能鎮定放鬆也能增強激勵；平穩飄忽的心情、神經緊張、更年期症狀、經前壓力、一般壓力和壓力相關症狀；滋補身體；提振情緒並滋補神經。	下視丘。
天竺葵 （*Pelargonium graveolens, P.×asperum*）	既能鎮定放鬆也能增強激勵；平撫焦慮、憂鬱與心情低落、頭痛、嫉妒、神經緊張、更年期症狀、心情起伏、經前壓力、一般性壓力與壓力相關問題；平衡神經與太陽神經叢；提振；激勵內分泌（類荷爾蒙）。	前側核、下視丘、杏仁體與海馬迴。

精油	心理情緒作用和支持特色	相關的大腦邊緣系統構造
真正薰衣草、穗花薰衣（*Lavandula angustifolia, L. latifolia*）	低劑量時鎮定放鬆，高劑量時提振激勵；安撫不安、憤怒、焦慮、憂鬱、哀慟、頭痛、失眠、易怒、躁鬱症（請尋求專業醫師協助）、心情起伏、神經緊張、恐慌、經前壓力、感覺毫無希望、驚嚇、太陽神經叢緊張、壓力、壓力相關症狀和疑神疑鬼的情況。	前側核、下視丘與杏仁體。
橘（桔）（*Citrus reticulata*）	喚醒；讓內在小孩浮現；很適合用來平撫焦慮、憂鬱與心情低落、過動〔橙可能會讓過動加劇，橘（桔）則能安撫過動〕、失眠、神經緊張、恐慌發作、經前壓力、躁動不寧、一般性壓力與壓力相關問題；有鎮定放鬆的特質。	下視丘與杏仁體。
廣藿香（*Pogostemon cablin*）	低劑量時鎮定放鬆，高劑量時提振激勵；改善漠不關心、困惑和猶豫不決、憂鬱與心情低落、神經耗弱、神經緊張、恐慌發作、經前壓力、一般性壓力與壓力相關問題；激勵內分泌；支持冥想和靈性感受。	前側核、下視丘與腦下垂體（透過下視丘）。
苦橙葉（*Citrus aurantium* var. *amara*）	緩解憤怒、焦慮、憂鬱、過動、失眠、思緒混沌、神經耗弱、神經緊張、經前壓力、感覺毫無希望、一般性壓力與壓力相關問題；鎮定神經。	下視丘與杏仁體。
奧圖玫瑰（*Rosa×damascena, Rosa×centifolia*）	低劑量時鎮定放鬆，高劑量時提振激勵；安撫不安、憤怒、焦慮、憂鬱（尤其是產後憂鬱症），以及情緒低落、恐懼和偏執、哀慟（痛失所愛的感受）、憎恨、頭痛（緊張性頭痛與荷爾蒙失調）、高敏感、失眠、嫉妒、偏頭痛、神經緊張、恐慌發作、經前壓力、憤恨與失望、悲傷與絕望、一般性壓力與壓力相關問題；刺激內分泌（類荷爾蒙）；催情。	前側核、下視丘、杏仁體與腦下垂體（透過下視丘）。
穗甘松（*Nardostachys jatamansi, N. grandi-flora*）	平衡交感神經系統與副交感神經系統（滋補交感神經系統、調節副交感神經系統）；幫助紮根；安撫焦慮、哀慟、憎恨、頭痛和偏頭痛、過動、歇斯底里、不耐煩、失眠、易怒、更年期症狀、神經性消化不良、神經緊張、恐慌發作、經前症候群（PMS）、躁動不安、壓力和壓力相關症狀；鎮定放鬆。	前側核與下視丘。
茶樹（*Melaleuca alternifolia*）	恢復活力、激勵精神；清理淨化；改善漠不關心、神經耗弱和受到驚嚇的情況。	前側核與下視丘
岩蘭草（*Vetiveria zizanioides*）	降低停藥的不適症狀（尤其是鎮定劑）；緩解焦慮、困惑與猶豫不決、衰弱、憂鬱、過動、高敏感、不耐煩、失眠、更年期症狀、心理耗弱、神經緊張、恐慌發作、經前壓力、一般性壓力與壓力相關問題；帶來平靜；鎮定神經；幫助紮根。	前側核、下視丘與杏仁體。

••• 氣味接受器 •••

不只嗅上皮有氣味接受器，許多其他組織也都有氣味接受器分布其中。全身的器官組織（例如肝臟、心臟、腎臟、脾臟、大腸、肺臟、大腦和睪丸），以及表皮組織中，都有氣味接受器；這些組織都有能力偵測到多種香氣化合物。這些位在身體各處的氣味接受器，就像嗅覺偵測系統一樣，會透過鎖鑰機制偵測到香氣分子，並觸發相應的神經訊號傳遞，最終激起細胞反應。舉例來說，腎臟的氣味接受器能幫助調控新陳代謝功能並調節血壓。睪丸的氣味接受器能透過吸引力協助生殖，引導精子細胞去到卵子處。皮膚表層最主要的細胞——角質細胞，也帶有氣味接受器；香氣分子會激勵這些細胞，影響細胞的增生、遷移、再生和活化——這是傷口修復的重要過程。位於嗅上皮之外的氣味接受器是人類近期的發現，目前仍需要更多研究來確認這些細胞的作用。不過，這些細胞的發現已有助於說明精油的修復、再生與回春等效果（Busse et al 2014；Stone 2014；Griffin, Kafadar, and Pavlath 2009；Pluznick et al. 2008；Spehr et al. 2003）。

呼吸系統對精油的反應

當帶有精油分子且富含氧氣的空氣通過鼻腔和嗅上皮，會沿著氣管抵達支氣管（進入肺部的管道），接著進入肺腔，也就是能藉肺泡進行氣體交換之處。肺泡位在肺泡管末端，是有特殊功能的微小空心氣囊。支氣管又能細分為細支氣管，而心房就位在細支氣管之上。想像一個樹幹（氣管）一分為二（支氣管），接著在兩片肺葉各自分出更小的枝幹與細枝（細支氣管），而肺泡就是細枝上的葉子。每一片肺葉約含有三億五千萬個肺泡，加起來是將近70到100平方公尺的面積大小。肺泡覆有薄而多孔的黏膜，構成一個肺動脈與肺靜脈微血管的網格或網絡，因此能支持氧氣和二氧化碳在空氣和血液之間移動。

氧氣和其他隨空氣傳播的分子（例如精油分子），會在空氣被吸入時短暫飄散至肺部，隨後進入肺動脈微血管中，這些含氧血會通過小動脈與動脈離開肺部、進入循環系統，藉以流入全身細胞。因此，精油分子能透過血液去到體內各器官與細胞。細胞在交換過程中則將來自器官和其他組織的二氧化碳釋放進入血液中，透過靜脈最終流入肺泡的靜脈微血管中。二氧化碳和血液中其他具有揮發性的分子，在此通過細薄的滲透膜，進入肺部暫時存放的氣體中，最後透過呼氣離開身體。

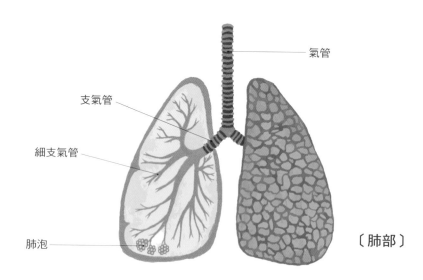

氣管

支氣管

細支氣管

肺泡

〔肺部〕

肺泡

肺動脈

肺靜脈

> 肺動脈把缺氧血從心臟帶到肺部，
> 肺靜脈則把含氧血帶回心臟。

（這是一個例外 —— 肺動脈是全身動脈
中，唯一攜帶缺氧血的動脈，而肺靜脈是
全身靜脈中，唯一攜帶含氧血的靜脈。）

寧靜精油對呼吸道的作用

精油	作用	可幫助的呼吸道症狀
白千層 （*Melaleuca cajuputi*）	溫和止痛、抗微生物、抗痙攣、殺菌消毒、祛痰、化痰。	氣喘、支氣管炎、卡他性感染、一般性感冒、咳嗽、流行性感冒、花粉症、喉炎、疼痛（發炎、肌肉痙攣、阻塞）、鼻竇炎、喉嚨痛、上呼吸道感染。
胡蘿蔔籽 （*Daucus carota*）	消炎、肌肉安撫與鬆弛。	慢性肺部症狀、支氣管炎、咳嗽；強化黏膜。
德國洋甘菊 （*Matricaria recutita*）	抗過敏、消炎、抗痙攣、殺菌。	氣喘、卡他性感染、花粉症、口腔潰瘍、長牙、扁桃腺炎。
羅馬洋甘菊 （*Anthemis nobilis*）	止痛、殺菌消毒、抗痙攣、殺菌。	氣喘（尤其是神經性氣喘）、口腔潰瘍、長牙。
絲柏 （*Cupressus sempervirens*）	消炎、抗痙攣、止咳、化痰。	氣喘、支氣管炎、一般性感冒／流行性感冒、聲音粗啞、喉炎、疼痛（發炎、肌肉痙攣、阻塞）、肺部感染、鼻竇炎、痙攣性咳嗽、喉嚨痛、上呼吸道感染、百日咳。
乳香 （*Boswellia carterii, B. sacra*）	消炎、殺菌消毒、祛痰。	氣喘、支氣管炎、卡他性感染、一般性感冒和流行性感冒、喉炎、恐慌症發作（安撫並使呼吸放鬆）、喉嚨痛、上呼吸道感染；平穩呼吸；幫助深呼吸。
白松香 （*Ferula galbaniflua*）	止痛、消炎、抗微生物、抗痙攣、解充血、祛痰。	氣喘、支氣管痙攣、卡他性感染、慢性咳嗽、痰液積聚。

精油	作用	可幫助的呼吸道症狀
天竺葵 （*Pelargonium graveolens, P.×asperum*）	消炎、殺菌消毒。	氣喘、一般性感冒、卡他性感染、肺部感染與病毒、喉嚨痛、扁桃腺炎。
真正薰衣草 （*Lavandula angustifolia*）	止痛、消炎、抗微生物、抗痙攣。	氣喘、支氣管炎、卡他性感染、一般性感冒／流行性感冒、牙齦炎、口臭、花粉症、喉炎、肺部感染和病毒感染、放鬆和平撫呼吸（恐慌發作）。
穗花薰衣草 （*Lavandula latifolia*）	消炎、化痰。	氣喘、支氣管炎、花粉症、喉炎、鼻竇炎、扁桃腺炎。
橘（桔）（*Citrus reticulata*）	殺菌消毒、抗痙攣。	氣喘、支氣管炎、咳嗽。
廣藿香（*Pogostemon cablin*）	消炎、抗微生物、殺菌消毒、抗病毒、殺菌。	焦慮造成的恐慌發作與呼吸急促（幫助呼吸平靜）；呼吸道感染。
苦橙葉（*Citrus aurantium* var. .amara）	消炎、殺菌消毒、抗痙攣。	氣喘（神經性）、一般性感冒／流行性感冒、花粉症、呼吸道感染；緩和吃力的呼吸，包括壓力造成的呼吸短淺。
奧圖玫瑰 （*Rosa×damascena, Rosa×centifolia*）	消炎、殺菌消毒、抗痙攣、抗病毒、殺菌。	慢性氣喘、咳嗽、花粉症、口腔潰瘍、喉嚨痛。
穗甘松 （*Nardostachys jatamansi,N. grandi-flora*）	抗感染、消炎、殺菌、消滅真菌。	口腔念珠菌感染、恐慌發作（透過心理情緒的影響，讓呼吸平靜下來）、呼吸道感染和喉嚨。
茶樹（*Melaleuca alternifolia*）	消炎、抗微生物、抗痙攣、抗病毒,殺菌、祛痰、激勵免疫。	氣喘、支氣管炎、卡他性感染、感冒、咳嗽、耳鼻喉感染、牙齦疾病、花粉症、真菌病（mycosis）、鼻竇炎、喉嚨痛、扁桃腺炎、上呼吸道感染。
岩蘭草（*Vetiveria zizanioides*）	殺菌消毒、抗痙攣。	恐慌發作；幫助深呼吸、調節呼吸。

請注意：氣喘是精油可以幫助改善的呼吸道症狀之一，但請不要在氣喘發作時使用精油。請把氣喘視為慢性症狀進行調理（不是在發作時使用），可透過外用方式，以極低的濃度（0.5~1%）塗擦。

••• 空氣傳播造成的不良反應 •••

新鮮且經妥善保存的精油，透過空氣飄散的分子很少造成不良反應。不過，放置較久、已出現氧化效應的精油——尤其是草本植物精油，或萜烯成分含量較高的精油——就可能引起負面反應。以化學方式萃取的原精，當中可能含有用來浸泡質材的溶劑殘留物，因此也可能引發不良反應；原精並不算是「純精油」。如果你本身有過敏體質、耐受度較低，或對居家清潔產品、香水、空氣清新劑、食物與金屬當中的某些化學物質或成分本就容易過敏，那麼精油中的某些分子也可能容易讓你產生不良反應。

以空氣傳播的方式在環境中飄散香氣，或透過其他吸入方式使用精油時，可能出現的不良反應主要有兩種：支氣管過度反應（細支氣管和小呼吸道過度收縮），以及刺激感（眼部和氣管感到刺激）。刺激感並不是一種過敏反應，不過這樣的感覺可能使原先就存在但未被發覺的過敏反應更加惡化。支氣管的過度反應可能是過敏反應也可能是非過敏反應，可能與氣喘、過敏性鼻炎或慢性阻塞性肺病（COPD）有關。

許多物質都可能透過空氣傳播造成刺激感，因此很難區分並找出單一的原因。這些物質可能包括，空氣清新劑、造型噴霧、清潔產品、廢氣、工業排放氣當中的化學物質，另外也可能是氧化的萜烯類成分，以及三氯甲烷、甲醛、乙醛、苯、甲苯、二甲苯和苯乙烯等有毒物質所致。三叉神經（可參見第51頁）中的疼痛接受器會對刺激源起反應；因此，在鼻腔或口腔、鼻竇和眼睛出現刺激、麻、燒灼感、溫熱感、冰涼感或刺痛感，都是身體在提出警告時可能出現的症狀（Tisserand and Young 2014, 100）。

經皮吸收

皮膚是身體最大的器官，再加上其中的功能構造（汗腺、毛囊、微血管等），就成了人體皮膚系統的一部分。皮膚的功能是含納並保護肌肉、骨骼、韌帶和內部器官不被損傷，同時防止水分和必要養分散失。皮膚是一個半滲透性的屏障，能選擇性地管理滲入與排出身體的物質，也能幫助隔絕外界、調節體溫（透過發抖與排汗）、釋放酶與其他新陳代謝後的廢物（這是身體的排毒過程，同樣透過排汗完成），以及啟動特定的免疫機制〔例如透過皮膚中蘭格罕細胞（Langerhans cell）的抗原活動〕。皮膚也能保護身體，防止細菌、病毒與其他可能的汙染源入侵。〔舉例來說，當皮脂腺釋放的皮脂與汗水結合，會在皮膚表面形成一層稱作弱酸性（aci mantle）的薄膜，成為保護的屏障，同時也預防水分散失〕。皮膚由以下三層構造組成：

◇ **表皮層（外皮）**：老舊的表皮細胞嵌在脂質結構中，負責減少水分滲入。

◇ **真皮層**：包含血管、淋巴管、神經、汗腺、皮脂腺與毛囊。

◇ **皮下層**：主要由脂肪組成。

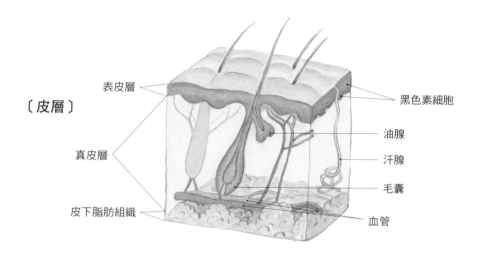

〔**皮層**〕

表皮層
黑色素細胞
真皮層
油腺
汗腺
毛囊
皮下脂肪組織
血管

　　角質層在皮膚的最外層（可參見本書第27頁的圖示），由親水性和親油性（親油或親脂）的細胞共同構成，形成肌膚的有效屏障。只有極小的分子能在特殊的條件下穿透角質層。精油由許多不同化學分子構成，當精油被塗上肌膚，精油分子會分離並分散各處，根據極性與非極性的連結方式，以不同路徑飄散或穿透滲入肌膚。

精油分子的擴散可以透過以下四種路徑：

① 細胞間擴散：在細胞與細胞之間。

② 跨細胞擴散：穿透皮膚細胞。

③ 透過毛囊與皮脂腺管（越過角質層）：透過皮脂協助（皮脂是皮脂腺分泌的油脂，有防水和滋潤毛髮肌膚的作用）。

④ 透過汗腺。

塗抹於肌膚上的精油，只有不到10％能真正穿透肌膚，透過皮膚中的微血管進入身體循環系統（Tisserand and Young 2014, 42）。由於精油相當容易揮發，精油當中的許多分子在觸碰到溫暖的肌膚時，便已飄散至周圍空氣中；其中某些分子則經由嗅聞進入了身體。某些未穿透入肌膚也未飄散至空氣的分子，會持續留存在表皮當中。這些分子有可能在此停留72小時之久。大部分的精油分子都能擴散進入真皮層中，這通常在塗抹後的24小時之內就會完成。其餘分子可能與皮膚蛋白質（例如角質）形成不可逆的結合，而後由皮膚酶代謝，或者慢慢蒸發。

乳霜、乳液和植物油等介質能幫助精油穿透至肌膚、降低蒸散程度，同時減少許多精油的刺激性。介質也是很好的潤滑劑，能幫助精油分散至肌膚表層。植物油能在肌膚表面形成屏障，防止水分散失、減緩精油飄散的速度。許多植物油本身就有顯著的療癒特質，可以增強精油的肌膚修復效果，或減輕某些成分可能帶來的刺激（參見第73–77頁方格內容說明）。結合植物油與精油，並透過按摩對表皮與皮膚深層組織進行刺激，即是強大的療癒模組（別忘了，在這過程中精油的氣味也會

能量療癒芳香療法

透過呼吸進入身體，進一步強化心理情緒和生理反應上的效用）。

　　精油塗抹於肌膚後，若能及時進行遮蓋（通常用毛巾或布料），就能減少蒸散，幫助精油分子更加穿透進入肌膚。

••• 皮膚外用的精油稀釋介質 •••

　　在此討論的介質，是最能有效混合精油並塗抹於肌膚的介質。這些介質除了能作為精油基底，本身也對肌膚有極佳的效用。如想了解如何將精油混入基底介質或製成多種配方，可以參考本書第7章內容。

植物油

* **適用膚質**：多種肌膚情況，尤其適合乾性肌膚。
* **功效**：不刺激，有滋潤、軟化肌膚和潤膚的效果；能形成屏障，避免水分散失；幫助維持弱酸性皮脂膜；具有潤滑作用（適合用於按摩）；能幫助精油（尤其其中的脂溶性分子）穿透表皮。
* **注意事項**：使用後會在肌膚表面留下一層油膜。保存期限較短，時間一長容易酸敗（尤其若存放方式不當，更是如此）。
* **儲存方式**：存放在陰涼處，取用後立即蓋上蓋子並且旋緊，以避免氧化。在12個月內使用完畢。
* **請注意**：椰子油含有與皮下組織近似的飽和脂肪酸，因此能輕易穿透肌膚。其中大量的酸性物質能協助肌膚維持酸鹼平衡，並預防細菌入侵。雖然椰子油保存期限較長，但若保存不善同樣可能酸敗（更多資訊請參考後續方格說明中關於椰子油的介紹）。

乳霜

質地稠厚，以水相和油相（植物油或植物脂）為基底的乳化產品。

＊**適用膚質**：乾燥或熟齡肌膚（乾燥肌膚使用清爽的乳霜；熟齡肌膚使用稠厚的乳霜）、面部肌膚保養、局部或小範圍肌膚保養。

＊**功效**：清涼、潤膚、滋潤和軟化肌膚。

＊**注意事項**：容易滋生細菌或真菌（因為其中含有水分）。

＊**儲存方式**：存放在陰涼處，取用後立即蓋上蓋子。一旦打開須於6週內使用完畢，未打開的產品可在冰箱中冷藏3個月。

乳液

成分類似乳霜，但質地更稀薄的產品。

＊**適用膚質**：乾燥至一般性肌膚；發紅、發燙的肌膚；身體和面部肌膚保養。

＊**功效**：舒緩、清涼、提振與滋潤。乳液中的水分會蒸發，因此有清涼的效果。

＊**注意事項**：容易滋生細菌或真菌（因為其中含有水分）。

＊**儲存方式**：存放在陰涼處，取用後立即蓋上蓋子。一旦打開須於6週內使用完畢，未打開的產品可在冰箱中冷藏3個月。

油膏

不含水，由油、蠟或其他植物性增稠物製成的產品。

＊**適用膚質**：乾燥、脫屑的肌膚。急救（消毒油膏）；局部／小範圍肌膚保養。

＊**功效**：閉合與潤膚。減少肌膚水分散失；降低精油揮發的速度。

＊**注意事項**：使用時較油膩容易沾附（不過油膏通常只會在急救時少量使用）。

＊**儲存方式**：存放在陰涼處，取用後立即蓋上蓋子。一旦打開須於4週內使用完畢，未打開的產品可在冰箱中冷藏3個月。

蘆薈膠

＊**適用膚質**：滲出液體以及急性發紅、發燙的肌膚；傷口。面部肌膚保養；局部和小範圍的肌膚保養。

＊**功效**：清涼、舒緩、收乾。

＊**注意事項**：用在發紅發燙的肌膚有可能刺痛；初使用時較稠厚，隨後會滲入肌膚，帶來乾燥肌膚的效果。

＊**儲存方式**：存放在陰涼處，取用後立即蓋上蓋子。須於3個月內使用完畢。

蜂蜜

＊**適用膚質**：面部肌膚保養。傷口、燒燙傷、潰瘍和潰爛。

＊**功效**：消除感染、抗微生物。有助於生成乾淨、健康的皮膚肉芽組織。

＊**注意事項**：質地黏稠，使用較黏膩。

＊**儲存方式**：存放在陰涼、乾燥的地方，取用後立即拴緊蓋子，避免水分或潮濕造成汙染。純正的蜂蜜在密封且避光保存之下沒有保存期限。

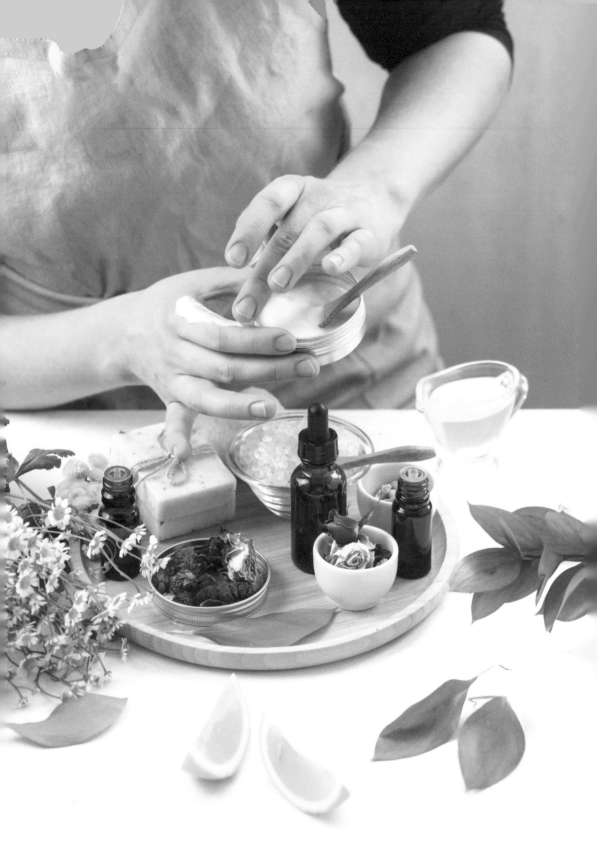

••• 植物油的組成與特性 •••

在此只討論部分的植物油，無法盡述。不過，這些植物油具有珍貴的效用價值，已足以因應大部分的使用需求。這些植物油可以單獨使用，也可以調合使用。酪梨油質地非常黏稠，用於按摩時，最好和較清爽的植物油（例如葡萄籽油）調合使用。琉璃苣油與荷荷芭油價格可能較昂貴。如用於全身按摩或大面積塗抹，稀釋調合的做法，可以「分攤」高昂的成本。不經稀釋直接使用時，這些植物油都是極佳的面部保養油，也可用於身體局部區域。各植物油的建議稀釋比例，分別列在以下內容中。

酪梨油（Avocado）（*Persea americana, P. gratissima*）

＊**萃取方式**：冷壓榨法。

＊**外觀**：深綠、濃綠至翡翠綠。質地厚而黏稠，帶些許氣味。酪梨油的顏色來自高含量的葉綠素和類胡蘿蔔素。滲透性非常高，保存期限長。

＊**成分**：油酸（50～74％）、亞麻油酸（6～20％）、棕櫚酸（5～25％）、棕櫚油酸（1～12％）、硬脂酸（可多至3％）、次亞麻油酸（可多至3％）、β-胡蘿蔔素、維生素E、A、B_1、B_2與D。

＊**稀釋方式**：在其他基底油中加入10％的酪梨油，用於按摩或大面積塗擦於肌膚（稀釋後較容易塗抹）。用於面部、乾燥或受損肌膚時，可以提高酪梨油的比例，或不稀釋直接使用（酪梨油質地非常濃稠）。

＊**使用方式**：適合乾燥、搔癢、缺水、脫屑或熟齡肌膚使用。酪梨油能穿透表皮，促進肌膚再生。適合用於濕疹、牛皮癬、燒燙傷和其他傷口。有抗氧化作用。

琉璃苣油（Borage）（*Borago officinalis*）

* **萃取方式**：冷壓榨法或二氧化碳萃取法。

* **外觀**：金色（橙至紅色）。稍微有點黏稠。中度至濃烈的種籽氣味。穩定性不高，因此保存期限較短。請置於低溫保存。

* **成分**：亞麻油酸（35～45％）、油酸（14～20％）、棕櫚酸（8～13％）、 二十烯酸（3～5％）、硬脂酸（2～6％）、芥酸（1～3％）。

* **稀釋方式**：在其他基底油中加入10％的琉璃苣油，用於按摩或大面積塗擦於肌膚。用於面部肌膚不需稀釋。

* **使用方式**：適合所有肌膚類型使用。能增進肌膚彈性、幫助消炎，可用於牛皮癬、濕疹、脂漏性皮膚炎、肌膚早衰。

* **請注意**：將琉璃苣油當作營養補充品進行口服，方能達到最佳的皮膚改善和消炎效果（尤其是關節炎）。

金盞菊浸泡油（Calendula）（*Calendula officinalis*）

* **萃取方式**：浸泡法（浸製法）或二氧化碳萃取法。

* **外觀**：深橘色。浸泡於橄欖油、甜杏仁油、葵花油或葡萄籽油中。除了油液本身的氣味之外，還帶有一絲金盞菊的氣味。

* **成分**：亞麻油酸（50～74％）、油酸（14～39％）、棕櫚酸（5.0～7.6％）、 硬脂酸（2.7～6.5％）、花生四烯酸（可多至1％）、二十烯酸（可多至1％）、二十二烷酸（可多至1％）、α-次亞麻油酸（可多至0.3％）、精油、類胡蘿蔔素色素。

* **稀釋方式**：在其他基底油中加入5％至15％的金盞菊浸泡油，用於按摩或大面積塗擦於肌膚。用於面部肌膚或傷口照護時則不需稀釋。

* **使用方式**：建議用於幫助傷口復原或組織修復／再生。殺菌消毒、抗微生物。消腫。適用於乾裂的肌膚、手腳裂傷、凍瘡、哺乳造成的乳頭裂傷（此油品對嬰兒不具毒性）、燒燙傷、 青春痘、膿痂疹（impetigo）、濕疹、蚊蟲叮咬和各種潰瘍。

初榨椰子油（Coconut, Virgin）（*Cocos nucifera*）

* **萃取方式**：冷壓榨法。

* **外觀**：白色。溫度冷涼時為固態，溫暖時化為液態。有香甜的椰子氣味。保存期限長，但若未以正確方式保存，仍有可能酸敗。水分會使椰子油變質。請確保蓋子蓋緊，防止氧化，並存放在冷涼陰暗處。液態椰子油（透過蒸氣蒸餾或水解方式移除長鏈脂肪酸）在任何溫度下都能保持液態。某些治療師傾向使用液態椰子油，因為液態油更容易與其他油品調合，也更容易在按摩時塗抹於大面積的肌膚。不過，未分餾的初榨椰子油仍是較好的選擇——記得，椰子油只要在25℃左右，就能輕鬆化為液體。

* **成分**：月桂酸（45～53％），肉豆蔻酸（16～21％），棕櫚酸（～10％）、癸酸（5～8％）、辛酸（4～12％）、油酸（4～10％）、硬脂酸（2～4％）、亞麻油酸（0.5～3％）、己酸（可多至10％）。

* **稀釋方式**：在其他基底油中加入10％至50％的椰子油，以製作護膚產品（例如乳霜或乳液）。

* **使用方式**：適合所有膚質使用，包括熟齡肌膚。能幫助修復、療癒組織損傷，例如牛皮癬、濕疹與皮膚炎。幫助保濕；能軟化肌膚、改善乾燥脫屑的問題。減輕發炎，支持肌膚天然的化學物質平衡。幫助毛髮與膚質散發健康光澤。幫助預防陽光紫外線帶來損傷。

葡萄籽油（Grapeseed）（*Vitis vinifera*）

* **萃取方式**：取種籽進行冷壓榨法。

* **外觀**：（有機）深綠色。質地黏稠，氣味濃郁，帶有泥土和種籽的

味道。（精製）淡黃至無色。幾乎無氣味，質地細緻，非常適合用來按摩。穩定性非常好。

* **成分**：（有機）亞麻油酸（58～78％）、油酸（10～28％）、硬脂酸（2～6％）、次亞麻油酸（可多至2％）；（精製）亞麻油酸（55～81％）、油酸（12～33％）、棕櫚酸（5～11％）、硬脂酸（2～8％）、次亞麻油酸（可多至1.5％）、少量的維生素E。

* **稀釋方式**：無須稀釋使用。

* **使用方式**：適合所有膚質使用。幫助肌膚平衡、富含水分。能穿透表皮。稍有收斂作用，適合油性肌膚與痘痘肌。

荷荷芭油（Jojoba）（*Simmondsia chinensis*）

* **萃取方式**：取種籽進行冷壓榨法（種籽含有液態蠟，因此嚴格來說荷荷芭油並不是油）。

* **外觀**：金黃色（未精製）至幾乎無色（精製）。 室溫下呈半固態狀，冷涼時呈固態。未精製的荷荷芭油帶有一點堅果氣味。精製的荷荷芭油幾乎無氣味。穩定性非常高（保存期限比一般植物油長）。荷荷芭油無法被人體消化，因此只能用於皮膚塗擦，也不可用來烹飪。

* **成分**：11-二十烯酸（65～80％）、芥酸（10～20％）、油酸（5～15％）、二十四酸（5％）、神經酸（1％）、棕櫚酸（3％）、棕櫚油酸 （1％）、硬脂酸（1％）、二十二酸（0.5％）、花生四烯酸 （0.5％）。

* **稀釋方式**：在其他基底油中加入10％的荷荷芭油，用於按摩或製作護膚產品（例如乳霜或乳液）。

* **使用方式**：適合所有膚質使用。荷荷芭油近似皮脂，能穿透皮膚表層。有軟化肌膚和保濕等作用。可用於濕疹、牛皮癬。消炎；對於

皮膚炎、關節炎和腫脹有無比珍貴的效用。也適合用於護髮；可以包覆秀髮，帶來保護、更新、增添亮澤。

特級初榨橄欖油（Olive, Extra Virgin）（*Olea europaea*）

* **萃取方式**：取成熟橄欖進行冷壓榨法；特級初榨橄欖油來自第一道壓榨工序。

* **外觀**：深黃綠色。質地稠厚，帶有濃郁的胡椒、水果香氣。

* **成分**：油酸（56～85％）、棕櫚酸（7.5～20％）、亞麻油酸（3.5～20％）、硬脂酸（0.5～5％）、次亞麻油酸（可多至1％）、花生四烯酸（可多至1％）、二十烯酸（可多至0.7％）。

* **稀釋方式**：不須稀釋使用，或以50％的比例加入其他介質中。

* **使用方式**：適合熟齡與乾性肌膚使用。適用於脂漏性皮膚炎、異位性皮膚炎、青春痘、牛皮癬、瘀傷、扭傷、蚊蟲叮咬、關節炎，以及缺水、疼痛、發紅發熱的肌膚。幫助預防孕期妊娠紋與肥胖紋。降低搔癢感。橄欖油是天然的陽光過濾器，能濾除多至20％的陽光（但不應單獨做防曬使用）。

* **請注意**：請只使用冷壓的特級初榨橄欖油。

精油的親油性大過親水性，因此原就容易從水性環境移動到油性（油或脂）環境中。親油成分會比親水成分更容易擴散開來。不過，若要幫助肌膚吸收精油，並擴散進入血液循環中，精油分子必須同時有親油和親水的特質（細胞需要水分才能支持擴散與滲透作用，而血液中占55％的血漿，也大部分由水構成）。

某些精油成分（尤其是萜烯類成分）和皮膚脂質的互動方式，會降低皮膚的屏障作用。事實上，有時外用藥物會透過萜烯類成分的運用，來增加在皮膚上的吸收度。許多研究早已證實萜烯類成分能有效強化皮膚穿透度，幫助肌膚吸收化學分子（Cal 2006；Prasanthi and Lakshmi 2012；Carpentieri-Rodrigues, Zanluchi, and Grebogi 2007）。

••• 萜烯類成分的變質 •••

　　萜烯類是精油的基本組成分子，在所有精油中或多或少占據不同比例。萜烯類是一種烯烴（不飽和雙鍵碳氫化合物），通常為低毒性，並能平衡、壓制其他高反應化合物（如醛類）造成的刺激反應。舉例來說，檸檬中具有高度刺激性的檸檬醛，可以被同樣在檸檬中的右旋檸檬烯與α-松烯消解。不過，萜烯類成分的揮發性相當高，氧化速度也快，會變質或變化成其他化學物質，並可能對皮膚或黏膜具有毒性以及（或）刺激性。

　　法蘭西與布伊（Francis and Bui）在2015年的研究中，針對檸檬（*Citrus limonum*，即*Citrus limon*）、甜橙（*Citrus sinensis*）和柑（*Citrus reticulata*）精油部分揮發之前與之後的化學組成進行檢測，並發現單萜烯成分（尤其是比檸檬烯揮發度更高的成分）在快速氧化後，使得精油中剩餘的物質戲劇性地出現大量容易刺激致敏的成分，這使得精油的刺激性和致敏性大幅度增加。這在檸檬精油中最為顯著，因為其中含有更高比例的檸檬醛。也因此，萜烯含量高的精油保存期限通常較短。

　　除了柑橘類水果和植物之外，類似的精油還有：含檸檬醛與香茅醛等醛類成分的香蜂草（*Melissa officinalis*），容易致敏的萜烯類與醛類成分也出現在松科植物，例如松樹精油〔如矮松（*Pinus mugo var. pumilio*），以及不那麼顯著的歐洲赤松（*Pinus sylvestris*）〕；柏科植物如刺柏（*Juniperus oxycedrus*），以及不那麼顯著的絲柏（*Cupressus sempervirens*）；白千層屬植物如茶樹（*Melaleuca alternifolia*），以及不那麼顯著的白千層（*Melaleuca cajuputi*）。

皮膚的穿透度因人而異，也因部位而異。在角質層較薄、皮膚組織較不密、脂肪較少、受到損傷與破壞的皮膚部位，吸收程度較高。在皮膚組織較密、脂肪較多的部位，吸收速度會較慢。

容易吸收

＊前額＊黏膜＊手掌＊頭皮＊肩膀＊腳底（足弓）

＊受傷或發炎的肌膚

較慢吸收

＊腹部＊背部＊臀部＊胸部＊腿＊腳跟＊手掌根部

其他影響皮膚吸收狀況的因素還包括：

＊精油的化學組成，以及成分的親油、親水特質。

＊精油的新舊、品質和保存狀況。

- 精油的品質高低。

- 施用頻率。

- 使用的介質（乳液、乳霜、植物油、油膏等；可參見第7章）。

- 精油成分和基底介質之間的協同、增強、附加或抵抗作用。

- 精油成分和基底介質，以及施用部位組織細胞之間的協同、增強、附加或抵抗作用。

- 皮膚的酸鹼值、膚質情況、完整度、含水度、潤澤度、溫度、年紀和基本概況。

- 施用精油的身體部位。

- 施用的方式（按摩、敷包、油膏等）。

經皮吸收需要考量的地方

- 發炎或受傷（皮膚損傷或皮膚病）都會大大增加皮膚的穿透度，也會大大增加局部肌膚反應的風險，以及後續過敏的可能性。

- 酒精（作為介質或施用精油前進行消毒）會加快精油穿透的速度。（這是香水經常以酒精作為基底介質的原因之一）。

- 直接施用未稀釋的純精油，會比將精油調入有肌膚保護作用的植物油、乳液或乳霜更快速穿透肌膚，因此造成刺激或致敏的風險也較高——尤其萜烯成分含量高的精油更是如此。

- 當精油遭到氧化（因為放置較久或未妥善保存），造成皮膚刺激和（或）致敏的風險會大大提高。

- 精油施用的量和頻率會大大影響致敏、刺激和過敏反應的可能性。

- 某些精油有促進皮膚發紅的特質，這意味著它們能增進局部血液流動，也因此可能增加吸收速度。不過，吸收度提高表示刺激或致敏的風險也會提高。
- 大分子的吸收速度比小分子慢。不過，小分子更容易揮發，也因此在尚未被肌膚吸收時，就可能飄散無蹤。另一方面，也有些分子大到根本無法被吸收。
- 某些精油分子有抑制或安撫的效果，可能中和其他分子的刺激性。

精油能同時修復生理和心理問題

當皮膚表層或局部皮膚組織（肌肉或關節）出現問題時，透過經皮吸收的方式施用精油，似乎是最有效的做法。不過，在一項用特定精油為年長者進行傷口照護並測試其效果的研究中，研究者克爾（Kerr，2002）發現，精油不只達到生理上的效果，也帶來心理情緒上的影響（療癒、控制感染、減輕疼痛、滋潤、心理態度提升）。克爾也發現，當精油兌入介質（蘆薈膠）的比例從5％提高到9或12％時，精油的抗感染和止痛效果都大大提升了。在此使用的精油種類為德國洋甘菊、真正薰衣草、沒藥與茶樹。克爾做出這樣的結論：「在適當濃度使用下，精油對中小型傷口、皮膚擦傷、脫落、感染和其他表皮問題有極佳的效用。」

班蘇拉（Bensouilah）和柏克（Buck）（2006）則提到，神經系統與皮膚之間具有密切的連結，因此「猛烈、嚴重或久久不癒的皮膚疾病」和「久未修復的肌膚屏障」經常伴隨著情緒壓力。他們接著提到，鎮定型精油（文中尤其提到保加利亞大馬士革玫瑰）可能扮演心理情緒和生理修復的雙重角色，能協助處理壓力導致或因壓力惡化的皮膚疾病，如牛皮癬、濕疹與青春痘。乳香是另一個在文獻中被提及的精油。以外用方式塗抹乳香時，能同時帶來心理情緒和生理免疫上的作用，既能平撫壓力與壓力相關問題，同時在皮膚系統也帶來再生的功效（Holmes 1999a）。

滴莎蘭德（Tisserand 1997, 79）也認為精油同時具有生理和心理上的效果。他說：「前者直接作用於身體的有機體，後者透過香氣與嗅聞作用於心智，也可能進一步為生理機制帶來影響。」他也提到，心理影響比生理影響更難預測，並進一步提出以下觀察：

我們應記得精油具有天然的有機本質，因此有適應、幫助回歸正常或平衡的效用，而不只是單純帶來激勵或鎮定的效果。如我先前所述，精油的作用更複雜也更細緻。因為每一種精油都和某個身體部位、某個大腦區域和某種情緒種類密切相關。就像「鐵石心腸」的人，很可能會出現心臟疾病、動脈硬化等問題，也因此，對應的精油不只能紓解上述身體症狀，也可能為心理狀態帶來變化。（Tisserand 1997, 100）

我們可以把精油複雜的成分組成，看成是身體內部密切相連、環環相扣的映照。人類胚胎發展過程中，大腦、神經系統、感覺器官（包括鼻腔內膜、鼻竇與嘴）與皮膚，都是從外胚層（胚胎細胞或組織的最外層）發展而來。滴莎蘭德（1997, 8）認為，基於這共同的發展源頭，將這些系統視為緊密相連不無道理，也因此，塗抹在某些肌膚部位的精油或其他產品，本身就會影響到關連的身體系統與器官，無論肌膚的穿透度如何。著有《能量療法的療癒應用與人體表現》（*Energy Medicine in Therapeutics and Human Performance*）一書的生物化學家詹姆士·歐詩曼博士（Dr. James Oschman），顯然也確認了這樣的可能性，他將全身系統、結締組織和黏膜蛋白質、細胞與核之間交織的構造，統稱為生物基組（living matrix），彼此之間相互關聯。根據歐詩曼的說法，透過筋膜細胞之間的漣漪效應，訊息在基組中飛快傳遞。筋膜是遍布全身的一層鞘膜，它有覆蓋及區隔的作用，因此觸及全身所有器官、血管與肌肉組織。藉此，訊號能從在地細胞一一傳遞到較遠的細胞，直接通向神經系統。因此，無論最初接觸的是哪個部位，最終都能觸發全身性的反應。某種程度上，這也能解釋精油為何能在身體達到廣大的效用。

　　至於精油的使用，巴克爾（Buckle 2007, 86）則謹慎地提到：「同時正服用多種藥物的病患，比起未同時服用多種藥物的病患，更容易對精油出現敏感反應。」此外他也提到：「本身患有氣喘、濕疹或花粉症等過敏性疾病的患者，也可能對精油中較容易致敏的成分（例如內酯類出現更敏感的情況。」（個人對精油的反應也和自身獨特的耐受程度有關。因此謹慎起見，為所有正服用藥物、容易過敏或敏感、或剛從急性與長期疾病恢復的病患使用精油前，最好先做過皮膚測試。在本書第117頁有更多相關資訊。）

　　只要施用方式恰當，精油能以廣大的療癒效用支持、輔助皮膚系統多樣的功能。

••• 水在人體中扮演的重要角色 •••

水是生命的必須。身體所有運作過程都必須仰賴水分，從細胞滲透、新陳代謝到養分與廢物傳輸和體溫調控等。人體所需的水分，只有8%能透過體內生化反應達成，這意味其餘92%必須透過每日攝取。

人體有將近60%是水分，其中又可分為兩類：

＊細胞內液（細胞之內的液體）約占全身水分的67%，也就是大約三分之二的比例。細胞內液含有適量的鎂、硫酸根離子和其他必要的溶質，能維持電解平衡與健康的新陳代謝功能。細胞內液也是細胞組成的一部分，它讓細胞質懸浮在位、促發化學反應。

＊細胞外液（細胞之外的液體）約占全身水分的26%，又可分為以下兩種：

▷間質液（Interstitial fluid）環繞在組織內部的細胞外圍，構成可行滲透作用的環境，支持離子、蛋白質和養分能穿透細胞膜，達到細胞內外的溶質平衡。

▷血管內液（Intravascular fluid）主要是血液。它能攜帶血球細胞，同時讓膠體（球蛋白）和溶質（葡萄糖與離子）能在全身上下循環。**血漿**是一種淡黃色的液體，也是血液的一部分，其中95%由水分構成。血漿約占全身水分的7%（同時約占全身血液的55%）。其中含有溶解的蛋白質、葡萄糖、凝血因子、電解質、荷爾蒙與二氧化碳，血漿也是身體的蛋白質存放處。另一種血管內液是**腦脊液**。這是位於腦部和脊髓的透明無色液體，占全身水分不到1%。腦脊液能為突如其來的衝撞提供緩衝保護，同時將新陳代謝產生的廢物、抗體、化學物質和疾病帶來的病理產物從大腦和脊髓帶入血液並輸出。

細胞內液與細胞外液能調控並幫助體內水分和電解質移動到全身。細胞外液讓身體能吸收並排出水分，支持體內和體外環境的有機離子交換，以維持體內平衡。

經皮吸收的精油使用方式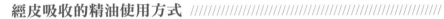

主要

* 直接塗抹純精油（只能使用茶樹或真正薰衣草*精油，作為局部殺菌消毒的應急措施）
* 精油敷包
* 稀釋於基底油，塗抹在局部肌膚以調理皮下軟組織（照顧傷口、修復肌膚或美容保養產品）
* 按摩油
* 面膜／體膜

次要

* 泡澡
* 香水
* 洗髮／潤髮產品，或作為護髮油
* 市售鹽洗產品
* 直接接觸到居家或市售清潔產品

＊穗花薰衣草含大量樟腦成分，因此很可能刺激肌膚，必須透過介質稀釋再使用。

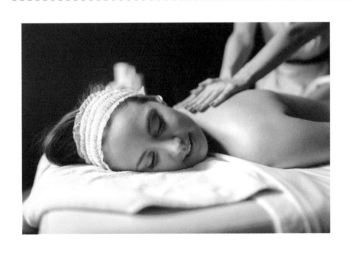

用寧靜精油處理常見皮膚問題

皮膚症狀	建議精油
膿腫	胡蘿蔔籽、德國洋甘菊、羅馬洋甘菊、白松香、天竺葵、真正薰衣草、穗花薰衣草、廣藿香、奧圖玫瑰、茶樹。
青春痘	白千層、胡蘿蔔籽、德國洋甘菊、羅馬洋甘菊、白松香、天竺葵、真正薰衣草、穗花薰衣草、橘（桔）、苦橙葉、奧圖玫瑰、茶樹、岩蘭草。
酒糟	德國洋甘菊。
瘀傷	羅馬洋甘菊、天竺葵、真正薰衣草。
燒燙傷*	德國洋甘菊、羅馬洋甘菊、天竺葵、真正薰衣草、穗花薰衣草、茶樹。
皮膚裂傷或乾裂	白千層、胡蘿蔔籽、德國洋甘菊、羅馬洋甘菊、天竺葵、真正薰衣草、廣藿香、奧圖玫瑰、岩蘭草。
濕疹	胡蘿蔔籽、羅馬洋甘菊、乳香、天竺葵、真正薰衣草、廣藿香、奧圖玫瑰。
單純疱疹	天竺葵、奧圖玫瑰、茶樹。
感染	請參考本書第87頁表格中列出的抗感染精油。
蚊蟲叮咬	白千層、真正薰衣草、穗花薰衣草、廣藿香、茶樹。
搔癢	羅馬洋甘菊、真正薰衣草、茶樹。
排汗過多	絲柏、苦橙葉。
粉刺	白千層、白松香、真正薰衣草、穗花薰衣草、茶樹。
牛皮癬	白千層、胡蘿蔔籽、德國洋甘菊、羅馬洋甘菊、白松香、真正薰衣草。
浮腫	德國洋甘菊、羅馬洋甘菊、絲柏。
輪癬	白千層、天竺葵、穗花薰衣草、廣藿香、苦橙葉、茶樹、岩蘭草。
頭皮問題	乾性頭皮：苦橙葉、奧圖玫瑰；油性頭皮：廣藿香、苦橙葉。
疤痕護理	胡蘿蔔籽、乳香、白松香、真正薰衣草、廣藿香、苦橙葉。
敏感肌膚	羅馬洋甘菊。
帶狀疱疹	天竺葵、穗花薰衣草、茶樹。

＊如遇大面積的燒燙傷、皮膚感染，或已影響至深層組織，請就醫尋求協助。

請注意：不可將純精油直接塗抹在肌膚上。請務必用植物油或無香乳液、乳霜或乳膏來稀釋精油。（唯獨茶樹與真正薰衣草精油是例外，這兩種精油可以在緊急時刻以未經稀釋的方式抹於肌膚）。
金盞菊（精油與浸泡油）雖然不是寧靜精油，卻是極佳的肌膚療藥。對於酒糟、瘀傷、燒燙傷、皮膚裂傷或乾裂、混和性肌膚、濕疹、搔癢、牛皮癬、疤痕護理和帶狀疱疹，都有極佳的效果。

常見膚質的寧靜精油建議

膚質類型	建議精油
混合性肌膚	德國洋甘菊、羅馬洋甘菊、絲柏、乳香、天竺葵、真正薰衣草、廣藿香、奧圖玫瑰。
乾性肌膚	胡蘿蔔籽、德國洋甘菊、羅馬洋甘菊、天竺葵（平衡油脂）、苦橙葉（平衡油脂）、奧圖玫瑰（平衡油脂）、岩蘭草。
熟齡肌膚	胡蘿蔔籽、絲柏、乳香、白松香、真正薰衣草、廣藿香、奧圖玫瑰、穗甘松；也可參見下方表格中「活化回春」的精油建議。
一般性肌膚	天竺葵、真正薰衣草、奧圖玫瑰。
油性肌膚	白千層、絲柏、德國洋甘菊、乳香、天竺葵（平衡油脂）、薰衣草、橘（桔）、苦橙葉（平衡油脂）、茶樹、岩蘭草。

寧靜精油的功效

功效	建議精油
抗真菌	根據真菌種類而有不同，可參見本書第90頁表格。
抗感染	白千層、德國洋甘菊、羅馬洋甘菊、絲柏、白松香、真正薰衣草、穗花薰衣草、廣藿香、苦橙葉、穗甘松、茶樹。
消炎	胡蘿蔔籽、德國洋甘菊、絲柏、乳香、白松香、真正薰衣草、穗花薰衣草、廣藿香、苦橙葉、奧圖玫瑰、茶樹。
抗菌消毒	白千層、絲柏、穗花薰衣草、廣藿香、茶樹。
收斂	絲柏、乳香、白松香、天竺葵、廣藿香、奧圖玫瑰。
殺菌	所有寧靜精油都有不同程度的殺菌作用，其中殺菌力尤其顯著的是：白千層、德國洋甘菊、絲柏、天竺葵、真正薰衣草、穗花薰衣草、橘（桔）、廣藿香、奧圖玫瑰、茶樹。
除臭	絲柏、天竺葵、真正薰衣草、廣藿香、苦橙葉、穗甘松。
補水	橘（桔）、奧圖玫瑰。
支持免疫	德國洋甘菊、羅馬洋甘菊、真正薰衣草、穗花薰衣草、廣藿香、茶樹。
淨化	真正薰衣草、穗花薰衣草、橘（桔）、茶樹。
活化回春	胡蘿蔔籽、茶樹。
滋補調理	羅馬洋甘菊、乳香、真正薰衣草、橘（桔）、苦橙葉、奧圖玫瑰。

精油的抗菌效果

　　上兆的微生物構成了人體的微生物群系（microbiome），其中也包括真菌。真菌以共生的方式存活在體表和身體之內——在皮膚、腸道，以及口腔、耳道和陰道等腔室內。微生物群系對於保護和維持免疫力扮演著重要的角色，並且可協助諸多身體功能，例如：幫助腸道分解消化食物、形成屏障阻擋有害微生物與病原體侵襲等等。飲食不均、精製糖製成的甜食、濫用抗生素、某些藥物、壓力和疾病，都可能破壞微生物群系的和諧平衡。目前已知有大約350種真菌可能引致疾病。其中有許多（例如白色念珠菌）都能與微生物群系健康共存，唯有當真菌的增生未被阻抗，進而散播至身體其他部位時，才會對身體帶來傷害。

　　每一種精油都有抗真菌、抗微生物和抗病毒的效用，只是程度上的不同。精油的抗真菌效果，來自所有精油都含有的萜烯與萜烯類化合物成分，這些成分能消滅真菌細胞，並且（或）抑制真菌滋生（Nazzaro et al. 2017）。克理斯多夫・瓦賽（Christopher Vasey）在《天然抗生素與抗病毒素》（*Natural Antibiotics and Antivirals*）這本重要的著作中提到，由於精油分子多元而複雜，病原體很難發展出抗性。某些精油特殊的化學組成，能更有效地對抗真菌侵襲。瓦賽特別提到（2018, 110）野馬鬱蘭、玫瑰草、香薄荷、茶樹和百里香是廣效的抗菌精油（即同時有抗真菌、殺菌和抗病毒的作用）；其中茶樹的功效是最多元的。以下表格列出最常見侵入人體的真菌種類，以及能最有效對治它們的精油。其中第90頁表格，寧靜精油以**粗體**標示。

真菌感染：類型與病原體

身體部位	感染類型	相關的真菌病原體
頭髮與頭皮	頭癬（輪癬）	皮屑芽孢菌（*Malassezia furfur*） 奧杜盎氏小芽孢癬菌（*Microsporum audouinii*） 犬小芽孢癬菌（*Microsporum canis*） 許蘭毛癬菌（*Trichophyton schoenleinii*） 蘇丹毛癬菌（*Trichophyton soudanense*） 斷髮毛癬菌（*Trichophyton tonsurans*） 疣狀毛癬菌（*Trichophyton verrucosum*） 菫色毛癬菌（*Trichophyton violaceum*）
臉部	面癬	鬚毛癬菌（*Trichophyton mentagrophytes*） 紅色毛癬菌（*Trichophyton rubrum*） 斷髮毛癬菌（*Trichophyton tonsurans*）
足部	足癬（輪癬、香港腳）	絮狀表皮癬菌（*Epidermophyton floccosum*） 鬚毛癬菌（*Trichophyton mentagrophytes*） 趾間毛癬菌（*Trichophyton rubrum var. interdigitale*）
手部	手癬	鬚毛癬菌（*Trichophyton mentagrophytes*） 紅色毛癬菌（*Trichophyton rubrum*）
身體	體癬（輪癬、表皮真菌感染）	絮狀表皮癬菌（*Epidermophyton floccosum*） 犬小芽孢癬菌（*Microsporum canis*） 鬚毛癬菌（*Trichophyton mentagrophytes*）
胯下	股癬（輪癬）	絮狀表皮癬菌（*Epidermophyton floccosum*） 紅色毛癬菌（*Trichophyton rubrum*）
指甲	甲癬（輪癬、指甲真菌感染）	各種念珠菌 鬚毛癬菌（*Trichophyton mentagrophytes*） 紅色毛癬菌（*Trichophyton rubrum*）
臉與上背部	斑癬	皮屑芽孢菌（*Malassezia furfur*）

抗真菌精油建議

真菌病原體	建議精油（僅供外用）
各種念珠菌 （*Candida*）	肉桂皮（*Cinnamomum zeylanicum*）* 甜茴香（*Foeniculum vulgare*） 天竺葵（*Pelargonium graveolens*） 真正薰衣草（*Lavandula angustifolia*） 檸檬香茅（*Cymbopogon citratus*）* 香蜂草（檸檬香蜂草）（Melissa officinalis） 玫瑰草（*Cymbopogon martinii*） 廣藿香（*Pogostemon cablin*） 胡椒薄荷（歐薄荷）（*Mentha piperita*） 穗甘松（*Nardostachys grandiflora*） 茶樹（*Melaleuca alternifolia*） 百里香（*Thymus vulgaris*——百里酚百里香和香荊芥酚百里香）* 岩蘭草（*Vetiveria zizanioides*）
表皮癬菌 （*Epidermophyton*）	檸檬香茅（*Cymbopogon citratus*）* 綠薄荷（*Mentha spicata*） 茶樹（*Melaleuca alternifolia*） 岩蘭草（*Vetiveria zizanioides*）
各種馬拉色菌 （*Malassezia*）	肉桂皮（*Cinnamomum zeylanicum*）* 穗花薰衣草（*Lavandula latifolia*） 檸檬香茅（*Cymbopogon citratus*）* 沒藥（*Commiphora myrrha*） 茶樹（*Melaleuca alternifolia*） 百里香（*Thymus vulgaris*——百里酚百里香和香荊芥酚百里香）*
各種小孢癬菌 （*Microsporam*）	甜茴香（*Foeniculum vulgare*） 檸檬（*Citrus limon*） 檸檬香茅（*Cymbopogon citratus*）* 綠薄荷（*Mentha spicata*） 茶樹（*Melaleuca alternifolia*） 百里香（*Thymus vulgaris*——百里酚百里香和香荊芥酚百里香）* 岩蘭草（*Vetiveria zizanioides*）
毛癬菌 （*Trichophyton*）	甜茴香（*Foeniculum vulgare*） 天竺葵（*Pelargonium graveolens*） 爪哇香茅（*Cymbopogon winterianus*） 真正薰衣草（*Lavandula angustifolia*） 檸檬（*Citrus limon*） 茶樹（*Melaleuca alternifolia*） 岩蘭草（*Vetiveria zizanioides*）

*已知會刺激黏膜、刺激皮膚、致過敏；需適量使用；孕期避免使用；避免用於嬰幼兒；不可口服。同時也請參考下方的附註說明。

請注意：要有效處理真菌感染，需要每日塗抹建議精油長達6至12個月的時間。

皮膚和指甲塗抹方式：將精油稀釋在添加了水相成分的乳霜或乳液。（可參考本書第7章將精油調入乳霜和乳液的建議指引）。

∗∗∗ 可能致使過敏的精油 ∗∗∗

　　下列精油可能造成過敏（高度敏感的狀態）。請避免在敏感肌膚、受損肌膚或皮膚疾病部位使用。寧靜精油以綠色標示；請大量稀釋後再使用。

　　∗多香果∗甜茴香∗野馬鬱蘭∗洋茴香∗冷杉葉∗橙∗羅勒∗薑
∗歐芹∗黑胡椒∗杜松∗胡椒薄荷（歐薄荷）∗芹菜籽∗檸檬∗松
∗德國洋甘菊∗檸檬香茅∗鼠尾草∗羅馬洋甘菊∗萊姆∗綠薄荷
∗肉桂（樹皮與葉片）∗萬壽菊（*Tagetes minuta*）∗茶樹∗香茅
∗山雞椒（*Litsea cubeba*）∗百里香∗快樂鼠尾草∗香蜂草∗依蘭
∗丁香（花苞、葉片、莖）∗香桃木∗雲木香（Costus）∗肉豆蔻

　　此外，也請避免使用所有的原精和樹脂溶液，因為其中可能含有萃取過程中殘留的溶劑。

　　雖然洋甘菊和茶樹一般來說非常溫和，也不具有危險性（這是為什麼它們被列入寧靜精油當中），但對某些敏感的人們來說，這些精油也可能造成刺激。舉例來說，德國洋甘菊和羅馬洋甘菊經常是推薦給過敏和敏感人士使用的精油，但這兩種精油本身強烈的氣味，也可能致使肌膚刺激，因此只能適量且低濃度使用（以小於1%的濃度稀釋於介質中）。高劑量使用茶樹（尤其以純精油使用時）有可能造成使用區域有暫時麻木或刺癢的感受。茶樹也可能使皮膚乾燥，因此更容易感覺刺激。

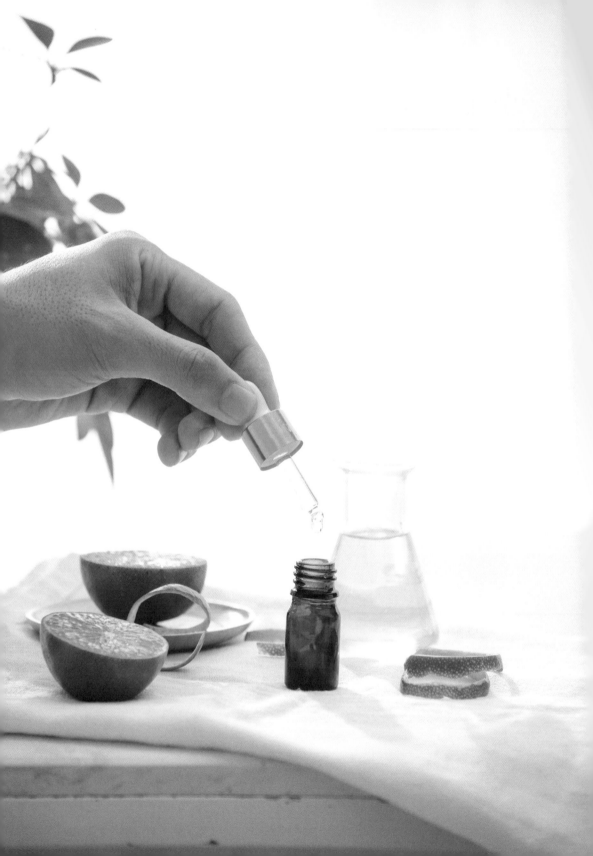

口服精油

　　精油對黏膜具有刺激性，這意味著，人們很難以嗅聞的方式「過度使用」精油；看來，精油的刺激性本身就是一種人體自我調節的機制。人們也幾乎不可能以經皮吸收的方式「過度使用」精油；因為皮膚是一種半滲透的屏障，能自然調控精油滲入的程度，過度使用的結果，就是出現紅疹或其他的皮膚刺激反應。在上述情況中，都只有少部分施用的精油會真正進入身體。

　　相對地，以口服方式使用精油時，攝入的精油很可能會百分之百被身體吸收。因此，除了有過度使用的問題，可能造成的傷害更是不得不慎。基於上述原因，除非遵照專業合格芳療師或健康照護人員的遵囑或指示，否則**不建議**使用者以口服方式使用精油。我並不鼓勵在上述條件之外的情況下口服精油。

　　精油不應在未經稀釋（即純精油）的情況下吞嚥，因為可能對黏膜造成嚴重的刺激。雖然精油能很快地在新陳代謝之下排出體外，卻仍然可能增加肝腎損傷和刺激消化系統輔助器官的風險。某些精油甚至具有口服毒性。

　　若使用者同時正服用處方藥物，也可能增加精油成分與藥物出現負面化學反應的風險，彼此的作用可能被加強或加重。舉例來說，正服用抗凝血劑脈化寧（warfarin）的患者，絕不可同時服用甜樺或冬青精油，因為這些精油會增加脈化寧抗凝血與血液稀薄的作用，並造成危險。

滴莎蘭德與楊（Tisserand and Young，2014, 58）在《精油安全專業指南》（*Essential Oil Safety: A Guide for Health Professionals*）一書中，也對口服德國洋甘菊、貞節樹、澳洲藍絲柏、西澳洲檀香精油和小花茉莉原精提出警告：口服上述精油對於正服用福樂你／妥富腦（imipramine）、阿米替林（amitriptyline）等三環抗憂鬱劑，或正服用如可待因（codeine）等鴉片類藥物的患者可能造成危險。這些精油可能增強上述藥物的作用。

因此很重要的是，在專業健康照護者提出精油口服建議或開立精油口服處方之前，請先仔細將以下幾點列入考量：

+ 病患或客戶接受過或服用過的所有藥物與療程內容。

+ 考慮使用的精油化學成分（避免精油和藥物造成不良反應，同時從療效上確認兼容度與適切度）。

+ 其他需要避免口服某些或所有精油的禁忌症狀。

+ 病患或個案當下的健康與生理狀態。

+ 最適當的精油施用途徑與方法。

+ 最適當或最能兼容的介質（植物油、蜂蜜、酊劑、可溶性膠囊、藥用炭丸或其他）。

+ 施用的劑量與頻率。

+ 療程的持續時間。

+ 病患對療程的反應（療癒反應、恢復速度、療癒品質、原有症狀是否惡化、是否有新的症狀出現、是否有頭痛／嘔吐／紅疹／焦慮／

敏感等副作用或不良反應出現）。

　　如欲以口服方式施用精油，通常會將精油滴入（或分散、稀釋於）有乳化作用的介質中，例如全脂牛奶、植物油或蜂蜜；或者將精油滴入植物油，放入可溶性膠囊中喝水吞服（也可能就食物吞服，如果恰當的話），這麼做能避免產生刺激，同時也幫助身體吸收。（請注意：全脂牛奶並不能完全乳化精油）。由於透過口服攝取的精油會被身體高度吸收，因此需要格外謹慎控管攝取的劑量。以24小時內攝取的劑量來說，安全又有效的精油用量不會超過2到6滴。如遇緊急情況，有時會在專業醫療人士指示下，在短時間內施用較高劑量。針對慢性長期的症狀，則會以低劑量、長時間的方式為主，並且有間隔地施用，以避免身體出現敏感反應；舉例來說，病患可能在施用一至兩週後間隔（或禁用）一週，然後再接著繼續療程。施用一段時間後更換使用的精油，也能避免身體出現敏感反應。

　　施用的劑量會根據使用的精油而有不同；某些精油比起其他精油更具毒性，某些精油則根本不可口服，某些精油幾乎無毒性也不會有不良反應；調合不同精油有可能使整體毒性增強，也可能降低。施用的劑量也會因使用者的體格與體質而有不同。在服用或施用任何精油之前，請務必完全了解其中成分、禁忌症和相關安全注意事項。如想更進一步了解口服精油的安全注意事項，可以參考滴莎蘭德與楊在2014年修訂的《精油安全專業指南（第二版）》（London: Churchill Livingstone, 2014）。

精油的新陳代謝與排出

新陳代謝指的是細胞內部將物質轉化或合成為其他形式的化學反應。新陳代謝的目的是創造並維持一個功能平衡的身體環境，以支持人體的體內平衡，並維繫身體（或有機體）的生命。新陳代謝的過程會啟動一系列由酶催化的轉化反應（新陳代謝路徑），讓身體（有機體）得以成長、繁衍、維持構造完整，並回應內部和外部的環境改變與環境條件。新陳代謝主要分為兩類：

- **異化作用（分解代謝）**：透過所謂的呼吸過程，有機物質被分解並釋放出能量的新陳代謝路徑。

- **同化作用（合成代謝）**：運用能量來建構細胞成分（如蛋白質與核酸）的新陳代謝路徑。

肝臟是新陳代謝的主要負責器官。不過，皮膚、神經系統、腎、肺、腸黏膜、血漿、腎上腺和胎盤，也都是新陳代謝過程的一分子。酶能催化並加快新陳代謝反應的速度，要行使這樣的功能，通常需要食物（或營養補充品）中的維生素與礦物質。

進入身體循環系統的精油分子，最後會隨著血液抵達肝臟，而後透過新陳代謝被分解為更小的單位，也就是具有多種生物化學作用的代謝物（metabolite）。一個精油化合物可能分解成好幾個與本身幾乎沒有多少相似之處的代謝物。精油化合物主要親油，但分解出來的代謝物，親油性並不那麼明顯。代謝物通常在短時間內很快被身體排出（幾分鐘或數小時之內），或者被派送到發揮作用的身體部位，或和組織與血

〔精油在人體內的心理和生理路徑〕

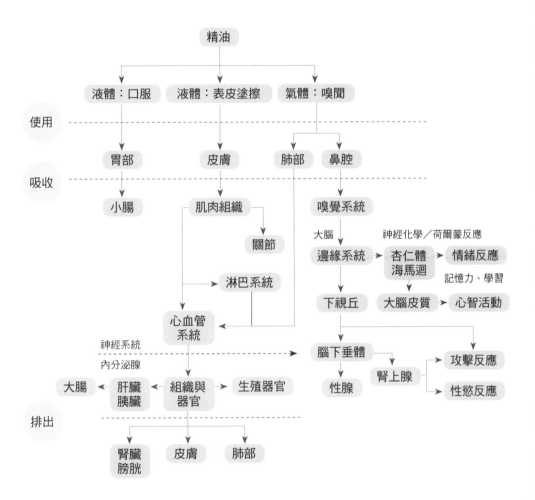

資料來源：彼得與凱特・達米安（Peter and Kate Damian），
《芳香療法：香氣與心靈》（*Aromatherapy: Scent and Psyche*）。

漿蛋白結合，於是稍晚才會被身體排出（不同成分從吸收到排出的時間長短也會不同，但通常不會超過72至120小時）（Tisserand and Young 2014, 53–57）。

新陳代謝產出的廢物，通常會透過腎臟（尿液）、肺臟（呼吸）與皮膚（排汗）等路徑排出；除此之外，一定程度上也會透過身體的其他孔竅排出，例如透過糞便、痰液和耳垢。

達米安夫婦（1995, 55）用一張簡單易懂的圖表，說明了精油的生理與心理影響路徑（參見本書第97頁），從圖表中可看出精油對全身系統（包括大腦在內），都可能帶來極大的影響。

相較於經皮吸收，透過嗅聞吸入似乎是精油進入身體最方便有利的路徑。精油分子能穿過鼻腔與嗅上皮，並且立刻在大腦觸發神經與心理情緒反應，對心情、情緒和感知帶來即刻的影響，也透過在下視丘和腦下垂體的驅動，釋放相應的荷爾蒙。

精油分子可能在鼻腔和呼吸道，透過滲透作用進入微血管和循環系統，但大部分仍是經由肺部的肺泡進入身體當中。由於精油對皮膚與黏膜有刺激性，因此透過此路徑能施用的量有限，也就不容易產生「過度使用」的情況。只需要施用少許精油，就足以帶來心理情緒或荷爾蒙的反應，因此因刺激性帶來的劑量限制，並不會影響精油的使用效果。

不過，經皮吸收會受到皮膚屏障作用的影響。精油厭水親油，很自然會從以水為基底的介質（如乳霜和乳液），與肌膚的脂質結合。不過，透過既親水也親油的皮膚擴散需要時間（可能長達24小時），擴散的速度也會因精油分子的組成，以及精油進入皮膚的路徑而有快慢上的差異。雖然精油分子最終會進入血液和皮膚底下的器官，也有許多分子就停留在表皮，並且（或）從皮膚表面揮發。即便如此，在皮膚表面使用精油依然能帶來極大的效果，先前在本章中已有過相關討論。經皮吸收對於皮膚表面的問題效果特別好，例如皮膚炎、傷口修復與關節炎（尤其是有發炎症狀時），同時，在皮膚上使用精油也同樣能觸發心理情緒反應（透過經皮吸收和不經意的嗅聞）。

嗅聞和經皮吸收都能影響荷爾蒙的釋放並支持免疫系統，藉此能對神經系統帶來激勵或鎮定的效果，某些精油分子的抗微生物作用，還能為身體帶來保護，抵抗或擊退病原體。

精油顯著的療效與益處 //

* 刺激內分泌反應：釋放腦內啡及荷爾蒙（影響心情、情緒、覺知、態度、神經系統和生理機能）。
* 激勵與鎮定（生理和心理情緒層面）。
* 平撫或活化（生理和心理情緒層面）。
* 強化並支持免疫系統。
* 抵抗感染。
* 支持肌膚修護與組織再生。
* 增強、強化、鞏固記憶；增強當下的記憶體驗，幫助召回情緒、事件與資訊。

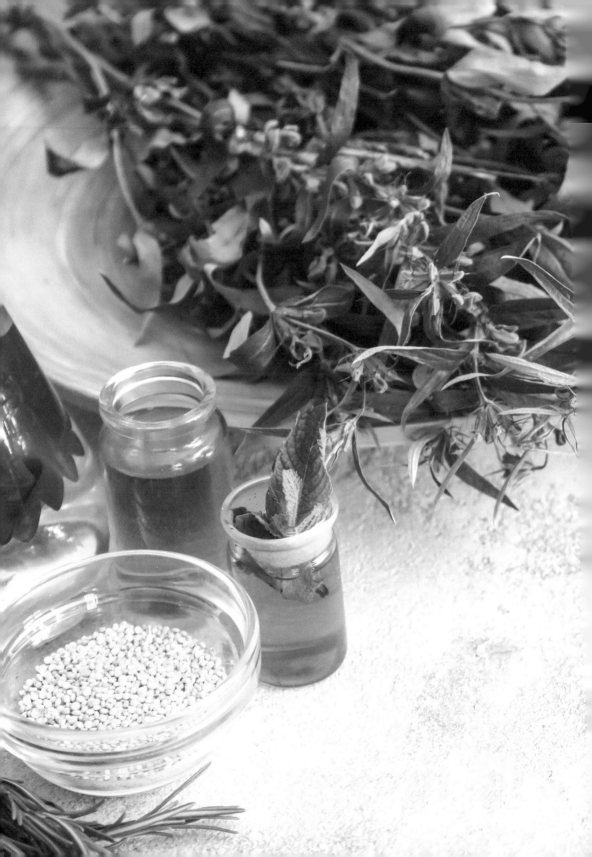

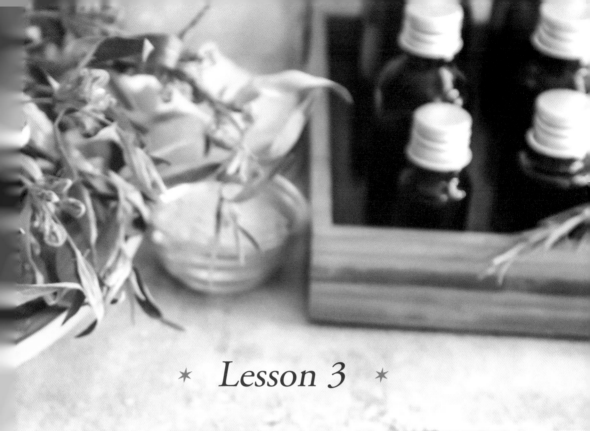

* Lesson 3 *

安全使用精油
界限和禁忌

Safe Practice

Boundaries of Use and
Contraindications

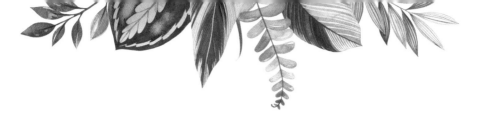

誤用精油的危險

　　只要有意識且合理的使用精油，幾乎就不會發生任何危險，還能帶來極大的益處。現在，精油的確已越來越熱門，尤其在整合醫療和美容產業更是如此。市售居家產品和飲食產品，從空氣清新劑、衣櫥芳香劑到調味咖啡與異國食品，都紛紛大肆宣揚其中的精油成分——芬芳（aroma）或芳香（aromatic）這樣的字眼，策略性地出現在廣告用語中，顯然是為了吸引喜愛精油的群眾。然而，行銷廣告中打造的精油形象——能夠安撫、放鬆或用來寵愛自己——讓精油變得平易近人，卻也轉移了人們的注意焦點，人們忽略了精油重要的療癒價值，也忘記精油是從天然植物中蒸餾出來的化學產品，因此需要小心保管與使用。精油確實能帶來令人放鬆與增強自我價值等正面影響，但精油也具有其他的特質（一如本書其他章節內容陳述的）——包括潛在的危險性。

　　精油（essential oil）這個字本身就容易使人誤解。**精油本身並沒有潤膚的效果。之所以用到「精」這個字，是因為它們攜帶著來源植物獨特的香氣或精華**（European Chemicals Agency 2019），**但精油卻沒有「油」的滋潤性。相反地，如果直接把純精油塗在肌膚上，皮膚會變得乾燥，也可能造成敏感或刺激。**

　　讚頌精油優點的文獻多不勝數（本書也是其中之一），其中提及的精油益處不一而足，從抗病原體到傷口照護與肌膚修復，更不用說精油還有影響心理情緒的效果，並能帶來愉悅的氣味享受。雖然這樣的資訊相當珍貴，卻也說明了一個困境——這些文獻並不一定會清楚指出使用精油的界限。針對這反常的現象，滴莎蘭德與楊（2014）以《精油安全專業指南》這本作品，詳盡提供了精油使用安全資訊。不過，許多芳療書籍並沒有提供相關的資訊——因此，一般民眾與專業芳療師之間的界限有時顯得模糊不清，因為人們並不能清楚地認知到兩者的不同。

我並不是說這些書籍不珍貴或沒有資訊價值——事實上，在我學習探索芳香療法的旅程中，許多像這樣的書籍都使我受益良多——但我同時也認為，在專業健康領域中，若是忽視或不清晰界定專業人士的界限，不僅芳香療法將變得愈加平凡淺薄（這還是比較好的結果），最糟糕的情況則是會出現更多調製不當的配方。這也會讓那些立場更傾向於讓所有健康保健方式都倒向製藥產業，而不支持依照個人情況量身訂做的評論家正中下懷。

某些芳療文獻主要在提供慢性壓力的舒緩配方，有些文獻也針對重大身體疾病提出配方，但像這樣的情況，需要專業人士的診斷並提供支持協助。例如某位作者就建議透過口服茶樹精油（*Melaleuca alternifolia*，每半小時服用1到3滴，加上「大量的水或花草茶」）來處理膀胱感染（Schnaubelt 1999, 103）——但膀胱感染可能是許多潛在疾病的徵兆，例如女性的膀胱炎，或甚至是男性的前列腺癌。另一位作者則建議用迷迭香精油（*Rosmarinus officinalis*）處理高膽固醇血症（血液含有高量的膽固醇）和黃疸（肝功能不良造成眼睛與皮膚發黃）（Lawless 1995, 209）；以上兩種疾病都是嚴重的身體症狀，需要就醫尋求專業診療。

這些作者或直接或間接地，建議讀者以口服精油來處理上述情況（肝功能不良、高膽固醇、膀胱感染等等）。類似的文獻並不一定能清楚指出，透過嗅聞或經皮吸收的途徑來使用這些建議的精油，是不是也能有效改善文中指涉的症狀，有時候，甚至連使用的方式都沒有具體說明。同樣地，作者也不一定清楚說明這些建議的精油療效是來自精油本身，還是精油的來源植物——我們必須記得，精油只具備來源植物當中具有揮發性的化學成分。

將精油滴入花草茶（如上述）可能會改變茶液的化學成分，使得任何可能產生的療癒效果（或反應）被增強或削弱；若想以這樣的方式施用精油，必須有紮實的藥草學、解剖學、生理學與病理學知識才行。只有專業且合格的相關領域執業人士，在為個案提供深入詳細的諮詢之後，才能夠提出這樣的療方建議。

在第2章我們也提到過，藥物和精油之間有時也會出現相互反應（無論是處方藥或自行購買的成藥）。某些精油也可能讓功能失衡的症狀更加嚴重。舉例來說，嚴重焦慮的人們可能會發現某些精油讓自己服用的藥物效果更強烈（或相反地，讓藥效被抵銷），或者自己可能會出現類似焦慮發作的症狀（心跳加速、感到緊張／興奮／害怕或不堪一擊），因為這些精油對當下的身體情況來說太刺激了。當個人對精油中某種或多種成分敏感時，也可能會出現類似上述的症狀。

目前已有專為生物醫學臨床使用者（尤其是護理人員）發行的芳

療期刊與書籍。例如《臨床芳香療法國際期刊》（*International Journal of Clinical Aromatherapy*）、巴克爾撰寫的《臨床芳香療法》（*Clinical Aromatherapy: Essential Oils in Practice*），以及班蘇拉和柏克合著的《芳香皮膚學》（*Aromadermatology: Aromatherapy in the Treatment and Care of Common Skin Conditions*）等著作。不過，仍有許多芳療文獻是為入門讀者或新進的芳療學生而寫。

羅伯・滴莎蘭德（Robert Tisserand）在那極具開創性的著作《芳香療法的藝術》（*The Art of Aromatherapy*）中提醒我們，精油有多樣的變化性，一次使用，就可能在同一時間帶來生理、心理情緒和靈性能量上的反應。也因此，精油可以在多種不同情境下，以不同方式使用──包括美容按摩到症狀療癒等等。「芳香療法」（aromatherapy）這個名稱受到滴莎蘭德的認可，這個字確實涵蓋了它的內涵，同時能表達出精油單純令人感到愉悅的特質。滴莎蘭德認為，精油香氣為感官帶來的愉悅，能讓人充滿靈感、提振情緒、獲得安撫，好轉的感受，將對壓力導致的疾病與症狀，帶來莫大的身心影響。

由於精油具有多樣的變化特質，因此它的適應性非常高，能有效運用於許多不同的健康照護措施，例如護理、生產、皮膚學、物理治療、緩和療護、行為心理學、諮商、正念冥想，也可以運用於各種緩解壓力、促進放鬆和身心健康的「自我協助」配方與療方當中。精油也能成為香氣美學、美容保健和其他商品的要角。在上述任何一種情境使用精油時，相關的知識、技巧與清楚定義的施用界限，都需要兼顧安全和有效的前提。

　　容我在此說明，本書意在協助以精油作為預防措施，幫助管理並改善個人身心健康的讀者們。本書並不鼓勵以芳香療法取代適當的專業醫療措施。

芳香療法使用情境：精油的施用界限

　　根據英國輔助與自然療法委員會（Complementary and Natural Healthcare Council，CNHC）的說法，芳香療法是：「運用精油來幫助並處理日常生活壓力，並帶來情緒幸福感的療癒方式。」美國國家輔助與整合療法中心（National Center for Complementary and Integrative Health，NCCIH）則形容芳香療法是：「以來自植物（花朵、藥草或樹木）的精油作為療癒方式，改善身心靈健康。」（2019）滴莎蘭德與楊（2014, 2）則認為，芳香療法是「以塗擦、口服、嗅聞或其他方式使用精油，以提高健康、衛生和心理上的幸福感。」最後這個對芳香療法的定義，提到四種可能使用精油的方式，彼此或多或少也有些許重合之處：

- 醫療用途
- 心理情緒
- 皮膚護理和保養
- 環境改善

　　達米安夫婦（1995, 12）則大致把精油的用途和使用方式歸為以下三類：

① 臨床／藥用：包括以口服方式處理身體系統症狀、病毒與細菌侵

襲、不適或疾病，以及透過塗擦方式護理傷口和皮膚症狀。

② **香氣美學／美容保養**：包括以塗擦方式進行護膚療程、皮膚保養，增進膚況、膚質以及活化回春。

③ **整體療法／自然療法**：透過塗擦和香氣嗅聞的方式來增進愉悅感，在心理情緒或生理上改善壓力相關的慢性症狀，也帶來一般性的支持，維繫身心健康和幸福感。

診斷疾病進而開立藥物或治療處方（第一類）需要治療師有專業的臨床、生物醫學、藥草學或藥學訓練，同時也必須具有醫師執照；這類執照一般由政府嚴格控管給發。而製造、運用並販售美容保養產品或療程（第二類）一般來說也有詳細的規範管控。整體療法和自然療法的採行和運用（第三類）一般來說也受到法規管控。因此，上述定義的芳香療法類別有各自領域的界限，也因此有相關規範控管使用精油的注意事項，無論是提供療癒的專業單位，或透過「自我協助」進行健康管理皆是如此。

這樣的法律規範能確保人們用在身上的精油和相關產品，都受到控管，整條生產鏈（從田野到家中）也均有適切的管控。不過，使用精油的人們是否能認出自身的限制與界限，則是個人的選擇。

專業的芳療師會以全方位的整體健康為考量進行芳療工作，無論獨立芳療師或受雇於較大組織的芳療師皆是如此。從專業角度使用精油時，清楚保健和防護的界限與責任是很重要的事。從事臨床工作的芳療師（例如在診所、醫院、收容所、護理之家、學校或其他支持性單位），無論是否身為專業護理師或其他健康照護專業人員、老師或照護者，在為他人使用精油之前（無論是幫助治療、衛生保健或美容保養等目的）都必須先得到管理者、醫生或其他負責專家的同意。此外，將被施用精油的病患也必須同意（如為孩童則須取得成年監護人的同意）。

精油與芳香療法產業，是受到法規控管的產業。精油供應商有義務為消費者提供產品安全資訊。身為終端使用者的顧客，可以因個人需求，使用來自精油與芳香療法產業的產品。不過，當你想為他人施用、再次流通或販售這些產品，那麼你也必須服膺於相關的安全法規和協議。以安全的方式為他人使用精油，必須接受合適的專業訓練；此外也必須確保使用的精油取自合適、合法且有聲譽的供應商。

∙∙∙ 精油使用操守 ∙∙∙

使用精油時，必須對以下兩個部分謹慎思考並負起責任，無論個人使用或專業療癒用途皆是如此：

＊ **秉持精油使用操守**：採用適當且能促進環境永續的種植、採收和萃取方式；精油真實純正；妥善保存、處理、使用、施用；具有合格證明（實驗測試、安全性資料和其他品質控管資訊）。

＊ **秉持使用者操守**：在施用、施作和任何情境下，都嚴守適當且專業的使用界限；對於精油的本質，以及病理生理診斷有妥善的知識和覺知（有能力認出何種症狀或情況需要尋求專業醫師診療，哪些情況需要專業醫療人士協同處理，哪些壓力或壓力相關症狀可以透過芳香療法獲得緩解）；以適當的方式施用精油及管理身心健康。

芳療專業訓練

專業的芳香療法訓練一般可以按使用情境分為兩大類：

◆ **美容芳療師**（Essential Oil Practitioner，EOP）：透過按摩或塗敷方式使用精油護膚保養產品，例如乳液、乳霜、凝膠、油膏、礦石泥和敷包，也可能運用蒸氣嗅吸、療癒香水等方式。

◆ **產品配製芳療師**（Essential Oil Therapist or Technician，EOT）：同樣透過以上方式使用精油，但不以按摩作為施用精油的方式。芳療師將焦點放在為客戶配製個人使用的療癒產品，包括嗅聞棒、個人療癒香水、擴香產品（環境擴香或蒸氣吸入），以及護膚保健產品。

無論是以上哪一種芳療途徑，芳療師接受的基本訓練都是一樣的。專業芳療師會將焦點放在特定的客戶族群（例如緩和療護、長者照護、職場壓力管理、美容美體與身心健康等），以自身技能結合其他保健療癒技術（例如護理師、物理治療師、草藥師、針灸師、諮詢師、美容師等訓練），或自立門戶專門處理壓力或壓力相關問題，以改善人們身心健康。各國有各自的專業訓練機構，以及證照核發體系。週末兩天的課程很適合作為入門，正式嚴謹的芳香療法訓練會需要花一定的時間才能完成（通常在一年以上）。

當芳療師直接或間接地和其他醫護人員合作，無論彼此權限範圍為何，都仍必須依當下情境，謹守專業禮節、限制與界限。舉例來說，專業芳療師可以處理壓力與壓力相關症狀，但個案的症狀必須先經過主要負責醫師（或其他適當的專業醫護人員）診斷，以確保排除了其他身體系統或疾病的可能。同樣原則也適用為自己使用精油的居家使用者。

除非芳療師另外接受專業相關訓練，否則便不具有提供診斷或開立精油處方的權限。當芳療師發現客戶的症狀有可能反映其他健康問題或疾病，必須建議客戶向醫師或其他合適的醫護人員尋求專業診療。

界限是一種保護防衛機制。專業的技能與技術，都是在一定的界限之內不斷磨練和發展出來。例如，芳療師在與客戶的治療互動中，能運用到珍貴的諮詢技巧，但這並不表示芳療師可以作為心理治療師去提供服務（即使意圖良善）。成為心理治療師需要額外的專業訓練、資格取得，很重要的是，還需要專業督導的監督；倘若芳療師完成這樣的專業訓練，便可以提供相輔相成的整合性服務。同樣地，專業醫護人員也必須經過合適的訓練、資格取得和知識累積，才能為客戶或病患使用精油或開立精油處方。

透過諮詢的過程，芳療師（或任何專業醫護人員）能有機會判別客戶是否能從芳香療法獲得協助；在這情境中，治療師和客戶都必須各自並共同負起責任，清楚地溝通說明，並指出限制與界限，為擬定合適的治療計畫提供足夠的相關資訊。雖然看來制式，但在進行這樣的諮詢溝通之前，打算用精油為自己改善或維持身心健康的使用者，最好先填寫一份自我諮詢「評估表」（如次頁所示）。

自我諮詢：為自我療癒進行準備

初步評估

尋求療癒的主要症狀或原因：

尋求療癒的次要症狀或原因（如果有的話）：

期望結果：

療程計畫

適合的精油施用方式：

適合使用的精油：

適合使用的介質：

施用或使用精油的時間以及頻率：

選用的精油或介質有哪些禁忌或注意事項：

目前健康狀態

是否對任何食物、美妝保養產品、藥物或其他物質過敏（例如寵物毛髮、金屬等）：

壓力源（例如環境壓力、工作、家庭、關係或健康狀態等）：

最近服用的藥物（包括處方藥或自購成藥）：

最近服用的營養補充品、維生素和礦物質等：

其他正接受的治療（例如物理治療、順勢療法、針灸、脊椎指壓、整骨療法等）：

經期／懷孕／更年期狀態（如果有的話）：

使用精油的原因

環境因素 〉

☐ 創造愉快的空間氛圍（花香、木質、果香、柑橘香、草本、香料、聖誕節、夏天、清新、性感等主題）

☐ 作為香水使用（吸引力、性感、改善情緒、打造個人風格、自我表達）

☐ 除臭或掩蓋不雅氣味

心理情緒因素 〉

☐ 消解負面情緒（憂鬱、焦慮、哀慟、壓力等）

☐ 改善一般情緒（提振、激勵、活力、安撫、放鬆、鎮定）

☐ 改善記憶力、幫助學習、集中、專注、心智清晰

生理因素 〉

☐ 消滅空氣傳播或體表／體內的病原體（細菌、病毒、真菌）

☐ 消除不舒服的皮膚問題（濕疹、牛皮癬、皮膚炎、搔癢、乾性肌膚、油性肌膚等）

☐ 幫助修復傷口、紅疹與其他皮膚損傷

☐ 改善肌膚健康（活化和組織再生）

☐ 減輕壓力相關症狀，包括輕微感染、頭痛、疼痛與發炎、一般性感冒和流行性感冒

☐ 舒緩經前壓力與更年期症狀

☐ 掩蓋體味或除臭；幫助清理

自我療癒並不總是最合適的方式，有些情況絕對需要專業醫療的建議與協助。如果你在自己身上觀察或經驗到以下「警訊」症狀或身體情況，請務必立刻就醫尋求協助。

警訊：需要立刻就醫的情況 //

＊嘴唇發紫 ＊發燒／過度排汗 ＊持續咳嗽以及（或）喉嚨痛

＊皮膚紅疹 ＊傷口化膿、傷口不癒，或發炎情況擴散到傷部之外

＊莫名呼吸急促 ＊莫名感到刺麻或麻木 ＊腹部脹大

＊莫名的組織腫大（例如沒有受傷卻發腫）＊持續消化不良

＊痣的外觀以及（或）大小出現變化 ＊持續不散的頭痛 ＊體重驟降

＊直腸出血 ＊莫名的長時間腹瀉或便秘（非飲食所致）

＊非生理期期間陰道出血，或更年期後、性交後陰道出血

＊任何不明原因卻持久不散的疼痛 ＊失去方向感

＊持續皮膚乾燥、搔癢 ＊持續的疲倦以及（或）感覺無力

＊持續的喪失記憶力 ＊口齒不清

＊持續無來由的焦慮、憂鬱、失眠或出現自殺念頭

精油安全使用指南

安全的施用方式

　　我並不建議口服精油，除非是來自接受過生物醫學、藥學或藥草學訓練的專業執業人士開立處方。此外，使用者也必須完全明瞭精油可能帶來的化學交互作用，以及對生理系統的影響。精油是一種高度濃縮的物質，由具揮發性和芬芳氣味的化學分子組成，有可能造成刺激、敏感，如果施用方式不當，可能會使某些人出現過敏反應（雖然這樣的情況相對較少）。

購買精油

　　首先，請確保你的精油供應商有良好的聲譽，提供的精油品質新鮮、妥善包裝、且有適當的標籤資訊。你的供應商應該能為自己的精油產品背書（提供精油來源、生長地點、植物科屬、拉丁學名、批次號碼、安全資訊等）。可能的話，向自栽自餾的農場購買精油（蒸餾自家採收的作物，至少能確保精油的新鮮度）。比一般市售價格還要便宜的精油，很可能並不純正，並經常摻假，或用較劣質、低廉的化學成分來取代（同樣地，非常昂貴的精油也可能被廉價的化學成分替代或較便宜的精油混摻，以提高利潤）。購買前請仔細確認瓶身是否註明產品為百分之百純精油。

　　此外，也請注意只購買存放在琥珀色或深藍色玻璃瓶中的精油（這是為了預防紫外線導致精油變質），精油瓶應附有滴頭（這能確保量測的精準度，防止快速氧化、潑灑，也能預防孩童誤食；如有需要的話，請向店家索取兒童安全防護瓶蓋）。請勿購買存放在塑膠瓶中的精油，也別購買放在打著強光、溫暖的陳列架上的精油（這樣的保存條件會讓精油變質）。精油易燃，存放時應避開火源（例如蠟燭）與高溫。

　　在使用精油之前，請確保自己已清楚其中化學成分的療癒特質，以及使用上的禁忌和注意事項。

安全使用精油

　　本書在第7章將對各種精油使用方式進行說明。只要以正確方式使用，精油並不容易造成危險。雖然精油能對身體帶來極大的益處，但仍需有限度地把持用量，尤其在經常頻繁使用或每日使用的情況下。一般來說，如透過經皮吸收方式（塗擦乳霜、乳液或按摩油等），或直接透過嗅聞方式使用精油（蒸氣吸入或聞香棒），每天不超過6滴精油便是安全的限度。如遇緊急情況，例如流感或輕微感染，只以塗擦方式且在短時間內使用，劑量可以提高一些（例如在24小時之內使用到10滴的量）。根據我的個人經驗，即使只用極少量的精油，依然能帶來非常可觀的效果。

••• 精油使用注意事項：一般性禁忌 •••

＊請勿以純精油（未經稀釋的精油）直接塗擦在肌膚上；使用精油前，務必先以植物油或無香乳液或乳霜先行稀釋。將未稀釋的純精油塗擦在肌膚上，可能導致肌膚刺激或敏感。薰衣草和茶樹精油則不在此限（如遇緊急情況，這兩種精油可以純精油塗抹應急，例如蚊蟲叮咬、輕微燒燙傷、皮膚擦傷或輕微的皮膚感染），即便如此，依然不建議長期以純精油方式塗擦這兩種精油，因為可能導致肌膚敏感。

＊請勿口服精油。

＊請將精油存放在孩童無法拿取之處（如有需要可向供應商索取防止兒童開啟的安全瓶蓋），也須避開寵物。

＊萬一誤食精油：請勿催吐。正確的處理方式是飲用全脂牛奶，牛奶能達到緩和效果，幫助保護胃部內膜。請立刻就醫，並準備好誤食的精油瓶以提供相關資訊（瓶身標籤上應有植物拉丁學名、批次號碼、最佳販售期限等，此外，瓶中也有殘留的精油可以在需要時提供取樣）。

＊萬一誤觸眼睛：每次使用精油後務必記得洗手，以免手指上的精油沾到眼睛。如果眼睛不小心接觸到未稀釋的純精油，請立刻用植物油或全脂

牛奶沖洗眼部，而後以溫水沖淨。稀釋過的精油可能透過蒸氣嗅聞、泡澡或淋浴進入眼部，如果發生以上情況，請立刻用溫水沖洗眼部。無論上述任何情況，若是眼睛在經過沖洗後依然持續感覺刺激或刺痛，請立即就醫。

* 皮膚反應：如果皮膚在使用精油後感到刺激，請在該處塗抹些許植物油稀釋，而後用無香肥皂或清潔液仔細清理（如果可以的話，用液體皂更好），最後用溫水沖淨，以免任何清潔劑或精油殘留。仔細擦乾後，在情況允許下，可為肌膚塗上無香的基底乳霜（也可以用植物油，如果沒有合適的產品，甚至用奶油也可以）來舒緩刺激的感覺。

* 只向聲譽良好的商家購買精油（商家應能夠提供精油安全資訊）。

* 只購買以棕色或深藍色玻璃瓶盛裝的精油，精油瓶中應附有「滴頭」（滴頭能幫助仔細測量滴數，也能防止潑灑或誤食）。

* 使用精油之前，先確認瓶身上的最佳販售日期，並且在瓶身上註明首次開封使用的日期。一旦精油暴露在環境中，就會很快氧化，因此保存期限並不長：未開封的精油可以存放兩年，如果開封只能存放一年（柑橘類精油在開封後只能保存六個月）。

* 一旦精油開封使用，請勿將其他精油「填加」至罐中進行補充。

* 精油瓶或容器中剩餘的少量精油應棄置不用，除非打從開封後便快速地用到見底。

* 每次使用完畢後，應立刻蓋上蓋子（防止精油氧化）。

* 將精油存放在清涼避光處，遠離熱源、避免陽光直射（最好存放在冰箱中——某些精油在低溫下會凝結成固體，在室溫下會逐漸回到液態，例如奧圖玫瑰）。

* 當精油被潑灑出來，請立刻擦拭乾淨（精油會溶解或傷害保麗龍、塑膠、清漆、油漆塗料，以及拋光和貼皮的地板或檯面）。

皮膚測試

皮膚測試是確保精油能被安全使用的預防措施。這不是必要的，若要在使用每一種精油之前都先測試，也是不實際的做法。但如果出現某些跡象，就可以考慮進行皮膚測試。例如以下情況，便建議使用皮膚測試：

+ 個案過去對香水、護膚品、居家用品、金屬或化學物質有敏感或出現過敏反應的過敏史。

+ 個案目前有濕疹、氣喘、皮膚炎或花粉症等情況。

+ 個案對精油來源植物有敏感或過敏反應（因為很可能該精油也會觸發類似的反應）。

+ 個案對某些食物或加工食品添加物有敏感或過敏反應（例如堅果、種子、柑橘類水果、香草、人工調味劑、人工色素或防腐劑等）。

+ 目前或近期患有長期慢性疾病（這可能使免疫系統變得虛弱）。

皮膚測試方法

① 在0.5至1ml介質中（植物油、乳霜、乳液或油膏等），稀釋1至2滴單方或複方精油。請注意：這麼做將比一般常用配方濃度更高，僅使用在極小部分的肌膚區域，以確保測試結果確實可信。

② 清洗並擦乾即將接受皮膚測試的肌膚區域（例如手肘內側彎折處、手腕或上臂）。

③ 用棉花棒或棉籤將稀釋後的精油塗在測試的皮膚區域。

④ 貼上防過敏OK繃，覆蓋測試的皮膚區域。

⑤ 靜置一到兩天。測試期間內，測試區域不可碰水。

⑥ 取下OK繃，觀察測試區域是否有刺激反應。

　　如果測試區域無反應，或僅有輕微發紅（即ICDRG評量標準達1或2分，可參考下方方塊說明），表示可以按原計畫使用測試的精油。

　　如果測試結果達陽性（即ICDRG評量標準達3至5分），則請勿使用測試的精油。或者，如果你測試的是複方精油，請針對配方中的精油進行個別測試，以確認何者造成過敏反應，並根據結果調整配方。

國際接觸性皮膚炎組織（ICDRG）的皮膚測試評量標準 //////////

① 無反應。

② 出現可疑的反應：輕微發紅。

③ 弱陽性反應：發紅、皮膚稍微增厚。

④ 強陽性反應：皮膚出現紅腫和小水泡。

⑤ 極強陽性反應：嚴重發紅、發腫，出現大水泡或有蔓延開來的情況
　　（範圍超過皮膚測試的區域）。

請注意：有時測試使用的貼片會讓皮膚出現輕微發紅的反應，像這樣的皮膚刺激反應，會在貼片移除之後迅速消散。

精油用量

　　仔細計量精油的用量相當重要，過量或不當使用，都可能使肌膚黏

膜出現刺激或敏感反應。計量精油的百分比有可能令人感到複雜，尤其滴頭的尺寸並不相同，要完全精準測量幾乎是不可能的事。但為了保障安全，仍然必須仔細監控精油的用量。也因此，在第119–120頁提供的精油計量指引和濃度比例，是根據一般平均值提出的基本原則。

當大量的精油使用在非常小的皮膚區域時，就有可能提高敏感和刺激的風險。將6滴精油加入介質進行全身按摩，出現刺激反應的可能微乎其微，但若將同樣6滴精油用在小範圍的肌膚上，就可能出現刺激反應，尤其是格外敏感的臉部、手臂內側等處。

用於局部肌膚時，只使用不超過1或2滴精油，並透過介質稀釋。製作急救的油膏或面霜、乳液時，請將此謹記於心。製作一般用的面霜或乳液時，請降低精油的用量，經常更換精油選擇，並且偶爾讓自己有一段「停用精油」的休息間隔。

精油計量指引 //

　＊1ml＝20滴精油　　　＊5ml＝100滴精油　　　＊10ml＝200滴精油

一位健康的成人每日使用精油的量最多在6到10滴。連續使用2到3週之後，需要停用一週作為間隔，之後再繼續使用。請規律更換使用的精油。

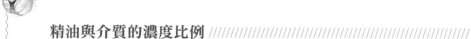

精油與介質的濃度比例 ///

＊將1滴精油加入5ml介質＝濃度1％

＊將2½滴精油加入5ml介質＝濃度2.5％

＊將5滴精油加入5ml介質＝濃度5％

適當的精油用量

精油的適當用量和年紀、體重、體質強弱有關，也和過敏或氣喘等其他因素有關。以下提供正常成人的建議配方滴數用量（與配方濃度百分比），以及減量和特殊情況下的應急做法。

減量

我個人並不提倡為12個月以下的嬰兒直接施用精油，即使經過稀釋也是一樣；嬰兒的皮膚很薄，因此很容易穿透，嬰兒體內的器官此時也尚未發展成熟。嬰兒很容易出現濕疹，也容易被環境物質刺激，包括接觸精油。以下提供相關的安全資訊：在任何情況下，都不可對出生未滿三個月的新生兒直接施用精油。三個月至兩歲大的嬰兒可以大量稀釋後使用，也就是——在20ml或更大量的介質中，加入1滴精油，並且避免使用香草類、香料類或柑橘類精油。

以下精油用量適合用於幼童、體弱者和高齡年長者，適合用於容易敏感、過敏、濕疹或氣喘患者，也適用於面部保養配方。

Ⓐ 將1滴精油加入5 ml介質＝濃度1％

將2滴精油加入10 ml介質＝濃度1％

Ⓑ 將1滴精油加入10 ml介質＝濃度0.5％

　　將2滴精油加入20 ml介質＝濃度0.5％

Ⓒ 將1滴精油加入20 ml介質＝濃度0.25％

正常用量

　　一般用途及成人使用：

　⋄ 將2½滴精油加入5 ml介質＝濃度2.5％

　⋄ 將5滴精油加入10 ml介質＝濃度2.5％

急性／特殊情況用量

　　急性、短期、非經常性的使用，可參考以下濃度。請注意避免已知會產生刺激反應的精油，或者減量使用。

　⋄ 將5滴精油加入5 ml介質＝濃度5％

　⋄ 將10滴精油加入10 ml 介質＝濃度5％

可能出現的負面反應和使用禁忌

　　接下來的內容將廣泛含括使用精油可能出現的負面反應、精油使用禁忌、需要格外注意的健康情況等資訊。關於禁忌精油的部分，寧靜精油將會以**粗體**標示。

　　出現任何不良反應時，無論大小都應記錄下來，這樣的資訊將會很有幫助。你可以在本書的附錄，找到不良反應記錄表的範本作為參考。不良反應的相關資訊應該留存建檔，以供日後查詢——至少提供你個人參考，以及（或者）透過更理想的方式，加入相關的專業體系資料庫中，更有條理地整理存檔。

••• 芳香療法應避免使用的精油 •••

　　以下精油含有毒成分，應避免加入芳香療法療程或產品當中
（Tisserand and Balacs 1995, 339）。雖然這些精油很少出現在專
櫃、商店或郵購型錄，因此不容易被大眾購買，但可能添加在某些藥
用或商業產品中，也可能透過其他購買途徑取得。

＊艾蒿（艾草）（Armoise）（*Artemisia vulgaris, A. herba-alba*）

＊羅勒（甲基醚蔞葉酚含量高的品項）（Basil）（*Ocimum
basilicum, O. gratissimum,O. tenuiflorum*）

＊苦杏仁（未精餾）（Bitter almond）（*Prunus dulcis* var.
amara）

＊黑茶樹（金葉茶樹）（Black teatree）（*Melaleuca bracteata*）

＊波爾多葉（Boldo）（*Peumus boldus*）

＊橢圓葉布枯（Buchu）（*Agathosma crenulata*）

＊刺柏（未精餾）（Cade juniper）（*Juniperus oxycedrus*）

＊菖蒲（三倍體菖蒲——歐洲菖蒲或甜旗菖蒲）（Calamus：
triploid form—European or sweet flag）（*Acorus calamus*）

＊褐樟或黃樟（Camphor：brown or yellow）（*Cinnamomum
camphora*）

＊中國肉桂（Cassia：Chinese cinnamon）（*Cinnamomum
cassia*）

＊錫蘭肉桂（真正肉桂）（樹皮）（Cinnamon bark）
（*Cinnamomum verum*）

＊雲木香（Costus）（*Saussurea costus*）

＊土木香（Elecampane）（*Inula helenium*）

＊無花果葉（Fig leaf）（*Ficus carica*）

＊山葵（Horseradish）（*Armoracia rusticana*）

＊非洲艾（Lanyana, African wormwood）（*Artemisia afra*）

＊艾草、南木蒿（Mugwort）（*Artemisia vulgaris, A. herba-alba, A. arborescens*）

＊黑芥籽（Mustard seeds）（*Brassica nigra, B. juncea*）

＊胡薄荷（Pennyroyal）（*Hedeoma pulegioides, Mentha pulegium*）

＊芳香羅文莎葉（樹皮）（Ravensara bark）（*Ravensara anisata*）

＊常見鼠尾草（Sage, Dalmatian）（*Salvia officinalis*）

＊西班牙鼠尾草（*S. lavandulifolia*）

＊檫木（Sassafras, Brazilian）（*Nectandra sanguinea*）

＊黃樟 （*Cinnamomum porrectum*）

＊細辛（野薑）（Snakeroot, wild ginger）（*Asarum canadense*）

＊甜樺（Sweet birch）（*Betula lenta*）

＊艾菊（Tansy）（*Tanacetum vulgare*）

＊龍艾（Tarragon）（*Artemisia dracunculus*）

＊山茶樹（Tea）（*Camellia sinensis*）

＊側柏（Thuja, northern white cedar）（*Thuja occidentalis*）

＊檸檬馬鞭草／白馬鞭草（Verbena, lemon and white）（*Aloysia triphylla*）

＊冬青（芳香白珠、白珠樹）（Wintergreen）（*Gaultheria fragrantissima, G. procumbens*）

＊土荊芥（Wormseed）（*Chenopodium ambrosioides*）

＊苦艾（Wormwood）（高側柏酮含量）（*Artemisia absinthium*）

皮膚對精油的反應

　　精油是高度濃縮的化學衍生物，會使肌膚乾燥，也可能刺激皮膚和黏膜，尤其以純精油使用時更是如此。肌膚對精油的反應可能因人而異且有極大區別，因此，皮膚對精油的反應很難預測，也很可能和使用的劑量有關——也就是說，劑量濃度和使用的量都是可能影響的因素。將未稀釋的純精油塗擦在損傷、患病或紅腫發炎的肌膚時，有極大可能會使肌膚出現不良反應，也可能讓原先的肌膚狀況更加惡化，同時也會大大提高敏感反應的風險。其他可能影響肌膚反應的因素還包括：

+ 塗擦或接觸精油的部位。

+ 接觸精油的總區域大小。

+ 接觸精油的頻率與持續時間。

+ 使用的精油。

+ 使用的介質。

+ 使用者年齡（孩童或超過56歲的使用者更可能出現刺激反應）。

+ 孕期或更年期（孕期或更年期婦女的荷爾蒙波動會使得婦女對特定化學成分極度敏感，此外，一旦進入更年期，婦女的肌膚會變得更薄也更乾燥）。

+ 環境因素（季節、濕度、室內溫度等等）。

+ 施用精油的部位是否被覆蓋。

+ 使用者本身是否正有敏感或過敏反應。

+ 使用者服用的藥物、使用的保養品和香水是否和某些精油產生不良反應。

對於容易過敏（堅果、塵蟎、花粉等）、食物過敏，或患有濕疹、氣喘或花粉症的病患，需要更謹慎處理，建議先經過皮膚測試（參見本書第117頁）確保無虞再使用精油。此外，對於正服用藥物的使用者，建議先諮詢開立處方的醫師或藥師，確認無虞再使用精油，以確保沒有觸犯禁忌，並避免出現不良的藥物反應。聲譽良好的精油供應商一般能提供個別精油的安全資訊，載明特定精油已知的危險和使用風險（毒性、不良反應、過量使用的可能結果等）。

皮膚對精油的反應主要分為三種：

✦ 皮膚刺激。

✦ 皮膚敏感。

✦ 光毒性。

皮膚刺激

皮膚刺激一般表現為發紅、發癢、發燙，或皮膚與黏膜有刺痛感，同時可能伴隨發炎（也可能沒有發炎現象）。皮膚的反應大致可分為以下三類（Bensouilah and Buck 2006, 40）：

✦ **急性刺激**：局部、可逆轉、暫時性、非免疫性的發炎和（或）非發炎反應（發紅或發癢、發燙、刺痛）。

✦ **刺激性接觸性皮膚炎**：急性毒傷——例如接觸到酸或鹼——以及因重複接觸刺激物而累積的肌膚損傷。

✦ **蝕傷**：不可逆轉、永久性的傷害，接觸到刺激物的局部肌膚組織出現瓦解，並可能伴隨發炎、燒燙傷和水泡。肌膚會留下疤痕。

呼吸道尤其容易受到精油刺激。某些精油能透過嗅吸改善喉嚨痛、支氣管炎等呼吸系統問題，但也應採低劑量，並只在短時間內嗅聞，以免刺激呼吸道。酚類和芳香醛是精油成分中刺激性最強的類別，例如羅勒、肉桂皮與丁香精油中含有的丁香酚，羅勒和百里香精油中含有的百里酚，百里香、野馬鬱蘭和香薄荷精油中的香荊芥酚，以及肉桂葉中含有的肉桂醛。

原精也容易造成刺激，因為原精中可能含有殘留的溶劑。

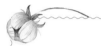

可能造成刺激的精油 ///

＊羅勒（*Ocimum basilicum*）

＊黑胡椒（*Piper nigrum*）

＊肉桂皮與肉桂葉（*Cinnamomum verum*）

＊丁香（花苞、葉、莖）（*Syzgium aromaticum*）

＊甜茴香（*Foeniculum vulgare*）

＊薑（*Zingiber officinale*）

＊杜松（*Juniperus communis*）

＊胡椒薄荷（歐薄荷）（*Mentha×piperita*）

＊迷迭香（*Rosmarinus officinalis*）

＊百里香（*Thymus vulgaris*）

＊馬鞭草（檸檬馬鞭草、白馬鞭草）（*Aloysia triphylla*）

可能對身體敏感者*造成刺激的精油 ///////////////////////////////////////

* 羅勒（甲基醚蔞葉酚含量高的品項）（*Ocimum basilicum, O. gratissimum, O. tenuiflorum*）

* 快樂鼠尾草（*Salvia sclarea*）

* **天竺葵**（***Pelargonium×asperum***）

* 薑（*Zingiber officinale*）

* 葡萄柚（*Citrus×paradisi*）

* 史密斯尤加利（*Eucalyptus smithii*）

* 檸檬（*Citrus limon*）

* 綠花白千層（*Melaleuca quinquernervia*）

* 甜橙、苦橙（*Citrus sinensis, C.×aurantium*）

* 歐洲赤松（*Pinus sylvestris*）

* **穗甘松**（***Nardostachys grandiflora***）

* **茶樹**（***Melaleuca alternifolia***）

* 依蘭（*Cananga odorata*）

*此處指的敏感包括濕疹、氣喘、食物過敏等身體的過度反應，當使用者本身有以上身體反應，很可能表示對精油也容易出現不良反應。

敏感

　　敏感反應（sensitization）和敏感性肌膚並不相同。敏感反應是一種接觸性的高度敏感或過敏反應，以及（或）受到嚴重的刺激，這樣的反應和免疫系統有關（T細胞與巨噬細胞）。當身體出現適應性的、嚴重的、不適當的免疫反應，T細胞就會變得敏感；一旦T細胞變得敏感，就算只是些微的刺激物質，也可能觸發反應。巨噬細胞負責調節淋巴球的活性與增生。敏感反應和劑量大小**沒有關係**，並且很難事先預測。

身體可能透過接觸精油以外的其他產品，達到化學物質的飽和，例如美妝產品、香水、居家清潔產品等。化學物質也可能在不知不覺中累積在身體中，尤其若一再重複使用同樣的產品，更是如此。敏感反應的症狀因人而異，可能包括皮膚刺激、紅疹、頭痛、偏頭痛、焦慮、心悸、不舒暢的感受、呼吸急促、口乾等。

所有精油都可能觸發敏感反應，因此使用時務必要注意適量、定期停用一段時間作為間隔（使用兩到三週之後，停用一週再繼續使用），選用的精油也需要定期更換（輪替使用合適的精油）。尤其在長期規律使用精油時，更要注意以上幾點。

容易造成敏感反應的精油

＊任何一種柑橘類精油＊

＊刺柏（未精餾）（*Juniperus oxycedrus*）

＊錫蘭肉桂（樹皮與葉片）（*Cinnamomum verum*）

＊檸檬香茅（東印度）（*Cymbopogon flexuosus, C. citratus*）

＊山雞椒（*Litsea cubeba*）

＊任何一種松樹（*Pinus sylvestris, P. strobus, P. resinosa, P. ponderosa, P. mugo, P. nigra*）

＊**茶樹**（*Melaleuca alternifolia*）

＊柑橘類和松類精油很容易就會氧化（氧化是一種使精油變質的過程），而氧化後的精油通常很容易造成敏感反應。

••• 毒性 •••

毒性（Toxicity）指的是毒的強度。有毒物質會損害或摧毀有機體，可能傷及整個有機體（例如植物或動物），或是有機體的次構造（例如單一細胞或器官，例如肝毒性或腎毒性）。有毒物質造成的傷害可能逆轉，也可能不可逆，牽涉情況的嚴重程度，以及受損細胞的受損情況和再生能力。

毒性與劑量有關，並且受到使用途徑（經皮吸收、口服或嗅吸）、接觸時間、接觸頻率、個體的基因組成，和個體的整體健康狀態影響。局部性的中毒通常會影響到排泄器官（胃、肝、腎、腸、肺與皮膚）。精油分子可能在塗擦部位或整體系統造成毒性反應。

某些無毒的精油分子也可能和藥品的化合物結合（這些化合物經常是有毒物質），或者也可能與某些食物、某些酶結合，在新陳代謝後成為有毒物質。精油中的化學分子也可能在氧化或變質後出現毒性。久放的精油比新鮮萃取、妥善保存的精油更容易具有毒性，以柑橘類或松類精油來說更是如此。

樟腦、水楊酸甲酯等成分，以及丁香、肉桂和尤加利精油，是最常被指出容易對人體系統造成毒性的精油與成分。含有酚類、芳香醛，以及氧化的萜烯類等成分的精油，是造成皮膚毒性與皮膚刺激的主要元兇。

目前使用者回報的精油中毒事件，大部分都是六歲以下孩童誤食精油的案例。

　　光毒性是皮膚表面特定物質，誘使肌膚對太陽光（或紫外線，包括曬黑器材散發的紫外線）出現過度的反應。光毒性物質（例如佛手柑和歐白芷根等少數幾種精油中含有的呋喃香豆素）會吸收紫外線，導致肌膚出現不正常的色素沉澱（棕黑色塊），這樣的色塊可能在肌膚上停留數年，使周圍肌膚發紅、發燙，通常不容易痊癒。只有在敏感原存在時才會發生光毒反應。因此，在即將接觸陽光、紫外線或曬黑器材前，請避免在肌膚上使用具有光毒性的精油。如果已使用具有光毒性的精油，請至少等待12至18小時之後，才接觸陽光、紫外線或曬黑器材。

具有光毒性的精油 ///

光毒性-強

＊歐白芷根（*Angelica archangelica*）

＊佛手柑（壓榨萃取且未精餾）（*Citrus bergamia*）

＊小茴香（孜然）（*Cuminum cyminum*）

＊萊姆（壓榨萃取）（*Citrus×aurantifolia*）

＊紅沒藥（*Commiphora guidottii*）

＊芸香（*Ruta graveolens*）

＊萬壽菊（*Tagetes minuta*）

＊馬鞭草原精（檸檬馬鞭草、白馬鞭草）（*Aloysia triphylla, Lippia alba*）

光毒性-中

＊葡萄柚（壓榨萃取）（*Citrus×paradisi*）

＊檸檬（壓榨萃取）（*Citrus×limon*）

＊苦橙、甜橙（壓榨萃取）（*Citrus×aurantium, C. sinensis*）

請注意：關於精油和精油成分潛在的刺激性、敏感性和毒性，請參考滴莎蘭德與楊的《精油安全專業指南（第二版）》。

過敏反應

過敏是一種身體對特定外來物質（俗稱過敏原），出現過度敏感的反應（因免疫系統受到過度刺激而觸發）。幾乎任何物質都可能是過敏原；常見的例子包括某些食物（堅果、蛋、大豆、殼類海鮮等）、塵蟎、花粉、寵物皮屑或特定的藥物與化學物質。當身體接觸到過敏原，免疫球蛋白（血漿製造的抗體）會過度觸發白血球生成，使身體出現發炎反應。這樣的發炎反應可以從輕微的不舒服（搔癢、紅疹），到不可輕忽的嚴重反應（過敏性休克）。

發生過敏反應時必須即刻就醫，情況危急時可能致命。過敏反應可能在短時間內發作，症狀持續幾分鐘或數小時。這些症狀包括喉嚨腫脹、血壓低、出現搔癢的疹子。不那麼嚴重的過敏症狀可能包括搔癢、腫脹、皮膚起水泡，或是眼部發紅、發癢、滲液，也可能出現流鼻水、打噴嚏、紅疹、蕁麻疹或氣喘發作等情況。

顯然，堅果過敏者必須避免用堅果類植物油（甜杏仁油、核桃油、榛果油、昆士蘭堅果油、椰子油等）作為稀釋介質，同時也必須避免來自核仁的植物油（水蜜桃仁油、杏桃核仁油），來自核仁的油品也可能觸發交叉反應。小麥過敏者則須避免使用小麥胚芽油。

可能成為過敏原的精油化學成分 //

＊苯甲醇（Benzyl alcohol）（依蘭）

＊苯甲酸苄酯（Benzyl benzoate）（依蘭、肉桂）

＊肉桂酸苄酯（Benzyl cinnamate）（安息香）

＊水楊酸苄酯（Benzyl salicylate）（依蘭）

＊肉桂醛（Cinnamic aldehyde）（肉桂）

＊檸檬醛（Citral）（山雞椒、香蜂草）

＊香茅醇 （香茅） ＊丁香酚（肉桂、羅勒）

＊金合歡醇（奧圖玫瑰）

＊牻牛兒醇（天竺葵、玫瑰草）

＊檸檬烯／右旋檸檬烯（柑橘類、松樹、薄荷）

＊沉香醇（花梨木、真正薰衣草、樟樹）

註：以上各化學成分列出的對應精油只是舉例；還有更多的精油可能含有這些成分。

癲癇

癲癇抽搐的原因是大腦皮質神經細胞出現過度不正常的活動。造成癲癇的身體系統原因目前仍是未知。癲癇可能因大腦受損、中風、腦癌或濫用藥物和酒精而發展出來。因為接觸到某種香氣而出現反射性癲癇的情況非常少見；目前回報的個案多半是非癲癇患者。精油導致抽搐的案例，主要都是非癲癇患者因口服精油所致（Tisserand and Young 2014, 131–39）。不過，某些精油當中確實含有可能引發痙攣抽搐的成分，癲癇患者、孩童、銀髮族和孕婦均需要避免使用。此外，這些精油無論何時都需要謹慎稀釋到低濃度使用。

可能觸發抽搐的精油 //

* 脂香菊（Balsamite）（CT樟腦）（*Chrysanthemum balsamita*）
* 黃樟（高黃樟素）（*Cinnamomum camphora*）
* 芳樟（CT樟腦、CT黃樟素）（*Cinnamomum camphora*）
* 牛膝草（*Hyssopus officinalis*）
* **穗花薰衣草（*Lavandula latifolia*）**
* 棉杉菊（*Santolina chamaecyparissus*）
* 艾草、南木蒿（*Artemisia vulgaris, A. herba-alba, A. arborescens*）
* 胡薄荷（*Hedeoma pulegioides, Mentha pulegium*）
* 迷迭香（*Rosmarinus officinalis*）
* 野生山地鼠尾草（高金合歡烯）（*Hemizygia petiolata*）
* 艾菊（*Tanacetum vulgare*）
* 側柏（*Thuja occidentalis, T. plicata*）
* 苦艾（*Artemisia absinthium*）
* 西洋蓍草（*Achillea millefoleum, A. nobilis*）

癌症

在化療與放療進行期間，不可為癌症患者使用精油。如欲在療程結束之後使用精油，必須和病患的主要醫療照護者協同進行。滴莎蘭德（2015）建議從接受化療或放療的前一週起，直到結束後的一個月，都必須避免使用精油，原因是許多精油能對細胞帶來抗氧化的防護作用，因此合理推測精油很可能也會對癌細胞帶來同樣的效果——這麼一來，反而會在接受化療時，讓癌細胞受到保護。

癌症病患須避免使用的精油 ///

一般癌症

＊羅勒（CT甲基醚蔞葉酚）（*Ocimum basilicum*）、丁香羅勒（*O. gratissimum*）

＊甜茴香、苦茴香（*Foeniculum vulgare*）

＊芳樟葉（*Cinnamomum camphora*）

＊月桂漿果、月桂葉（*Laurus nobilis*）

＊香桃木（*Myrtus communis*）

＊肉豆蔻（東印度）（*Myristica fragrans*）

＊八角茴香（*Illicium verum*）

黑色素瘤

＊佛手柑（壓榨、未精餾）（*Citrus bergamia*）

雌激素依賴型癌症

*香茅（*Cymbopogon nardus, C. winterianus*）

*尤加利（*Eucalyptus globulus, E. maidenii, E. plenissima, E. polybractea, E. radiata, E. smithii*）

*甜茴香、苦茴香（*Foeniculum vulgare*）

*檸檬香茅（*Cymbopogon flexuosus*）

*香蜂草（檸檬香蜂草）（*Melissa officinalis*）

*八角茴香（*Illicium verum*）

*檸檬馬鞭草、白馬鞭草（*Aloysia triphylla, Lippia alba*）

糖尿病

　　當胰臟無法產生足夠的胰島素，或當身體細胞無法妥善回應體內的胰島素，就會形成糖尿病。胰島素是一種荷爾蒙，它傳遞訊號，通知身體細胞從血液吸收葡萄糖；細胞會將這些葡萄糖轉化為能量。當胰島素濃度不足，或細胞拒絕接收胰島素的訊號，體內血糖濃度就會升高，於是形成具有高血糖、口渴、頻尿等特徵的糖尿病。糖尿病又分為三種：

◆ **第一型糖尿病**：也叫做少年發病型糖尿病，或胰島素依賴型糖尿病。這一類糖尿病和身體系統有關，形成原因是身體無法製造足夠的胰島素。第一型糖尿病需透過注射胰島素來幫助身體回到平衡。

◆ **第二型糖尿病**：也叫做成年發病型糖尿病，這類糖尿病的形成原因是身體無法妥善回應胰島素。當情況持續，身體就會逐漸缺乏胰島素。第二型糖尿病可以透過飲食達到控制，多半因體重過重或缺乏運動而觸發。

✦ **妊娠性糖尿病**：孕婦無糖尿病史，也可能因懷孕期間血糖過高而產生糖尿病。

某些糖尿病患的血液循環狀況不佳，皮膚敏感度可能改變，同時肌膚可能變得非常脆弱。療癒的速度可能因此變得非常緩慢，尤其在下肢和雙腳的部分。也很常出現瘀傷。

某些精油有降低血糖或使血糖升高的作用；雖然這些反應主要來自口服，但為保險起見，即使以塗擦方式使用，請依然避開以下的精油。

可能降低血糖的精油 ///

✻ 錫蘭肉桂（樹皮）（*Cinnamomum verum*）

✻ 蒔蘿（*Anethum graveolens, A. sowa*）

✻ 甜茴香（*Foeniculum vulgare*）

✻ **天竺葵**（***Pelargonium×asperum***）

✻ 香桃木（*Myrtus communis, Backhousia anisata*）

✻ 常見鼠尾草（*Salvia officinalis*）

✻ 任何含有檸檬醛的精油（例如檸檬香茅、山雞椒、香蜂草、玫瑰草、檸檬細籽與檸檬馬鞭草）

能量療癒芳香療法

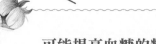

可能提高血糖的精油 ///

＊迷迭香（*Rosmarinus officinalis*）

第一型（胰島素依賴型）糖尿病須避免使用的精油 ///////////////////

＊黑種草籽（*Nigella sativa*）

＊中國肉桂（*Cinnamomum cassia*）

＊錫蘭肉桂（樹皮）（*Cinnamomum verum*）

＊蒔蘿（*Anethum graveolens, A. sowa*）

＊苦茴香與甜茴香（*Foeniculum vulgare*）

＊葫蘆巴（*Trigonella foenum-graecum*）

＊**天竺葵（*Pelargonium×asperum*）**

＊檸檬羅勒（*Ocimum×citriodorum*）

＊檸檬香茅（*Cymbopogon citratus, C. flexuosus*）

＊檸檬葉（*Citrus×limon*）

＊檸檬細籽（*Leptospermum citratum*)

＊山雞椒（*Litsea cubeba*）

＊香蜂草（檸檬香蜂草）（*Melissa officinalis*）

＊茴香香桃木、蜂蜜香桃木、檸檬香桃木（*Backhousia anisata, Melaleuca teretifolia, Backhousia citriodora*）

＊八角茴香（*Illicium verum*）

＊薑黃（*Curcuma longa*）

＊檸檬馬鞭草、白馬鞭草（*Aloysia triphylla, Lippia alba*）

（Tisserand and Young 2014, 118）

氣喘

　　氣喘是支氣管的慢性發炎疾病，特徵是支氣管痙攣導致陣發性的呼吸阻礙。常見的氣喘症狀包括咳嗽、哮喘、胸腔緊縮、呼吸急促。大部分回報的氣喘案例都和過敏有關，而不是出於刺激性反應。文獻中也有越來越多的氣喘案例，都是因為過度暴露在高汙染的環境中而發作。目前未有明確證據說明純精油可能造成刺激性或過敏性氣喘。

　　另一方面，含有人工合成香氣分子與定香劑的濃香水，或氣味濃郁的花香（例如風信子或百合），反而可能使身體出現刺激或敏感反應，觸發過敏性或刺激性的氣喘。在此，原精也需要被當成一種香水產品來考量。

　　雖然精油不是造成氣喘的原因，但精油仍有可能**觸發**氣喘發作，因為精油具有揮發性，可能對呼吸道黏膜造成刺激。滴莎蘭德與楊（2014, 105–9）在書中提到，某些精油確實具有刺激眼部和氣管的成分，但這可能與嗅吸精油的量，以及暴露在這些成分中的時間長短有關。兩位作者也發現，精油和其中的成分有可能帶來抗過敏的效果。例如，母菊天藍烴能抑制促發炎的前列腺素與白三烯B4（leukotriene B4）在體內生成，也因此有可能對過敏性氣喘或過敏性鼻炎帶來安撫的療癒效果；而喜馬拉雅雪松（*Cedrus deodara*）的消炎作用，則能防止身體釋放組織胺（Tisserand and Young 2014, 238）。其他有抗組織胺效果的精油與精油成分還包括：真正薰衣草精油、佛手柑內酯（出現在壓榨萃取的佛手柑、萊姆與葡萄柚等柑橘類精油，以及芸香和歐白芷根等精油），以及丁香酚（出現在肉桂、丁香和羅勒精油，茉莉和玫瑰原精中也含有少量）（105）。滴莎蘭德與楊還提到，雖然 δ 3-蒈烯、檸檬烯、α-松烯與 β-松烯作為單一成分時，被視為刺激原，但仍有臨床資料顯示，這些成分以及含有以上成分的精油，事實上可以用來處理呼吸疾病，尤其當它們與精油中其他成分形成協同作用的時候（109）。

本身有氣喘病史的人們（或者對香水和其他香氛產品有敏感或過敏反應），在使用精油時需格外注意，只能適量並稀釋到低濃度使用（0.5％至1％），此外須注意時時更換精油種類，並記得在使用一段時間後，停用一段時間作為休息。

氣喘患者可以使用較安全的精油（適量外用）//////////////////////

＊羅馬洋甘菊（*Anthemis nobilis*）

＊絲柏（*Cupressus sempervirens*）

＊乳香（*Boswellia carterii, B. neglecta, B. sacra*）

＊真正薰衣草（*Lavandula angustifolia*）

＊橘（桔）（*Citrus reticulata*）

＊胡椒薄荷（歐薄荷）（*Mentha×piperita*）

＊苦橙葉（*Citrus aurantium* var. *amara*）

氣喘發作時不可使用或嗅聞精油，平時也不可直接嗅聞精油。如欲透過精油達到增強免疫和抗組織胺的效果，最好以油膏、植物油或乳霜的方式，塗擦在胸口。

其他身體疾病需要避免使用的精油

疾病	禁忌精油
良性攝護腺肥大症（BPH）	檸檬香茅（*Cymbopogon flexuosus*）、史泰格尤加利（*Eucalyptus staigeriana*）、檸檬香桃木（*Backhousia citriodora*）、山雞椒（*Litsea cubeba*）、香蜂草（*Melissa officinalis*）。
心房顫動	野薄荷（日本薄荷）（*Mentha arvensis*）、胡椒薄荷（歐薄荷）（*Mentha×piperita*）。
發燒	青蒿（*Artemisia annua*）、脂香菊（*Balsamite*）（CT樟腦）（*Chrysanthemum balsamita*）、白樟（樟樹）（*Cinnamomun camphora*）、芳樟葉（CT樟腦、CT黃樟素）（*Cinnamomum camphora*）、牛膝草（*Hyssopus officinalis*）、棉杉菊（*Santolina chamaecyparissus*）。
腎臟疾病	印度蒔蘿（*Anethum sowa*）、歐芹葉和歐芹籽（*Petroselinum crispum*）。
肝臟疾病	印度蒔蘿（*Anethum sowa*）、歐芹葉和歐芹籽（*Petroselinum crispum*）。

••• 按摩的禁忌 •••

按摩是一種滋養身心的美妙療癒工具，它為人們帶來幸福感，其益處遠遠不只是放鬆而已。舉例來說，按摩還可以改善肌肉質地與彈性、改善膚質與淋巴血液循環，並可為副交感神經系統帶來正面的刺激，為免疫系統帶來支持。不過，當身體處於某些情況，便可能不適合接受按摩的刺激。例如，在患有感冒或流感，或正遭受其他病毒或細菌感染時，身體的免疫系統已經因為這些外來入侵者而超載工作，而按摩可能會過度刺激身體系統，使情況更加惡化，而肌肉與皮膚組織經由按摩而釋出的毒素，也可能增加身體排泄系統的負擔。按摩也可能讓身體原有的感染情況擴散到身體其他區域。病毒和細菌感染都可能有傳染性。

　　基本原則是，當你或被按摩者有任何感染症狀或你不明白的病症、最近剛接受過手術、曾發生意外，或你因為任何原因覺得不太對勁或不確定是否應該進行按摩的時候，就別這麼做。

　　以下列出許多禁忌情況──包括絕對不可進行按摩的情況（也就是，完全不可進行任何一點按摩），以及只要特別留意當心就可以進行按摩的情況。以下列表包括感染性和非感染性的症狀。

絕對不可進行按摩的情況

＊任何感染性疾病──例如水痘、病毒導致的肝硬化、感染導致的腹瀉、德國麻疹、流行性感冒、感染導致的喉炎、麻疹、腮腺炎、感染導致的咽炎、感染導致的胸膜炎、輪癬、扁桃腺炎等。

＊任何急性情況 ＊闌尾炎 ＊自主免疫系統疾病（爆發或加劇時）

＊心跳停止 ＊膽囊炎（爆發或加劇時）

＊接觸性皮膚炎（患部不斷擴散時）＊栓塞 ＊腦炎 ＊發燒

＊膽結石（膽結石發作期間）＊痛風（急性發作期間）＊出血

＊肝炎（急性發作期間）＊蕁麻疹（急性發作期間）

＊高血壓（未透過飲食、運動或藥物控制的情況下）＊腸阻塞

＊黃疸 ＊紅斑性狼瘡（爆發或加劇時）＊腦膜炎

＊偏頭痛（偏頭痛正發作時）＊單核白血球增多症

＊多發性硬化症（爆發或加劇時）＊胰臟炎（急性）

＊心包膜炎 ＊肺炎（急性發作期間）＊子癇前症

＊經精神科診斷為躁鬱症、思覺失調或妄想症 ＊肺栓塞 ＊腎盂腎炎

＊狂犬病 ＊近期受傷（請等待72小時或檢查報告確認無虞）

＊呼吸窘迫症候群 ＊風濕性關節炎（爆發或加劇時）

＊猩紅熱 ＊硬皮症（爆發或加劇時） ＊結核病

醫師檢查報告確認無虞才可進行按摩的情況

＊肢端肥大症 ＊動脈瘤 ＊關節炎 ＊動脈粥樣硬化 ＊燒燙傷 ＊癌症

＊腦血管意外（腦中風） ＊慢性阻塞性肺病 ＊鬱血性心臟衰竭

＊冠狀動脈心臟病 ＊血友病 ＊何杰金氏淋巴瘤 ＊腎結石 ＊白血病

＊運動神經元疾病 ＊多發性硬化症 ＊重症肌無力 ＊腎病 ＊尿毒症

＊骨質疏鬆症 ＊帕金森氏症 ＊腹膜炎 ＊多囊性腎臟病 ＊懷孕

需要避開特定部位的情況

＊腹直肌分離（避開腹部）

＊不正常腫塊（避開患部） ＊青春痘（避開感染部位）

＊香港腳（避開感染部位） ＊水泡（避開患部）

＊瘀傷（避開患部） ＊腕隧道症候群（避開發炎部位）

＊結腸炎（避開腹部） ＊毛囊炎（避開感染部位）

＊呆小症（甲狀腺機能衰退症）（避開喉部）

＊克隆氏症（避開腹部） ＊膀胱炎（避開腹部）

＊褥瘡（避開潰瘍部位） ＊大腸憩室症（避開腹部）

＊皮膚有外來物嵌入，例如玻璃、鉛筆尖或金屬（避開患部）

＊癤／癰（避開感染部位） ＊甲狀腺腫大（避開喉部）

＊痛風性關節炎（避開影響部位）

＊甲狀腺機能亢進（避開喉部與任何腫大的淋巴結）

＊疝氣，例如橫膈膜疝氣、股疝氣、腹股溝疝氣或臍疝氣（避開疝氣部位）

＊單純疱疹（避開感染部位）＊甲狀腺機能低下症（避開喉部）

＊膿痂疹（避開感染部位）＊腸躁症（避開腹部）

＊局部發炎（避開發炎部位）＊甲癬（避開感染部位）

＊開放性傷口（避開受傷部位）＊甲溝炎（避開感染部位）

＊靜脈炎（患部只可輕輕按摩）＊息肉（避開腹部）

＊毒藤、毒橡木、毒漆樹（避開患部）

＊脂漏性角化症（避開感染部位）＊帶狀疱疹（避開感染部位）

＊脊柱裂（避開腰薦部）＊淋巴腺腫大（避開腫大部位）

＊血栓靜脈炎（患部只可輕輕按摩；避開大腿內側）

＊潰瘍（避開腹部）＊未痊癒的燒燙傷與擦傷（避開傷部）

＊尿失禁（避開腹部）＊尿道感染（避開腹部）

＊靜脈曲張（患部只可輕輕按摩）＊疣（避開感染部位）

注意避免藥物反應

　　精油可以和某些疾病治療手段相輔相成，但那必須在一個整體治療或照護策略的情境中，也就是所有相關人士都知情，並做出最有利於達到康復效果的選擇。請勿為正接受藥物治療的患者使用精油；精油當中的化學成分可能削減、增強或抵消某些藥物化學成分的作用。癌症治療期間（放射線治療或化學治療）請勿使用精油，因為這些治療手段會使患者對化學物質（尤其是芳香物質）更加敏感，接受治療的皮膚部位也會變弱。同時使用藥物和精油時，必須針對藥物和精油的注意事項和使用禁忌都進行個別確認。

藥品	禁用精油
乙醯胺酚 （止痛藥） （Acetaminophen）	禁止以口服方式使用：洋茴香（*Pimpinella anisum*）、羅勒（*Ocimum basilicum, O. tenuiflorum, O.×citriodorum, O. gratissimum*）、西印度月桂（*Pimenta racemosa* var. *racemosa*）、樟樹（*Cinnamomum camphora*），肉桂皮與肉桂葉（*Cinnamomum verum*）、丁香花苞與丁香葉（*Syzgium aromaticum*）以及甜茴香（*Foeniculum vulgare*）。
阿斯匹靈 （止痛藥） （Aspirin）	禁止以口服方式使用：多香果（漿果、葉片）（*Pimenta dioica*）、西印度月桂（*Pimenta racemosa* var. *racemosa*）、錫蘭肉桂葉（*Cinnamomum verum*）、丁香花苞與丁香葉（*Syzgium aromaticum*）、大蒜（*Allium sativum*）。
CYP2D6基質， 包括三環抗憂鬱劑 如福樂你／妥富腦 （imipramine）、 阿米替林 （amitriptyline）、 鴉片類藥物可待因 （codeine）	禁止以塗擦方式使用：香脂楊（*Populus balsmifera*）、德國洋甘菊（*Matricaria recutita*）、常見鼠尾草、西班牙鼠尾草（*Salvia officinalis, S. lavand ulifolia*）和西洋蓍草（*Achillea millefolium*）；禁止以口服方式使用：貞節樹（*Vitex agnus castus*）、澳洲藍絲柏（*Callitris intratropica*）、小花茉莉（原精）（*Jasminum sambac*）和澳洲檀香（*Santalum spicatum*）。
鹽酸配西汀 注射液（止痛藥） （Meperidine）	禁止以口服方式使用：歐芹（葉片、種籽）（*Petroselinum sativum*）、防風草（*Pastinaca sativa*）。
脈化寧 （抗凝血劑） （Warfarin）	禁止以口服和塗擦方式使用：甜樺（*Betula lenta*）、冬青（芳香白珠）（*Gaultheria fragrantissima*）。

註：以上精油中的成分可能抑制或增強藥物作用，如欲了解更多資訊，請參考滴莎蘭德與楊的著作《精油安全專業指南》（第二版）。

孕期使用精油的特殊注意事項

為維護胎兒發展，懷孕期間使用精油必須謹慎注意和觀察。由於精油分子會進入體內血液，因此也可能經過胎盤，進入胎兒的血液當中。關於特定精油或成分是如何影響胎兒的中樞神經、腦部發育，甚至是母親的荷爾蒙平衡與子宮組織，目前仍未有足夠證據可提供完整說明。

人們的意見也仍眾說紛紜。某些文獻作者建議孕期使用精油，某些作者則認為孕期應完全避免使用精油。

精油是高度濃縮的物質，可能造成敏感、刺激，而懷孕的過程可能使某些女性變得更敏感。我個人建議在懷孕第一期（前三個月）避免使用精油，第一期過後，可以將精油稀釋於植物油或乳液中，透過按摩使用（避開腹部和乳房）。使用任何精油之前，請確保你明白個別精油的使用禁忌與注意事項。可以向專業芳療師、妳的助產人員或醫療人員，尋求諮詢建議。

懷孕期間禁用的精油

類雌激素精油

快樂鼠尾草（*Salvia sclarea*）、甜茴香（*Foeniculum vulgare*）、**天竺葵（*Pelargonium×asperum*）**、綠花白千層（*Melaleuca quinquenervia*）、**奧圖玫瑰（*Rosa×damascena, R.×centifolia*）**、依蘭（*Cananga odorata*）。

通經作用強大的精油

羅勒（*Ocimum basilicum, O. tenuiflorum, O. citriodorum, O. gratissimum*）、苦茴香與甜茴香（*Foeniculum vulgare*）、牛膝草（CT松樟酮）（*Hyssopus officinalis*）、杜松漿果（*Juniperus communis*）、甜馬鬱蘭（*Origanum marjorana*）、沒藥（*Commiphora myrrha*）、

歐芹葉與歐芹籽（*Petroselinum crispum*）、迷迭香（*Rosmarinus officinalis*）、常見鼠尾草和西班牙鼠尾草（*Salvia officinalis, S. lavandulifolia*）。

其他精油

洋茴香（*Pimpinella anisum*）、八角茴香（*Illicium verum*）、**胡蘿蔔籽（*Daucus carota*）**、錫蘭肉桂（葉片、樹皮）（*Cinnamomum verum*）、澳洲藍絲柏（*Callitris intratropica*）、芳樟葉（CT樟腦）（*Cinnamomum camphora*）、頭狀薰衣草（*Lavandula stoechas*）、香桃木（*Myrtus communis*）、肉豆蔻（*Myristica fragrans*）、野馬鬱蘭（*Origanum vulgare, O. onites*）、側柏（北美白柏）（*Thuja occidentalis*）、側柏（美西紅柏）（*Thuja plicata*）、綠蓍草（*Achillea nobilis*）。

懷孕期間可安全使用的精油（濃度1%）　/////////////////////////////////

＊羅馬洋甘菊（*Anthemis nobilis*）

＊大花茉莉（西班牙茉莉）（*Jasminum grandiflorum*）

＊橘（桔）（*Citrus reticulata*）

＊橙花（*Citrus×aurantium*）

＊苦橙葉（*Citrus aurantium* var. *amara*）

＊檀香（印度白檀或澳洲檀香，蒸餾萃取）（*Santalum album, S. spicatum*）

　＊依蘭（*Cananga odorata*）

兒童與年長者的特殊使用禁忌

為兒童與銀髮族使用精油時需要格外留意，因為他們通常更敏感，肌膚和器官也更脆弱、容易受到損傷，同時，他們的免疫系統也較弱，更可能對某些精油起反應。為兒童或年長者使用精油時，劑量都必須減至一般健康成人的二分之一或三分之一，根據孩童的年紀、體型，以及年長者的身體情況做調整。56歲之後，肌膚會開始變薄，新陳代謝也變得緩慢；不過許多年長者依然朝氣蓬勃、活動力強、身體健康，可以被視為健康的成人看待。

請**不要**對12週以下的新生兒使用精油。目前為止，人們對於18個月以下的嬰兒，甚至是三歲以下的幼兒是否能使用精油，都還抱持許多不同看法。其中，有些精油已被認定無論在任何情況下都絕對不可以用於嬰兒或孩童身上（可參見次頁的方塊內容）。就孩童來說，一般的通則是不可使用含酮類、酚類、醛類成分，或可能影響荷爾蒙的精油

絕對不可讓12歲以下嬰幼兒服用精油。不可以將未經稀釋的純精油塗在孩童的肌膚上。事實上，只有在符合以下條件時，才可在孩子的皮膚上塗抹精油：孩子已超過18個月大、選用的是安全的精油、並且以適當的介質稀釋到極低的濃度。安全的稀釋濃度在0.05至1％（也就是在10 ml植物油中，加入1或2滴精油）。每天可使用的精油量不可超過1或2滴，只能偶爾使用，並必須注意經常更換精油種類。

精油也可以透過擴香使用，例如在孩子的房間裡用洋甘菊、薰衣草或橘（桔）精油擴香，來安撫躁動的情緒，幫助孩子睡得安穩。其他可

以為孩童使用精油的安全方式包括：

* 泡澡：在15ml植物油中滴入1滴精油，加入泡澡水裡；這麼做會讓
  澡盆變滑，請注意！需要時時有人留意孩童安全。洗澡時在浴室用
  精油擴香也是非常有效的做法，這麼做會比加入泡澡水更理想。
* 身體按摩：在20ml植物油、乳液、乳霜或凝膠中，加入1或2滴精
  油。
* 臉部保養：在40ml植物油、乳液、乳霜或凝膠中，加入1或2滴精
  油。

嬰幼兒不可使用的精油 //

＊所有香草類精油（例如甜馬鬱蘭、野馬鬱蘭、迷迭香、百里香）和
香料類精油

＊苦茴香、甜茴香（*Foeniculum vulgare*）

＊牛膝草（*Hyssopus officinalis*）

＊杜松漿果（*Juniperus communis*）

＊八角茴香（*Illicium verum*）

兒童可安全使用的精油* //

＊羅馬洋甘菊（*Anthemis nobilis*）（0.025％濃度＝1滴精油加入20 ml
介質）

＊真正薰衣草（*Lavandula angustifolia*）

＊橘（桔）（*Citrus reticulata*）

＊廣藿香（*Pogostemom cablin*）

＊檀香（印度白檀）（*Santalum album*）

註：以上精油唯有在按照
本書第147頁說明低劑量
使用時，才可安全使用於
兒童身上。

年長者可安全使用的精油* //

寧靜精油

＊白千層（*Melaleuca cajuputi*）

＊胡蘿蔔籽（*Daucus carota*）

＊德國洋甘菊、羅馬洋甘菊（*Matricaria recutita, Anthemis nobilis*）

＊絲柏（*Cupressus sempervirens*）

＊乳香（*Boswellia carterii, B. sacra*）

＊白松香（*Ferula galbaniflua*）

＊天竺葵（*Pelargonium graveolens, P.×asperum*）

＊真正薰衣草（*Lavandula angustifolia*）

＊橘（桔）（*Citrus reticulata*）

＊廣藿香（*Pogostemon cablin*）

＊苦橙葉（*Citrus aurantium* var. *amara*）

＊奧圖玫瑰（*Rosa×centifolia, R.×damascena*）

＊穗甘松（*Nardostachys jatamansi, N. grandiflora*）

＊茶樹（*Melaleuca alternifolia*）

＊岩蘭草（*Vetiveria zizanioides*）

註：以上精油唯有在按照
本書第147頁說明低劑量
使用時，才可安全使用於
年長者身上。

根據清楚的定義和安全界限使用芳香療法，能有效地支持你的身心健康。精油具有改善心理情緒、增強免疫力的特質，特別適合用來處理壓力和壓力相關問題，尤其因為長期處於壓力情境，將使得免疫系統出現損傷。精油在生理和心理情緒上有眾多廣泛的用途，也意味著它和其他治療措施很可能重疊和（或）模糊了界限。

使用精油時，應把相關注意事項和禁忌謹記在心，也意識到精油和眾多健康情況與藥物可能相互作用，甚至引發負面反應。居家使用者在無專業人員指導下自行使用精油時，若出現「警訊」症狀，或持續感覺不舒服，應尋求專業醫療服務診療。

根據芳香療法使用情境的不同，芳療師需要具備的輔助技能也會不同（例如護理師執照），也或許芳療師會需要在專業醫療人員陪同下進行芳療工作。當不同領域的健康專業人士齊聚一堂、共同合作，將形成真正全方位的保健系統。其中，芳香療法將透過積極運用精油，達到「提倡或改善健康、衛生和身心幸福感」（Tisserand n.d.）的作用，可說扮演著相當重要的角色。

精油的用途

生理	支持免疫： 白千層、胡蘿蔔籽、大西洋雪松、德國洋甘菊、快樂鼠尾草、絲柏、藍膠尤加利、乳香、天竺葵、穗花薰衣草、檸檬香茅、萊姆、橘（桔）、橙花、綠花白千層、苦橙、苦橙葉、檀香、茶樹、百里香、岩蘭草
	皮膚與傷口修復： 白千層*、金盞菊、雪松^、德國洋甘菊、羅馬洋甘菊、尤加利*、甜茴香、白松香、天竺葵、永久花、牛膝草*、杜松*、真正薰衣草*、穗花薰衣草*、綠花白千層*、廣藿香、迷迭香*、檀香、茶樹、百里香*、西洋蓍草
	關節疼痛： 黑胡椒、白千層*^、大西洋雪松^、德國洋甘菊*、羅馬洋甘菊*、芫荽*、薑*、永久花、真正薰衣草^、穗花薰衣草^、甜馬鬱蘭、肉豆蔻*、松*、百里香*、西洋蓍草

心理情緒	**抗憂鬱：** 熱帶羅勒、羅馬洋甘菊、貞節樹、快樂鼠尾草、茉莉、真正薰衣草、香蜂草、橙花、歐洲赤松、百里香、依蘭	
	緊張： 胡蘿蔔籽、乳香、真正薰衣草、穗花薰衣草、甜馬鬱蘭、橙花、穗甘松、百里香、纈草、岩蘭草	
	焦慮： 羅勒、雪松、德國洋甘菊、羅馬洋甘菊、貞節樹、乳香、永久花、真正薰衣草、穗花薰衣草、橘（桔）、甜馬鬱蘭、橙花、廣藿香、胡椒薄荷、苦橙葉、百里香、纈草、岩蘭草、西洋蓍草、依蘭	
	刺激荷爾蒙： 〔生殖荷爾蒙〕快樂鼠尾草#、甜茴香#、天竺葵#、綠花白千層#、玫瑰#、依蘭# 〔胰島素〕胡蘿蔔籽、尤加利、甜茴香、天竺葵、檸檬、百里香	
香氣美學	**空間擴香：** 大部分精油都適用，尤其是：水果類、花朵類、木質類、樹脂類	**香水：** 〔單一精油〕 　精油——茉莉、橙花、廣藿香、玫瑰、檀香、依蘭 　原精——茉莉、菩提（椴花）、橙花、玫瑰、紫羅蘭葉 〔調配複方〕 　羅勒、薑、佛手柑、葡萄柚、黑胡椒、茉莉、白千層、真正薰衣草、荳蔻、穗花薰衣草、雪松、檸檬、德國洋甘菊、檸檬香茅、羅馬洋甘菊、橘（桔）、肉桂、香蜂草、快樂鼠尾草、香桃木、丁香、橙花、芫荽、肉豆蔻、欖香脂、苦橙葉、尤加利、玫瑰、甜茴香、迷迭香、乳香、檀香、白松香、香草、天竺葵、岩蘭草
淨化／清理	**有效對抗微生物：** 白千層++、肉桂++++、丁香+++、尤加利+++、天竺葵++、真正薰衣草+++、穗花薰衣草+、檸檬+、香桃木+++、綠花白千層++、野馬鬱蘭++++、胡椒薄荷（歐薄荷）+、松+++、迷迭香+、茶樹++++、百里香++++	
	抗真菌： 羅馬洋甘菊、德國洋甘菊、肉桂皮、尤加利、檸檬、檸檬香茅、沒藥、玫瑰草、廣藿香、茶樹、百里香、岩蘭草	
	消毒抗菌： 佛手柑^、德國洋甘菊*、肉桂*、丁香*、尤加利*、大蒜*、天竺葵^、真正薰衣草*^、穗花薰衣草*^、檸檬*、綠花白千層*、胡椒薄荷（歐薄荷）*、迷迭香^、檀香*、百里香*	
	抗感染： 尤加利*、葡萄柚、杜松*、真正薰衣草*、穗花薰衣草*、野馬鬱蘭、松、鼠尾草*、百里香	

代號意義

* =（Valnet/1980）｜ ^ =（Gattefossé/1937）｜+=強效｜#=類雌激素｜寧靜精油以深藍色標示

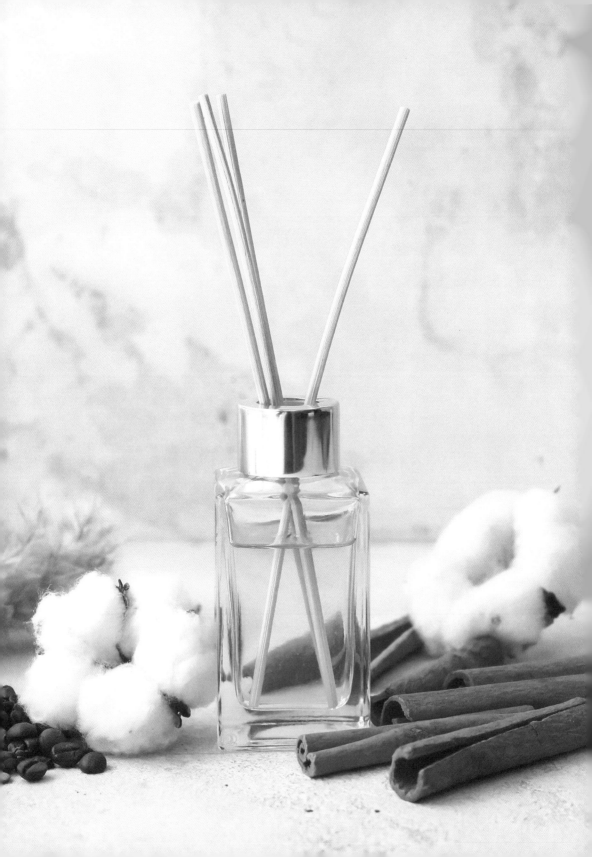

調配精油

兼顧香氣美學與
療癒效果的精油配方

Blending

Aligning Aesthetics and Therapeutics
in Essential Oil Formulas

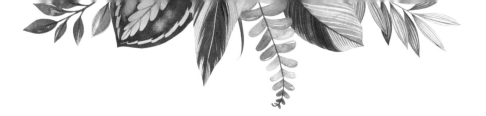

　　嗅覺是一種個人主觀的體驗。它不僅受人類與生俱來、深植內在的古老求生本能影響，也和每個人透過日常經驗累積的獨特記憶線索有關。某個人喜歡的香氣，另一個人卻可能感到厭惡，這和每個人內在的經驗、感知，甚至是健康情況有關（簡單來說，我們會被自己所需要的吸引，對自己不需要的感到抗拒）。舉例來說，同樣被認為甜甜的氣味，對某些人來說可能是好聞的、像蜂蜜一樣的甜，對某些人來說卻可能是令人作嘔的甜膩，氣味強烈而不舒服。從主觀的角度來看，兩種說法都是對的。每個人對經驗的詮釋和描述香氣的語言都不同。不過，目前已有舉世通用的關鍵字，能用來形容某些香氣特質，並且提供一個共通的架構與參照點。

　　香氣通常會有以下三種可觀測的特性：

- **特徵或性格**：香氣聞起來的味道（例如：木質、果香、甜香、乾草）。

- **強度**：香氣的強弱程度（例如：淡、濃、清晰）。

- **持久度**：香氣會持續多久，也就是香氣的「維持度」（例如幾分鐘、幾小時、幾天）。

　　以上三個特質加起來，就構成了精油的**香氣屬性**（fragrance profile）。

　　精油可根據香氣屬性、主要成分的作用與揮發度（揮發的速度快慢），大致分成三類。這三個類別叫做「香調」（notes），就像樂譜中的「樂音、音高、快、慢、弱、強、柔和、和諧」等。透過香調的概念，能辨識並認出眾多成分共同構成精油多層次而複雜的香氣特質，以及其中幽微的細緻氣味。就像眾多樂器透過管弦樂團的合奏，創造出美麗的旋律一樣，精油中的每一個化學分子，都有自己獨特的樂音，而每一支精油本身，就是一支旋律或合奏。調配精油的目的在於創造一首特別的歌曲，或寫下一個故事。一般來說，香調又可以分為以下三種：

* 前調（Top notes）：迅速、快捷、快速，難以忽視；前調是最初被經驗到的香氣，也是最快消散的氣味；前調是最活躍的香氣；打開精油瓶時，最先聞到的就是前調的香氣。

* 中調（Middle notes）：中調能和諧地修飾前調與後調，平衡飄散的快慢，是香氣的主體；施用精油三十分鐘後，聞到的氣味就是中調的香氣。

* 後調（Base notes）：溫和、柔軟、紮根、厚實；後調是最不容易揮發，也因此是最持久的；後調香氣停留的時間最長；施用精油六十分鐘後，當精油完全「揮發」（乾涸在皮膚或紙巾上），聞到的殘香就是後調的香氣。

　　為了更清楚分辨，本書將用不同顏色代表上述三種香調：紅色代表前調、藍色代表中調、綠色代表後調。

　　這三種類別只是大致的分類。精油是相當複雜的，每一支精油都是多種成分的混合體，本身就有各自的前調、中調與後調屬性。某些精油可能在兩種類別之間擺盪，也可能同時涵蓋兩種類別。不同作者筆下的歸類也可能不同。接下來這張表格能提供一個有用的指引（參見第156-157頁）。

精油香氣特質

表格中有某些精油不只出現在一個欄位，像這樣的精油會被打上**星號**＊。這些精油首先被列在主要的欄位中，接著在下一個欄位裡會以斜體表示。例如，絲柏是一種中調精油，但會逐漸成為後調，在後調的欄位裡便以*斜體*表示；苦橙葉是一種前調香氣，但隨著它的香氣特質，有可能逐漸發展成中調。寧靜精油會以**粗體**表示。

特性	前調	中調	後調
精油種類	檸檬和其他柑橘類水果；葉片	香草；開花的植株頂端	樹脂、木質、根部、花朵
揮發度（1到100）	1至14	15至60	61至100
散失所需的時間	0至30分鐘	可達8小時之久	通常用到12至24小時，也可能花上一週或更長
活動速度	最快	中等	最慢
香氣特性（一般而言）	鮮明	圓潤	厚實
揮發後的香氣品質	清新、獨特、凝聚的香氣；氣味明顯而輕盈，由於揮發相當迅速，因此香氣也可能很強烈	未完全散去的前調殘香；花束的核心香氣；更柔軟而不尖銳的氣味	未完全散去的中調殘香；微弱、淡去、細緻、難以形容；留下厚實、持久的殘香
療癒效果	提振、激勵、帶來活力；改善記憶力並支持大腦功能	平衡、和諧、回春	放鬆、紮根、鎮定、安撫
皮膚穿透度	½至1小時	2至3小時	4至6小時，甚至更久
可能支持或舒緩的症狀（一般而言）	極度疲憊、憂鬱、提不起勁、漠不關心；急性的憂鬱	身體機能、新陳代謝、消化、生理期、循環（血壓）	緊張、飄忽不定、充滿幻想或行為過動；焦慮；慢性以及（或）持續的症狀；年長者

特性	前調	中調	後調
代表精油	羅勒 佛手柑 **白千層** 藏茴香 香茅 快樂鼠尾草* 尤加利 *甜茴香* **白松香** 薑 葡萄柚 檸檬 甜馬鬱蘭 檸檬香茅 **橘（桔）** 山雞椒 綠花白千層 肉豆蔻 甜橙 玫瑰草* *胡椒薄荷（歐薄荷）* **苦橙葉*** 花梨木* **茶樹** 白色百里香* 紅色百里香*	黑胡椒 **胡蘿蔔籽** *雪松* **德國洋甘菊** **羅馬洋甘菊** *快樂鼠尾草* **絲柏*** 甜茴香* **乳香*** 天竺葵 杜松 **真正薰衣草** **穗花薰衣草** 甜馬鬱蘭 *橙花* 野馬鬱蘭 *玫瑰草* 胡椒薄荷（歐薄荷）* **苦橙葉*** 松樹 **奧圖玫瑰*** 迷迭香 *花梨木* **穗甘松*** *白色百里香* *紅色百里香* 依蘭*	安息香 雪松* 肉桂皮 丁香 ***絲柏*** **乳香*** 永久花 茉莉 沒藥 橙花* 廣藿香 **奧圖玫瑰*** 玫瑰原精 檀香 **穗甘松*** 纈草 **岩蘭草** 依蘭*

配方類別

精油配方又可以分成兩類：

✦ **香氣美學配方**：看重精油令人愉悅、享受的心理情緒與社交特質。

✦ **芳香療癒配方**：看重精油影響心理情緒和生理的特質。

無論是香氣美學或芳香療癒配方，都應根據使用者的氣味喜好來調配，也因此，無論是以何種出發點調製配方，都可能同時涵蓋精油的療癒和美學特質。不過，這兩種配方還是有相當的不同之處，容我在以下分別說明。

香氣美學配方

　　調香師通常會將好幾種不同特質的氣味混合在一起，創造出多層次、富含多種香調與細緻變化的香氣，成為主題或特色香水上市販售。舉例來說，香奈兒的五號香水（Chanel No. 5）就含有多種天然與合成香氣成分，包括佛手柑、橙花、玫瑰、梔子花、茉莉與岩蘭草；而Paco Rabanne的出色男性淡香水（Paco Rabanne pour Homme）則含有柑橘類精油、薰衣草、快樂鼠尾草和雪松等成分；4711科隆古龍水（Eau de Cologne）中含有檸檬、萊姆、佛手柑、柑、苦橙等成分。香水中含有天然純精油，同時也包含原精、凝香體與合成的香氛化學物質，能為整體香氣變化增添香調，或作為定香劑，讓香氣更為持久。市售香水可能包含多達三百種不同的天然或合成香氣成分。

　　每一支精油都有獨特的香氣屬性，也就是各自獨一無二的角色與特質：男性或女性、提振、活力、安撫、草本、花香、木質、輕快、清淡、誘人、黏稠、厚實、持久等。就像戲劇有各種角色一樣，這些不同個性特質的香氣，被精挑細選後搭配調合在一起，訴說著關於某種情境、心情或主題故事：年輕、成熟、好玩、性感、熱情、夜晚、白天、異國風情、夏日花園、春天青草地、地中海果園裡綻放的花朵等。

自古以來，人們就懂得用精油製成香氛產品，達到增強吸引力、帶來「好心情」、掩蓋不雅氣味等效果。精油的功效實用而廣泛，因此也被運用在食品和居家清潔等其他產品中，帶來增強或協助：例如仿製某種氣味、遮掩某些不好聞的氣味，基於精油抗微生物的效果，還能延長產品壽命（請參考以下內含精油的產品列表）。透過精油的搭配，盡可能打造出芬芳宜人又效果卓越的香氣，顯然是一項運用直覺與創意的藝術。就像所有的藝術創作一樣，藝術家、調香師或創作者都無可避免會透過自己的感知來創作，而接收者也會透過自己的感知來觀察。

內含精油的產品 ///

＊空氣清新劑 ＊洗衣精 ＊酒精 ＊乳液和乳霜 ＊寵物飼料 ＊肉製品

＊殺菌產品 ＊口腔清潔劑 ＊烘焙產品 ＊鼻噴劑 ＊飲料（尤其是茶）

＊油膏 ＊蠟燭 ＊顏料 ＊罐頭食品 ＊紙 ＊糕 ＊方便食品（速食品）

＊香水產品（古龍水、鬍後水等）＊藥品 ＊美妝產品 ＊防腐劑

＊咳嗽糖漿 ＊印刷墨水 ＊口腔保健產品 ＊橡膠製品 ＊洗潔劑 ＊肥皂

＊消毒產品 ＊無酒精飲料 ＊柔軟精 ＊胃藥／通便劑 ＊食物飲料調味劑

＊紡織品 ＊食品色素 ＊喉糖 ＊漱口水 ＊菸草 ＊膠／黏著劑 ＊牙膏

＊冰淇淋 ＊動物藥品 ＊驅蟲劑／殺蟲劑

芳香療癒配方

　　芳香療癒配方雖然也需要在香氣上顧及使用者的喜好，但通常只會由兩到四種精油組成，配方設計也不像香水那樣難解或複雜。配製芳香療癒配方時，主要以成分效用與療癒特質來選擇精油，配方的目的在於打磨、增強或支持配方的某種特性，以創造出有效的精油療方。舉例來說，橘（桔）（*Citrus reticulata*）、真正薰衣草（*Lavandula angustifolia*）和奧圖玫瑰（*Rosa×centifolia*）加在一起，能帶來安撫並提振情緒的效果，可以幫助人們放鬆，或解除焦慮。

　　我發現，橘（桔）精油經常讓人想起溫暖的夏日記憶或景象；奧圖玫瑰則帶來一種奢華感，讓人珍愛自己；真正薰衣草則令人感覺安心、受到撫慰；接著，當揮發度較高的分子隨時間飄散殆盡，底下的香氣層次便會開始觸發其他的反應。這三種精油的主要化學組成（單萜烯、酯類和醇類）具有殺菌消毒、抗病毒、消炎和激勵免疫等效果。因此，這個配方除了能提振情緒、幫助紮根，還可以帶來預防保健及支持免疫功能的效果。精油便是透過這樣的方式，同時滿足不同的需求元素。巴爾克（Buckle, 2007）便觀察到精油這般多樣的運作特質。他在書中提到，例如客戶可能因檸檬香茅令人鎮定的香氣而受到吸引，然而當客戶根據建議，用檸檬香茅精油為自己泡一個放鬆的足浴時，也可能同時受到檸檬香茅抗真菌效果的助益。

調配精油

　　由於精油廣泛地被運用在日常生活的眾多產品當中，當我們第一次聞到某種精油氣味時，很可能就會聯想到某些記憶。例如，某種香氣可能讓我們想到家具亮光劑、馬桶清潔劑、消毒劑或各種食物等。精油是高度濃縮的物質，香氣可能非常濃郁，不過，精油並不是添加了化學定香劑的合成香水或市售芳香劑，因此精油的氣味會隨時間自然散失。

　　開始學習打造個人精油配方時，先著眼於少數幾種精油，會是一個合理的起步（或許最多六種就夠了）。你可以嗅聞並練習運用這些精油，直到你對它們的特質完全熟悉，其他可能有過的記憶聯想也逐漸淡去或不再影響你。接著，你可以漸漸加入其他更多的精油，用同樣的方式去嘗試，花時間學習它們的特質，並且逐漸發展出你個人懂得使用的精油項目。一旦你和每一支精油更熟悉，調配起來就容易多了。

　　如同先前提到的，精油當中的每一個化學分子都有自己獨特的香調或香氣，精油的成分組成，本身就是一首獨特而和諧的香氣旋律。也因此，精油和其中的化學分子也都可以簡單分成三類：前調、中調與後調。前調是揮發最快的香氣（你最容易注意到的氣味，同時也是最早消失的氣味），後調香氣是揮發最慢的香氣（是停留最久的氣味，也是最後留下的氣味）。隨著時間過去，精油原本獨特的香氣旋律會出現變化；這香氣管弦樂團會解散，只剩下徘徊不去的小組人馬，從容奏著旋律直到夜幕降臨。以下這個表格能幫助你選取合適的精油。你可以決定想要單一精油獨奏，或組成二重奏、三重奏、四重奏⋯⋯或像香水一樣，組一支大型樂隊或管弦樂團。揮發後的殘香（也就是最後縈繞不去的氣味）和最一開始的完整香氣一樣重要——白天初次的亮相表演，在夜裡留下柔和的旋律印象——兩種香氣都必須能被使用者接受。

調配精油時，配方中至少應包含一種中調香氣，這麼做能為快速消散的前調與較慢揮發的後調建立起連結。先選擇兩或三種精油，然後以不同的比例嘗試看看。舉例來說，你可以用3滴後調精油，加上2滴中調精油和1滴前調精油，創造一個放鬆鎮定的精油配方。接著，同樣用這三種精油，你可以將2滴後調精油、3滴中調精油和1滴前調精油調配在一起，比較兩個配方的香氣差別。用不同精油創造宜人的香氣，是一個主觀的過程。接下來的表格資訊和練習可以作為入門的參考指引，祝福你享受在這香氣旅途中的發現，燃起內在的創意之魂！

基本的香氣特質與精油範例

香氣特質	相關的氣味聯想	精油範例
鄉野（Agrestic）	像草原、森林、苔癬或大地的氣味。	白松香、橡木苔。
香脂（Balsamic）	溫暖、木質、香甜、像香草的氣味。	安息香原精、**乳香**、祕魯香脂、香草。
燒焦（Burnt）	煙燻、烤焦的氣味。	雪松散發的幽微氣息、岩蘭草。
樟腦（Camphoraceous）	像樟腦的氣味。	**白千層**、 尤加利、**穗花薰衣草**、甜馬鬱蘭、**廣藿香**、常見鼠尾草、茶樹。
柑橘（Citrus）	像柑橘類水果的氣味。	香茅、佛手柑、**橘（桔）**和其他柑橘類精油、檸檬香茅。
乾淨（Clean）	清涼、清新、鮮明的香調氣味。	薄荷、**廣藿香**。
松杉（Coniferous）	像松樹，帶點松油的氣味。	絲柏、松樹。

香氣特質	相關的氣味聯想	精油範例
乾燥（Dry）	像灰塵、粉末、不甜的氣味。	丁香花苞的中調；**白松香、廣藿香**和迷迭香的後調；**苦橙葉**、杜松漿果和黑胡椒的中調與後調。
泥土（Earthy）	像大雨淋過的土地。	**白松香**的後調、**胡蘿蔔籽**和**廣藿香**的中調，以及岩蘭草。
花香（Floral）	像芬芳的花朵，或許是一朵花，或一束花的氣味。	**羅馬洋甘菊、天竺葵、茉莉、橙花、奧圖玫瑰、依蘭**。
清新（Fresh）	前調是柑橘綠香，中調是綠香草本氣味，清爽、像夏天樣萬物繁茂新生。	有薄荷味的精油、以及**橘（桔）**與其他柑橘類精油。
果香（Fruity）	像各種水果的氣味。	**羅馬洋甘菊、乳香**，茉莉、**橘（桔）**、橙與依蘭的中調。
綠香（Green）	像撕揉青嫩葉片的氣味。	**白松香**、紫羅蘭原精。
草本（Herbaceous）	像料理用的香草，或是綜合香草束的味道。	羅勒與其他香草類精油；佛手柑、**胡蘿蔔籽**與橙花的中調；**羅馬洋甘菊**；**薰衣草**；**廣藿香**的前調。
輕盈（Light）	細緻、如風，不那麼鮮明的氣味。	羅勒、**薰衣草**與**橘（桔）**揮發後的殘香。
藥香（Medicinal）	像藥一樣的氣味。	杜松、沒藥，**茶樹**的中調、百里香、依蘭。
薄荷（Minty）	像撕揉薄荷葉片的香氣。	天竺葵、薄荷、胡椒薄荷（歐薄荷）。
蕈菇（Mushroomy）	霉味、潮濕、像真菌。	茉莉的中調，以及**真正薰衣草**。
果皮（Pithy）	就像剝開柑橘果皮後，內層白髓的氣味。	佛手柑和**橘（桔）**與其他柑橘類精油揮發後的殘香。
樹脂（Resinous）	有如芬芳的樹脂。	**乳香**、沒藥。
濃厚（Rich）	持久的香甜圓潤；過多會令人作嘔。	丁香花苞、**天竺葵、廣藿香、奧圖玫瑰**。
鮮明（Sharp）	刺激爽快、有穿透力。	**白松香**的前調、檸檬與**橘（桔）**。
辛香（Spicy）	像料理的辛香料。	丁香、肉桂，**奧圖玫瑰**和 穗甘松的中調。
香甜（Sweet）	感覺像嚐到甜味。	羅勒、**德國洋甘菊、天竺葵**、甜茴香和**橘（桔）**的前調；山雞椒的中調。
木質（Woody）	像奇特的森林香氣。	**胡蘿蔔籽**、雪松、絲柏、**苦橙葉**。

※寧靜精油以粗體標示（節錄自Williams 2006, 125）

寧靜精油的氣味強度

氣味強度	精油
極高	白松香
高	德國洋甘菊、羅馬洋甘菊、乳香、廣藿香、奧圖玫瑰、穗甘松、茶樹、岩蘭草
偏高	白千層、胡蘿蔔籽、天竺葵
中	絲柏、真正薰衣草、穗花薰衣草、苦橙葉
低	橘（桔）

請注意：氣味強度高的精油除非酌量使用，否則會主導整個配方的香氣。

寧靜精油香氣檔案

配方中的每一支精油都有各自主要扮演的香氣角色——前調、中調或後調。這也是以下表格排列的方式，不過每一支精油也有自己各自的前調、中調與後調氣味，詳細的香氣資訊列於表格當中。

精油	前調（第一印象）	中調（30分鐘後的氣味）	後調／殘香（60分鐘後的氣味）
白千層	清新、溫和的甜果香，感覺清澈，並帶有樟腦、薄荷，與微微的金屬氣味。	仍可感覺到微微的前調香氣；樟腦、溫和、清澈、香甜的草本氣味，帶著綠香與木質調。	非常微弱的草本氣味。
白松香	強勁、清新、鮮明的綠香與香脂香，有微微的香甜，隱隱飄散草本混和大地木質的氣味。	綠香、松杉、香脂與鄉野氣息。	乾燥、泥土和辛香的氣息。
綠橘（桔）	快速飄散但稍縱即逝的鮮明香氣，清新、溫暖、強烈的果香，深邃、香甜柔軟的柑橘氣味。	逐漸消散的微弱果香，像柑一樣的水果氣味，柔軟、圓潤且輕盈。	幾乎無氣味，非常微弱也幾乎聞不到，只有微微的草本和水果、果皮香氣。
苦橙葉	清新的花香、木質香，帶有柑橘的氣味；類似橙花的香調。	乾燥的花香、草本、木質香氣。	乾燥的草本氣味。
茶樹	強烈的樟腦、金屬香調。	溫暖、帶樟腦氣味的辛辣藥香和金屬氣味。	留下微微的氣味。
胡蘿蔔籽	乾燥的「胡蘿蔔」氣味，帶點香甜、木質、泥土、蕈菇和微微的草本香氣。	泥土、「胡蘿蔔」、胡椒與草本氣味。	氣味很淡但仍有餘味；些微的泥土、「胡蘿蔔」和胡椒氣味。

能量療癒芳香療法

精油	前調 （第一印象）	中調 （30分鐘後的氣味）	後調／殘香 （60分鐘後的氣味）
德國 洋甘菊	香甜溫暖的草本和果香。	香甜的草本氣息，如乾草一般，帶著柔軟的鄉野氣息。	溫暖的菸草氣味。
羅馬 洋甘菊	香甜的果香和草本香氣，微微有柔軟的花香。	溫暖的草本香氣，帶有水果氣味。	溫暖的草本香氣，有如茶一般的氣息。
絲柏	清新的木質、松杉香氣，帶微微的樟腦氣味。	松杉、香脂氣味。	香甜的香脂氣息。
天竺葵	飽滿的、如玫瑰般的花香，氣味香甜、有薄荷香氣。	玫瑰與薄荷的香氣，帶一絲檸檬香與綠香。	綠香和玫瑰般的氣味。
真正 薰衣草	清新的花香與些微的果香。	草本、花香、些微的木質香氣，帶有溫和的樟腦香調。	微弱而柔軟的草本氣味。
穗花 薰衣草	氣味清新，帶有鮮明的樟腦氣味。	樟腦、草本、木質氣味。	微弱的草本、木質香氣。
乳香	清新、檸檬果香、綠香、樹脂香。	樹脂、香脂、些許的松油氣味和木質香與柑橘的香甜氣息。	久久不散的木質香氣，加上一絲柑橘、香脂和草本的氣息。
廣藿香	香甜濃郁的草本、香脂氣味。	香甜的泥土氣味，帶著些許的樟腦辛香氣息，以及苔癬、木質和香脂氣味。	久久不散的乾燥、木質、香脂、辛香氣味。
奧圖 玫瑰	濃郁、多層次的氣味，香甜、清新的濃花香，也有蜂蠟般的香氣。	濃郁的蠟質、花香與香料氣味（如丁香般）。	持久的柔軟溫暖花香氣味。
玫瑰 原精	濃郁、強烈、清新、溫暖、深邃的花香，幾乎令人迷醉。	清新、香甜、溫暖的花香，帶有柑橘氣味。	持久不散的花果香氣。
穗甘松	非常香甜、強勁，如同新鮮青豆的氣味，加上青草與些許的木質氣味。	香氣逐漸飄散，留下細緻的木香和微微的香料、新鮮青豆與乾草氣味。	香氣持久不散，留下新鮮青豆與乾草的香甜氣息。
岩蘭草	甜而多層次的大地氣息，帶有煙燻般的木質香氣。	濃重的木質、泥土、香脂氣味。	久久不散的木質與泥土氣味。

（節錄自Williams 2006；Watts 2001）

••• 芳香療癒配方：新手入門 •••

　　接下來的表格，首先依照精油來源植物的類型，為精油進行分類——例如樹木、花朵、香草等。每一個類型當中，又依照精油的植物科屬做進一步的分類。將同一個植物家族的精油調合在一起，能帶來正向的協同作用。以下表格可以幫助你做最初的篩選。選擇精油時，請務必根據精油的化學成分與療癒屬性來決定，再搭配能輔助並支持這些特質的精油，共同創造出效果強大的配方。在以下表格中，寧靜精油以粗體標示。橡木苔和風信子等原精也包含在下表內容之列。請記得，原精有可能引發身體敏感或刺激。

花朵類	樹木類		香草類	香料／種籽類
菊科	**柏科**	**松科**	**唇形科**	**傘形科／繖形科**
洋甘菊 （德國洋甘菊、**羅馬洋甘菊**、摩洛哥洋甘菊、英國洋甘菊） 金盞菊 雲木香 永久花 棉杉菊 萬壽菊 龍艾 西洋蓍草	刺柏 雪松 **絲柏** 杜松	膠冷杉 大西洋雪松 歐洲冷杉 松樹 雲杉 松脂	羅勒 新風輪菜 （Calamintha） 牛膝草 甜馬鬱蘭 香蜂草 薄荷 野馬鬱蘭 胡椒薄荷 （歐薄荷） **廣藿香** 迷迭香 鼠尾草 快樂鼠尾草 百里香	歐白芷 洋茴香 阿魏 （Asafoetida） 藏茴香 **胡蘿蔔籽** 芹菜籽 芫荽 小茴香（孜然） 蒔蘿 甜茴香 **白松香** 圓葉當歸
	樟科	**豆科**		
	月桂 樟樹 肉桂 山雞椒 花梨木 欖木 芳香羅文 莎葉	香脂 （古巴香脂、祕魯香脂、吐魯香脂） 金合歡 **柑橘類葉片**		
堇菜科			**馬鞭草科**	**錦葵科**
紫羅蘭	**桃金孃科**	**檀香科**	檸檬馬鞭草	黃葵籽 （Ambrette seed）
	多香果 西印度月桂 **白千層** 尤加利 香桃木 **綠花白千層** 茶樹	檀香		
		蒺藜科		**肉豆蔻科**
		癒創木		肉豆蔻皮 肉豆蔻
				樟科
				肉桂
				薑科
				荳蔻 薑 薑黃

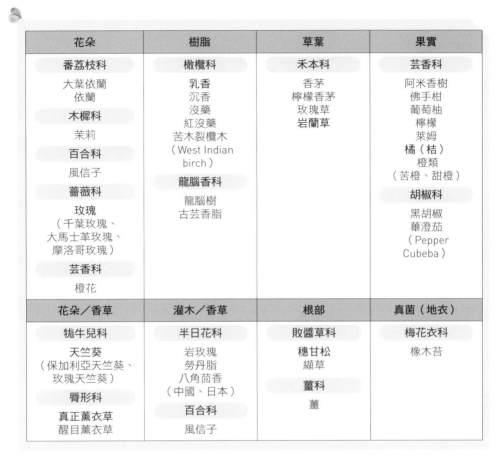

花朵	樹脂	草葉	果實
番荔枝科 大葉依蘭 依蘭 **木樨科** 茉莉 **百合科** 風信子 **薔薇科** 玫瑰 （千葉玫瑰、 大馬士革玫瑰、 摩洛哥玫瑰） **芸香科** 橙花	**橄欖科** 乳香 沉香 沒藥 紅沒藥 苦木裂欖木 （West Indian birch） **龍腦香科** 龍腦樹 古芸香脂	**禾本科** 香茅 檸檬香茅 玫瑰草 岩蘭草	**芸香科** 阿米香樹 佛手柑 葡萄柚 檸檬 萊姆 橘（桔） 橙類 （苦橙、甜橙） **胡椒科** 黑胡椒 蓽澄茄 （Pepper Cubeba）
花朵／香草	**灌木／香草**	**根部**	**真菌（地衣）**
牻牛兒科 天竺葵 （保加利亞天竺葵、 玫瑰天竺葵） **脣形科** 真正薰衣草 醒目薰衣草	**半日花科** 岩玫瑰 勞丹脂 八角茴香 （中國、日本） **百合科** 風信子	**敗醬草科** 穗甘松 纈草 **薑科** 薑	**梅花衣科** 橡木苔

適合相互搭配的寧靜精油

白千層	真正薰衣草、穗花薰衣草、苦橙葉、奧圖玫瑰。
白松香	天竺葵、真正薰衣草、穗花薰衣草。
橘（桔）	胡蘿蔔籽、絲柏、乳香、天竺葵、廣藿香、苦橙葉、茶樹。
苦橙葉	天竺葵、真正薰衣草、穗花薰衣草、橘（桔）。
茶樹	天竺葵、真正薰衣草、穗花薰衣草、橘（桔）。
胡蘿蔔籽	天竺葵、真正薰衣草、穗花薰衣草、橘（桔）。
德國洋甘菊	天竺葵、真正薰衣草、穗花薰衣草、廣藿香、奧圖玫瑰。
羅馬洋甘菊	絲柏、天竺葵、真正薰衣草、穗花薰衣草、奧圖玫瑰。
絲柏	羅馬洋甘菊、真正薰衣草、穗花薰衣草、橘（桔）、穗甘松。
天竺葵	胡蘿蔔籽、羅馬洋甘菊、乳香、白松香、真正薰衣草、穗花薰衣草、橘（桔）、廣藿香、苦橙葉、奧圖玫瑰、穗甘松、茶樹。
真正薰衣草、 穗花薰衣草	所有寧靜精油皆適合搭配。

乳香	天竺葵、真正薰衣草、穗花薰衣草、橘（桔）、穗甘松、岩蘭草。
廣藿香	天竺葵、真正薰衣草、穗花薰衣草、橘（桔）、奧圖玫瑰、穗甘松、岩蘭草。
奧圖玫瑰	可以搭配大部分的寧靜精油，尤其是其中的德國洋甘菊、羅馬洋甘菊、天竺葵、真正薰衣草、穗花薰衣草、廣藿香、穗甘松、岩蘭草。
穗甘松	絲柏、乳香、天竺葵、真正薰衣草、穗花薰衣草、廣藿香、奧圖玫瑰、岩蘭草。
岩蘭草	乳香、真正薰衣草、穗花薰衣草、廣藿香、奧圖玫瑰、穗甘松。

創造精油配方：練習方案

　　要調製精油配方，首先得對精油香氣進行全面性的評估，包括最初的香氣印象到飄散後的殘香。唯有當你對精油香氣的特質與屬性有了深刻的熟悉與了解，才能夠思考如何將這精油與其他精油調合在一起，創造出符合芳香療癒或香氣美學目的的配方。

　　以下三個練習方案，可以幫助你評估精油的氣味，進而打造精油配方。進行這些練習時，你需要準備以下工具：

◆ 試香紙或面紙（你也可以自製試香紙：把吸墨紙裁成細長的條狀，將滴入精油的那頭裁成尖形，以便伸入精油滴孔中）

◆ 筆

◆ 筆記本

◆ 新鮮現磨的咖啡粉或咖啡豆（如果打算一次評估多種精油則須準備）

◆ 打算評估的精油（一次不超過六種精油）

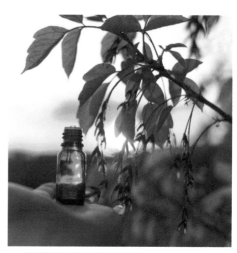

註：進行評估練習時，請勿在身上使用香水或氣味濃郁的體香劑。也請確保身上穿的衣服並未留下洗衣精或柔軟精的氣味。

◇ 從自然植物成為瓶罐中的精油。

練習1：認識單一精油

　　一般來說，有兩種方式可以幫助你評估精油氣味：其中一種來自快速的本能反應，另一種則是在條件的控制下，帶著明確的意圖對香氣進行回應。兩種方式在某種程度上，都必須依靠直覺。直接從精油瓶口嗅聞精油的氣味（非常快速），能在瞬間對香氣建立起初步但非完整的印象。要能完整地鑑賞香氣獨特的深度和變化特質，最佳的方式是把精油滴入紙巾或試香紙，讓香氣完整地飄散，釋放自身真正獨特的多樣層次與深邃氣味。

準備工具和工作區域

① 確保工作區域通風良好（把窗戶打開來維持空氣流通）。

② 確保工作區域不遠處就有洗手設備，也有可供清潔的肥皂用品。

③ 準備好急救箱，其中應包含洗眼容器。

④ 清理工作檯面。

⑤ 準備一杯飲用的清水。

⑥ 準備2或3大匙新鮮現磨的咖啡粉（或咖啡豆），放在小杯子或小容器裡（供嗅聞不同精油時使用）。

⑦ 準備好要評估的精油。

⑧ 在試香紙或紙巾上，寫好每一支即將被評估的精油名稱。

⑨ 在筆記本上列出即將被評估的精油。可以參考次頁表格。

精油	濃稠度	顏色	前調香氣（第一印象）	中調香氣（經過30分鐘的香氣）	殘香（經過60分鐘的香氣）
綠橘（桔）（*Citrus reticulata*）					
德國洋甘菊（*Matricaria recutita*）					
乳香（*Boswellia carterii*）					
穗甘松（*Nardostachys jatamansi*）					

評估精油香氣

① 打開精油瓶，將試香紙的尖頭伸入滴頭孔洞沾取精油，或將1滴精油滴在試香紙或紙巾上。完成後立刻蓋上蓋子。

② 將試香紙或紙巾放在鼻子下方，輕輕前後移動，或搧動紙巾。深深吸入飄散的精油氣味，透過鼻子做幾次深長的呼吸。

③ 注意當香氣經過鼻腔，下到喉嚨、深至肺部時，是什麼樣的感覺？當你吸氣的時候，你能「嚐」到這個氣味嗎？你感覺自己在鼻子或喉部的哪個位置留下了對這個香氣的印象？

④ 評估香氣特質。你在第一時間聞到了什麼？最鮮明、最突出的是什麼？

⑤ 評估你對這香氣的反應。這香氣讓你想起什麼嗎？它觸發了什麼

樣的念頭或回憶嗎？聞到這個氣味的時候，你有什麼感覺？

⑥ 現在，把紙巾放遠一點，透過呼吸清空你的氣息；或者，也可以喝點水。接著，再一次重複②到⑤步驟，這一次，注意留意香氣的更多層次，也就是在你初步觀察到的氣味之下，潛藏的其他幽微氣味。

⑦ 用2到3分鐘的時間，重複②到⑥步驟。注意這段時間裡，香氣是否出現了變化。

⑧ 觀察精油的顏色；精油會在試香紙或紙巾上留下印漬嗎？或者它是無色的呢？觀察精油的濃稠度；它是稀薄或稠厚的呢？

⑨ 在你筆記本上寫下你的各種觀察，記得同時把時間記錄下來。

⑩ 試香紙靜置30分鐘，接著重複同樣的步驟，同樣記下觀察筆記。這時，你評估的是精油的中調氣味。

⑪ 讓試香紙再繼續靜置30分鐘，接著重複同樣的步驟，同樣記下觀察筆記。這時，你評估的是精油的後調氣味。〔註：若要評估到真正的殘香氣味，必須讓試香紙或紙巾上的精油氧化（揮發）至少24小時〕。

評估多種精油香氣的方法

◆ 完成一支精油的氣味評估後，先喝一些清水，再聞聞現磨咖啡粉（或咖啡豆）的氣味。透過幾次呼吸清空你的氣息，再接著嗅聞下一支精油。

◆ 請勿一口氣連續嗅聞超過三或四種精油。如果你要評估的精油超過這個數量，請將精油分組，每組之間間隔至少30分鐘（時間長一點更好），給自己「呼吸的空間」。如果可以的話，間隔期間請離開這個空間。

完成評估之後，你的筆記本將會多了許多詳細的香氣觀察記錄。很有可能像下表這樣：

精油	濃稠度	顏色	前調香氣（第一印象）	中調香氣（經過30分鐘的香氣）	殘香（經過60分鐘的香氣）
綠橘（桔）（*Citrus reticulata*）	稀薄的液體；很快就能滴出。	滴在紙巾上呈淡橄欖綠色；當精油揮發顏色會逐漸褪去，最後留下淡黃綠色的印記。	清新、強烈的果香，深邃、香甜柔軟的柑橘氣味；就像橘子皮的味道。	逐漸消散的微弱果香，像柑一樣的水果氣味，柔軟且圓潤。	幾乎無氣味，非常微弱也幾乎聞不到，只有微微的草本和水果香氣。
德國洋甘菊（*Matricaria recutita*）	稀薄的液體；很快就能滴出。	滴在紙巾上呈深藍綠色；揮發後留下偏黃綠色但帶點微微藍色的印記。	香甜溫暖的草本和果香；有點令人不舒服，並不討喜的味道。	香甜的草本氣息，如乾草一般。	溫暖的菸草氣味；持久不散。
乳香（*Boswellia carterii*）	稀薄的液體；很快就能滴出。	滴在紙巾上是清澈無色的潮濕印記，但精油在瓶中呈微黃色；紙巾上的印記逐漸消失，沒有留下顏色，但香氣依然存在。	清新、檸檬果香、綠香、樹脂香。	樹脂、香脂、些許的松油氣味和木質香與柑橘的香甜氣息。	久久不散的木質香氣，加上一絲柑橘、香脂和草本的氣息。
穗甘松（*Nardostachys jatamansi*）	中度黏稠，外觀看起來濃厚；滴出速度較慢。	淡琥珀色、稍微藍綠色的痕跡；顏色逐漸褪去，在紙巾上留下乳黃色的印記。	非常香甜、強勁，如同新鮮青豆的氣味，加上青草與些許的木質氣味。	香氣逐漸飄散，留下細緻的木香和微微的香料、新鮮青豆與乾草氣味。	香氣持久不散，留下新鮮青豆與乾草的香甜氣息。

✦ 如果肌膚直接碰到精油，請立刻進行清洗。

✦ 嗅聞時，請勿讓試香紙或紙巾過於靠近鼻腔，以免刺激黏膜。如果當天打算一次評估多種精油，更要注意格外小心。

✦ 如果不小心讓精油進入眼部（例如不小心讓手碰到眼睛），請立刻用溫水沖洗眼部，直到確保精油已完全被洗去。如果眼部持續感到刺激，請立即就醫尋求協助。

✦ 如在過程中出現頭暈、噁心或頭痛，請立刻停止練習。

✦ 孕婦或感覺身體不舒服時，請勿進行這個練習。

✦ 長時間未進食者，請勿進行這個練習。

✦ 正服用藥物者，無論因什麼原因服藥，都請先確保自己服用的藥物和即將評估的精油不會出現負面的交互反應。

✦ 過程中如有任何精油潑灑出來，請立刻進行清理。

練習 2：調配芳香療癒配方

當你完成了第一個練習之後，就可以著手進行更多的香氣實驗，透過調配精油，創造氣味芬芳的療癒配方。請根據上一個練習得到的氣味觀察，指引你選定接下來要使用的精油組合。首先，選定一支配方主要使用的精油（「主題」精油）。這支精油應非常切合你的配方主題（抗憂鬱、抗焦慮、提振心情、安撫情緒等），它可以是前調精油、中調精油或後調精油。接著，你可以為這主題精油挑選其他在氣味或療癒屬性上相輔相成的精油作為搭配，創造具有你個人特色的療癒配方。

調製芳香療癒配方時，請使用不超過三或四支精油。如果你希望製作的是效果持久的配方（例如療癒香水），請在配方中調入較高比例的後調與前調香氣，這麼做能讓香氣更為持久。

舉例來說，假設你打算調製一個可以在冥想、瑜伽或其他放鬆技巧時使用的精油配方，並且選擇用乳香作為主題精油。乳香精油帶著一股綠香，有樹脂、木質的中調香氣，和些微的泥土氣息；它似乎能幫助呼吸更深沉，讓人平靜下來。乳香是一種後調香氣，根據以上的療癒屬性和香氣特質，或許你可以選擇以羅馬洋甘菊作為搭配的中調，再加上綠橘（桔）作為前調，讓整個配方香氣更加和諧。於是，這個配方除了幫助放鬆之外，還能緩解躁動不寧和難以入睡的情況（尤其是孩童），它能舒緩焦慮、消除輕微的憂慮，並帶來紮根、平衡、提升心情與情緒的效果。

當較輕的香氣逐漸飄散，必須時時留意整個香氣的變化。那些留下來的氣味，會成為香氣的主體和最終縈繞的殘香，這些氣味就和最初鮮活飄散的氣味一樣，在調香時同樣需要注意考量。當精油配方的前調消散之後，留下來的其他香調也同樣必須是舒服宜人的。

準備工具和工作區域

① 確保工作區域通風良好（只需把窗戶打開來維持空氣流通）。

② 確保工作區域不遠處就有洗手設備，也有可供清潔的肥皂用品。

③ 準備好急救箱，其中應包含洗眼容器。

④ 清理工作檯面。

⑤ 準備一杯飲用的清水。

⑥ 準備2或3大匙新鮮現磨的咖啡粉（或咖啡豆），放在小杯子或小容器裡（供嗅聞不同精油時使用）。

⑦ 釐清配方主題或主要訴求。例如，或許你會想調製提振心情或安撫情緒的配方，或者能幫助冥想或放鬆的配方，或是緩解失眠的配方等。

⑧ 選出幾個可能成為主題精油的候選人──選出符合配方主題與調製意圖的精油。接著，選出在療效與香氣上都能支持並為主題精油帶來更多和諧的輔佐精油。把所有精油放在工作檯面上，準備進行評估。

⑨ 在試香紙或紙巾上寫下準備接受評估的精油名稱。

⑩ 在筆記本上列出即將被評估的精油。可以參考本書第176頁的表格。

如先前所述，主題精油可以是前調、中調或後調精油。在下面這個例子裡，我選擇的主題精油是苦橙葉與綠橘（桔）。這兩種精油都是前調精油，不過，在先前的討論中有提到，苦橙葉的香氣會逐漸演變成中調。苦橙葉和柑橘類精油能相輔相成，並增強彼此的特質，因此我經常在配方中結合這兩種精油，來強化它們提振情緒的特質。表格中另有前、中、後調精油的欄位，在此我舉列其他可以支持苦橙葉和綠橘（桔）的精油選擇，幫助整體配方在提振情緒之餘，也有紮根、平衡的效果，進而消解憂鬱的感受。

主要主題	輕度憂鬱療方
主題精油	苦橙葉（*Citrus aurantium var. amara*） 綠橘（桔）（*Citrus reticulata*）
前調搭配精油	白松香（*Ferula galbaniflua*）
中調搭配精油	羅馬洋甘菊（*Anthemis nobilis*） 絲柏（*Cupressus sempervirens*） 真正薰衣草（*Lavandula angustifolia*）
後調搭配精油	玫瑰（*Rosa ×centifolia*） 穗甘松（*Nardostachys jatamansi*） 乳香（*Boswellia sacra*）
選定的配方	

評估精油香氣

　　根據練習1的指示步驟進行（參考第170–171頁），保留每一條試香紙。

調製精油配方

① 選定主題精油，拿起主題精油的試香紙。

② 選擇你認為可以和主題精油相輔相成的精油試香紙。

③ 將以上試香紙拿在手中，放在鼻子前方距離一手掌寬的位置，吸聞香氣。

④ 替換不同的試香紙實驗看看，直到你找到滿意的香氣組合。

⑤ 記下你的精油選擇，可以參考第177頁的表格範例。

⑥ 選定使用精油的方式（可以參考本書第7章）。

　　一旦你選好精油，就可以用不同比例實驗看看。舉例來說，你可以透過調整配方中的精油滴數，調整香氣和療癒特質。也就是說，如果以下列配方1為例子，我會使用1滴玫瑰、2 滴絲柏和2滴苦橙葉。玫瑰的香氣非常濃郁，所以在配方中使用1滴，通常就已相當足夠。以配方2來說，我會使用1滴穗甘松、2 滴真正薰衣草、1滴白松香和1滴綠橘（桔）；如果是配方3，我會用2滴乳香、1滴羅馬洋甘菊和2滴綠橘（桔）。在上述例子裡，我的選擇很單純是根據我希望配方達到平衡、提振或紮根的效果。根據你的需求和選擇的使用方式，你可以接著將這些精油加入植物油、乳霜或乳液中使用，或者也可以滴入水中擴香（請參考第7章）。在此提供的是一個基本的指引。如要為更嚴重的症狀配製產品，則需要對精油化學、生理學與病理學具備更深入的了解。

主要主題	輕度憂鬱療方
主題精油	苦橙葉（*Citrus aurantium* var. *amara*） 綠橘（桔）（*Citrus reticulata*）
前調搭配精油	白松香（*Ferula galbaniflua*）
中調搭配精油	羅馬洋甘菊（*Anthemis nobilis*） 絲柏（*Cupressus sempervirens*） 真正薰衣草（*Lavandula angustifolia*）
後調搭配精油	玫瑰（*Rosa* ×*centifolia*） 穗甘松（*Nardostachys jatamansi*） 乳香（*Boswellia sacra*）
選定的配方	配方1：苦橙葉＋絲柏＋玫瑰 配方2：綠橘（桔）＋白松香＋真正薰衣草＋穗甘松 配方3：綠橘（桔）＋羅馬洋甘菊＋乳香

接下來提供的「療癒配方記錄表」是一個表格範例，能讓你在每次創造新配方的時候，記錄自己的配方內容和選用的方式。這將方便你集

結配方記錄，作為日後的參考或提醒。（微小的具體細節很容易被日常生活淹沒；寫下記錄是讓資訊有跡可循的好方法）。你也可以添加一個段落，記錄配方與使用方式的後續成果（香氣、介質的效果、使用頻率與時間長度、下次想要如何調整等）。同樣的原則也適用於第182–183頁的美學調香記錄表。

療癒配方記錄表（樣本）

主要症狀			
次要症狀 （如果有）			
主題精油			備註
輔助精油 （不超過 三種）	前調	中調	後調
介質／ 施用方式	□ 植物油（用來按摩或護膚） □ 乳霜　　□ 乳液　　□ 油膏　　□ 蘆薈膠　　□ 敷包 □ 滾珠瓶（療癒香氛）　　□ 面膜　　□ 聞香棒 □ 空間擴香　　□ 其他		

精油配方		滴數
	1.	
	2.	
	3.	
	4.	
	總滴數	
		總量
	介質	

練習 3：調配香氣美學配方

你想運用香氣美學調製香水，首先要決定配方中的主題精油，也就是：你想傳達的主題（例如男性、女性、活力、性感等）。接著，再決定你想傳達這個主題的方式，也就是：什麼樣的香氣特質能妥善地表達這個主題（例如木質、花香、果香、辛香、夏日香氣等）。根據練習2列出的指引，選出能符合你獨特香氣「畫面」的精油。

準備工具和工作區域

根據練習2的指示（參見本書第174-175頁），把可能調入香氣美學配方的精油挑選出來、擺放在桌上。在試香紙和筆記本上一一寫下它們的名稱（可參考第176頁的表格示範）。

評估精油香氣

根據練習1的指示（參見本書第170-171頁），保留每一條試香紙。

調製精油配方

① 選定主題精油，拿起主題精油的試香紙。

② 選擇你認為可以和主題精油相輔相成的精油試香紙。

③ 將以上試香紙拿在手中，放在鼻子前方距離一手掌寬的位置，吸聞香氣。

④ 替換不同的試香紙實驗看看，直到找到能傳達出你想要的心情、圖像或印象的香氣組合（在這過程中，你可能會發現從未想像到，或先前沒有想過的香氣變化）。

請記得，前調香氣是香氣的第一印象，但很快就會消失。後調香氣能抓住揮發性強的香氣，放慢飄散的速度，也因此能讓香氣的氣味更持久；一般來說，當前調與中調香氣消散之後，後調香氣仍能停留很長的時間。氣味消散後的殘香，和一開始的第一印象，都是調製配方時不可輕忽的部分。

⑤ 記下你的精油選擇，可以參考第177頁的表格範例。

⑥ 從後調開始打造你的香水圖像，接著加入中調、再加入前調。比例上，後調合中調的比例需比前調來得多（參考第181頁圖示）。最好控制一開始使用的精油（或原精）種類數量。這麼一來，你便可以嘗試不同的香氣旋律，實驗不同的氣味和弦，最終創作出你自己的香氣交響樂！小心地一滴滴加入精油；在配方中加入精油很容易，但一旦滴入，就不可能取出，所以請慢慢來。

首先從六種精油開始，就像練習2示範的一樣，透過不同滴數比例來調整香氣。每一次都寫下添加的精油滴數，以及它為香氣帶來什麼樣的改變。（這麼一來，你就能記錄每一次的微調，為你的香氣結構帶來了什麼樣的變化）。仔細觀察後調的香氣，以及當你接著加入中調和前調時，香氣產生了什麼樣的變化。

⑦ 當你調配出滿意的香氣，就可以將精油加入介質裡——例如植物油或荷荷芭油、乳霜或油膏，或是酒精（乙醇或伏特加）。注意調入介質是否稍微改變了配方的香氣；你或許會因此想增加精油的量，或是調整精油配方比例。

⑧ 當你調配出最後滿意的香氣，請蓋緊容器的蓋子，放在清涼陰暗

處靜置24小時。酒精很快會消散，並且有可能刺激皮膚；如果你用酒精作為香水的基底介質，請噴在衣服上而不是直接使用在肌膚上。香水油或香水霜能讓香氣更持久，同時也能避免肌膚因為精油而受到刺激。（請參考第7章關於香水滾珠瓶以及製作油膏的介紹，除此之外還有許多其他使用方式的介紹）

⑨ 在接下來幾天和幾個禮拜之間，觀察配方香氣的變化。某些精油香氣濃郁，使用時很容易主宰整體氣味（例如洋甘菊、玫瑰與岩蘭草）。像這樣的精油需要減少用量，但它們的殘香也會因此變淡，這也將改變整體香氣的變化。請多嘗試看看。

注意：請勿將純精油直接使用於肌膚。如要使用純精油，請用在衣服或紙巾上，否則請調入荷荷芭油、椰子油或酒精等介質中使用。

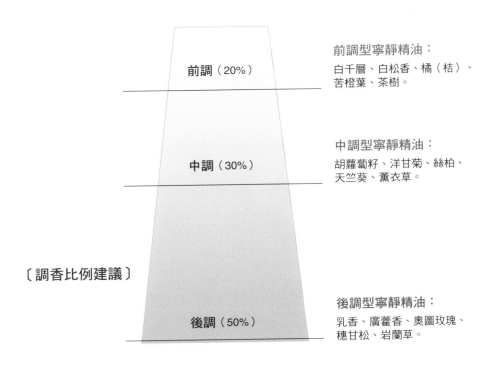

〔調香比例建議〕

前調（20%）

中調（30%）

後調（50%）

前調型寧靜精油：
白千層、白松香、橘（桔）、苦橙葉、茶樹。

中調型寧靜精油：
胡蘿蔔籽、洋甘菊、絲柏、天竺葵、薰衣草。

後調型寧靜精油：
乳香、廣藿香、奧圖玫瑰、穗甘松、岩蘭草。

美學調香記錄表（範例）

如先前所述，對香氣的感受與回應是非常個人的體驗，有可能受到許多因素的影響。例如嗅聞香氣的時間點、季節、個人的香氣記憶與健康狀態等。以下配方記錄表示範了調製香氣的過程；最終調配的香氣，可能因個人情況而有不同喜好反應或接受程度。

活力鮮根花香配方				
特色精油：玫瑰				
配方特色	☑ 女性　　□ 男性　　☑ 提振情緒　　□ 注入活力 □ 性感迷人　　□ 平靜堅強　　□ 其他：＿＿＿＿＿＿			
香氣主調	□ 木質調　　□ 辛香調　　✓□ 花香調　　□ 果香調／柑橘調 □ 其他：＿＿＿＿＿＿			
介質	□ 植物油　　□ 乳霜　　□ 乳液　　□ 香膏 ☑ 香氛油（滾珠瓶–荷荷芭油）　　□ 香水（以酒精為基底） □ 沐浴油　　□ 其他：＿＿＿＿＿＿ 總量： 10 ml			
編號	精油	配方滴數／後續加入的滴數	總滴數	評語／香氣變化
後調				
1	玫瑰	2＋1＋1	4	花香、香甜、深邃、濃郁。
2	穗甘松	1	1	清新、木質、泥土、花香。
3	廣藿香	1	1	泥土、木質、些微的花香。
中調				
1	天竺葵	1	1	微微的甜、泥土、乾燥、些微的花香。
前調				
1	苦橙葉（前調至中調）	2	2	柑橘、帶點酸味、隱約的木質氣味。
2	橘（桔）	1	1	苦癬、柔和、柑橘味。
配方總滴數			10	最終配方：花香、玫瑰香，些微的柑橘氣息，隱約有泥苔氣味

美學調香記錄表（樣本）

配方名稱：	
特色精油：	

配方 特色	☐ 女性　　☐ 男性　　☐ 提振情緒　　☐ 注入活力 ☐ 性感迷人　　☐ 平靜堅強　　☐ 其他：＿＿＿＿＿＿
香氣 主調	☐ 木質調　　☐ 辛香調　　☐ 花香調　　☐ 果香調／柑橘調 ☐ 其他：＿＿＿＿＿＿＿＿＿＿＿＿＿＿＿＿＿＿＿
介質	☐ 植物油　　☐ 乳霜　　☐ 乳液　　☐ 香膏 ☐ 香氛油（滾珠瓶 – 荷荷芭油）　　☐ 香水（以酒精為基底） ☐ 沐浴油　　☐ 其他：＿＿＿＿＿＿＿＿＿＿＿＿＿ 總量：＿＿＿＿＿

編號	精油	配方滴數／後續 加入的滴數	總滴數	評語／香氣變化
		後調		
		中調		
		前調		

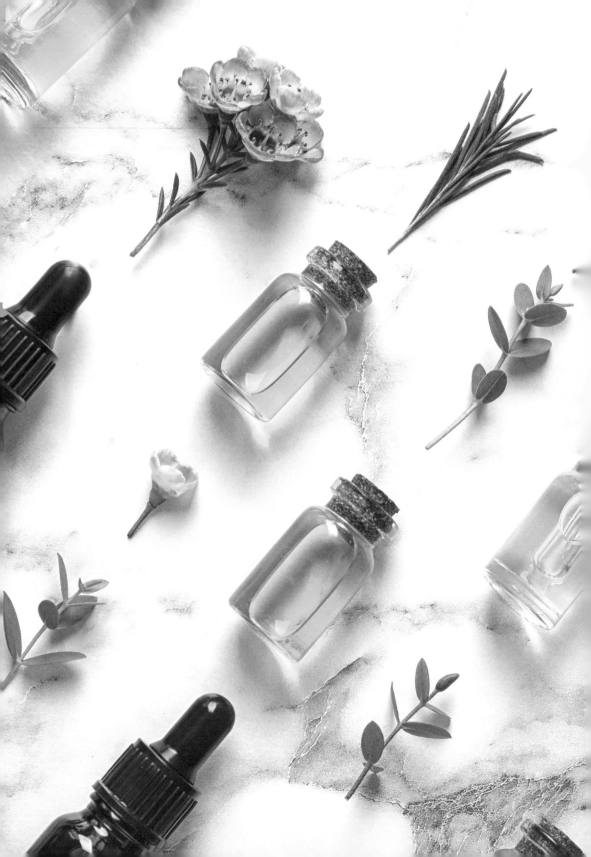

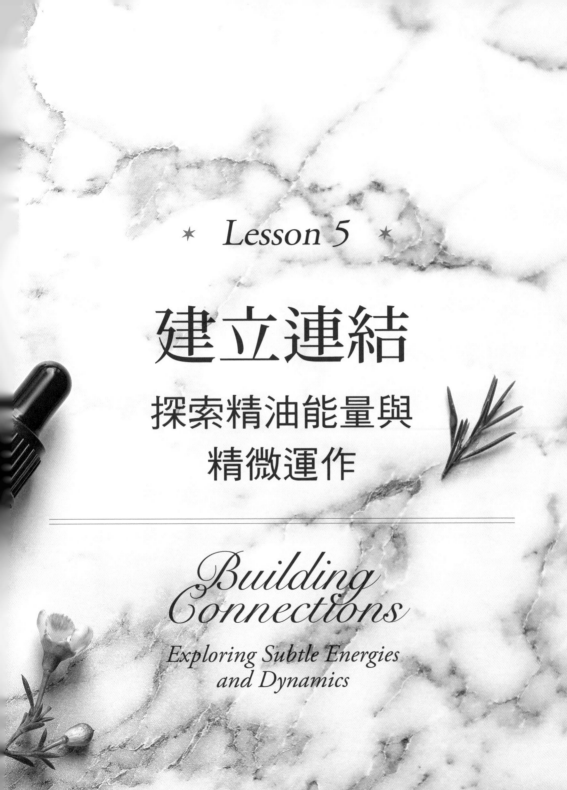

建立連結

探索精油能量與精微運作

Building Connections

Exploring Subtle Energies and Dynamics

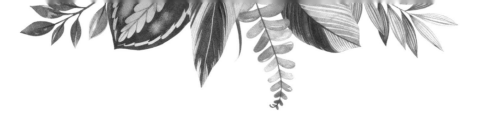

本章將針對寧靜精油在能量和精微層面的運作方式進行說明。寧靜精油是最安全也最有效的一組精油，透過本章你會發現，它們還具有許多寶貴的效果與影響。除此之外，它們也能很好地和其他整體療法、促進身心幸福的療癒方式結合在一起使用。

色彩

太陽散放的電磁能量，只需要八分鐘就能抵達地球。當這些能量觸碰到地球周圍的大氣層，會因臭氧和水蒸氣而變得稀薄。能量流的通量（flux）因此降低，也被空氣和浮質中的分子打散。

電磁能量或輻射的種類有許多。它們的形態相近，但通率（在一定時間之內，物質通過某個表面的量）不同。紅外線（熱）、X射線、可見光和無線電波都是一種電磁輻射。它們的振動頻率有高低之分，波長有長短之分。

我們如何看見顏色？

我們眼睛所見的一切，都是感官感知到光的反射。在人類視覺可見的光譜當中，每一種色彩都是一種頻率或波長的共振；我們以不同的顏色，感知不同波長的光。光波遇到空間中的物體，就會反射；當這樣的光波被眼睛所見，那色彩、濃度和陰影（光的阻礙），讓我們明白視覺畫面中的深度、輪廓、形狀、質地、區別、位置，也會感知到空間感與方向感。

波長短		頻率高
宇宙射線	鐳射線	
伽瑪射線		
	硬X射線	
	低壓射線	
X 射線		
	紅斑射線	
	螢光射線	
紫外線		
	洋紅色	頻率較高
	紫（藍）	
	藍（青）	
	藍綠	
	綠	
	黃	
	橙	
	紅	頻率較低
可見光		
	熱輻射	
	照相輻射	
紅外線	FM廣播、電視、雷達、無線電、商業廣播	
無線電波		
波長長		頻率低

〔 **色彩和電磁波譜** 〕

眼睛視網膜中，有兩種光的接收器：視桿細胞（rods cell）和視錐細胞（cone cell）。視桿細胞負責暗視覺，它們不傳遞顏色訊息，空間分辨力較弱；它們對光的強度較敏感，負責夜間視覺。視錐細胞在光度較強時運作活躍，能分辨色彩和空間，是主要的日間視覺。

視錐細胞又分為三種：一種對短波（藍光）敏感、一種對中波（綠光）敏感，另一種對長波（紅光）敏感。當這些光的接受器接受到光波的刺激，就會向大腦發送神經訊號，大腦於是將這些光波詮釋、定義為不同的顏色。色彩是能夠共振的振動頻率，因此，身體中也有其他感官或面向能偵測到色彩，並予以回應。

光的色彩 vs. 顏料色彩

彩色的光會反射，顏料色彩則具有吸收性。當光波觸及不同密度的物體或物質，部分的波長會被物體表面的顏料物質吸收；其餘的波長則被反射，也就成了我們感知到的波長。

◆ **光的色彩**：光的三原色是紅光、藍光與綠光。當這三者等量混合在一起，就會形成白光。

◆ **顏料色彩**：顏料的三原色是黃色、青色與洋紅色（magenta），當這三者等量混合在一起，就會形成黑色——全然的暗。

混和不同原色，就會產生新的色彩，這就是所謂的二次色（secondary colors）。光的三原色是顏料色彩的二次色，而顏料的三原色是光的二次色。

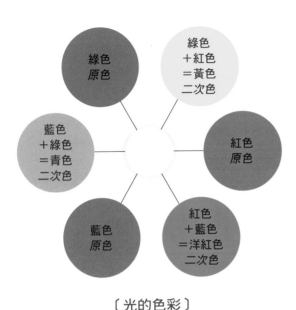

〔光的色彩〕

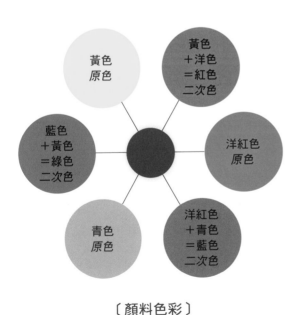

〔顏料色彩〕

以色彩療法進行能量療癒

以精油、寶石進行治療，或透過脈輪進行能量療癒時，色彩都在其中扮演著很重要的角色。寶石和精油本身都具有顏料色彩，而脈輪則與光的頻率共振。每一個脈輪都和整個色彩頻譜中的所有顏色共振，但其中會有一個色彩比其他更為顯著。舉例來說，紅色掌管海底輪、黃色掌管太陽神經叢、藍色則掌管喉輪。理想狀態下，每一個脈輪都以同等的強度，與其他脈輪和諧共振。不過，由於脈輪狀態時刻都在變化，有時某一個脈輪會比其他脈輪弱，或具有更主導的地位。此時，脈輪的狀態便不平衡。脈輪療癒的目的在於讓脈輪的振動回復平衡與和諧，做法是為較弱的脈輪補上光的色彩或顏料色彩，達到強化或消融阻礙的效果，讓全身脈輪回歸平衡。

顏料色彩（寶石和精油的色彩）並非以同樣的頻率和彩色光（脈輪）共振。這時，用顏料色加上它的對位色（雖然聽起來有點複雜，但對位色有時也稱為「互補」色）可以一定程度處理這樣的情況。成對的寶石和彩色光以相近的方式共振，在療癒時使用，能幫助維持脈輪平衡。此時加上精油能更強化療癒的效果，反之亦然。舉例來說，在重要的面試或上台表演前，可以用絲柏精油來調整缺乏自信或焦慮緊張的感覺，在這類場合裡，保有清晰的思緒，展現出沉穩篤定、對答如流的能力格外重要。若想讓絲柏的這類特質發揮到更理想的狀態，可以考慮用黃水晶（顏色：黃色）搭配互補寶石——紫水晶（顏色：紫羅蘭色／紫色）來使用。黃水晶可以用在與黃色共振的太陽神經叢，而紫水晶則可以用在頂輪。你也可以同時用手握持這兩種寶石，或作為飾品穿戴，例如當作吊飾使用。

結合寧靜精油、色彩和寶石，能帶來強大的效果，如再加上按摩，效果會再更上一層樓。

寶石

在此，我用寶石（gemstone）這個字來代表水晶與礦物，也透過這個字描述它們珍貴的療癒、平衡特質，當然，這個字也更能含括它們的美。這個段落列出的寶石資訊，主要針對它們和精油在精微層面的互補作用。寶石療癒本身就是一個完整的療癒系統，這裡只說明了最粗淺的資訊。

相較於其他療法，寶石以輕柔細緻的方式運作，使用起來很安全。一般來說，寶石能幫助充電、淨化、清理和保護，它們也能放大其他療癒工具的特質（例如花精與精油），寶石能作為一種互補元素，幫助這些工具發揮更大的效用。寶石不會改變一個人內在固有的傾向，但它們能透過平衡（提高或減低）體內的電磁能量，對個人的內在潛能帶來影響與支持。它們也能傳遞念頭、意念與療癒能量。

寶石和精油並不具有完全相同或平行的特質，兩者各有獨自的特質。不過，精油和寶石仍有某些共通的面向，能在一定的交集之下進行搭配嘗試——例如透過色彩共振帶來的影響，就是其中一個面向。只要仔細選擇配伍的夥伴，精油和寶石將能讓彼此的效果更加放大。當然，使用寶石也像精油一樣，要是一次納入太多元素，可能造成反效果或全無協同作用。因此，在此我只專注在一小組特定種類的寶石，以一種主要的寶石和一種精油，來對應特定脈輪與顏色。對我來說，這麼做就很足夠了。我把這組寶石組（一共九種）稱為寧靜寶石（Serenity Gemstones）。（脈輪共有七個，但其中有兩個寶石——粉晶與青金石——效用橫跨不同脈輪）。

無論是寶石或精油，都有多重的動能與活力，因此也可能跨越脈輪、顏色或不同精油之間的界限。以下例子或可說明。有一次我選擇用海藍寶和深藍色的青金石為喉輪工作，海藍寶是主要的礦石。海藍寶的特質是和諧甲狀腺與腦下垂體，那溫和的彩虹光中，藍色為喉輪帶來調整，而綠色則連接了心輪。當時的使用情境是，我透過使用海藍寶，來與深藍綠色的德國洋甘菊精油進行互補。當德國洋甘菊逐漸氧化，它的顏色變得更偏向深藍而非綠色，此時海藍寶就成了它的最佳夥伴。無論是寶石或精油，綠色都和心輪有關，也因此來自喉輪的聲音，將能夠「從心發聲」。藍色促進誠實和敞開，能幫助我們克服恐懼，找到內在勇氣，進而幫助我們表達自己，讓內在的感受能夠被訴說。德國洋甘菊

寧靜寶石特質列表

寶石	顏色	靈性作用	心智作用
碧玉	紅色（此外也有棕色、黃色、黃棕色和綠色的碧玉）	激發戰士般的特質，帶來追尋和達成目標的決心（紅色是最有動能的顏色，黃色最平靜，綠色最平衡）。	激發對自己和他人的正直與誠實。 協助在逆境時也能順服並掌握眼前的任務。 激發想像。 幫助我們把想法化為行動。
玉髓	橘色（但也有紅色、黃色與棕色的玉髓）	促進堅定不移，凝聚社群精神。幫助我們願意伸出援手、勇敢做夢，培養出於善意的熱情。	促進快速且實際解決問題的能力。 為行動帶來結論，並在困惑時保有現實感。
黃水晶	黃色	鼓勵個體性、自信心，以及面對生活、享受生活的勇氣。 鼓勵多樣的嘗試、獲得新鮮的經驗，以及自我實現。	幫助「消化」印象和感想，擁有能理解並支持自己的能力，同時擁有快速做出結論的能力。
東陵玉	綠色	揭露個人的快樂與不快樂。強化決心與個體性。 鼓勵做夢；幫助夢想成真。	帶來大量的靈感和熱情，同時對他人的想法和建議也有更高的容忍度與接納性（平衡）。

精油與海藍寶還能幫助改善胸腔上部、喉嚨和口腔的問題，除此之外也還有許多其他療癒效果。

麥可·詹格（Michael Gienger）在資訊豐富的《水晶的療癒力量》（*Crystal Power, Crystal Healing*）一書中，深入探討了水晶的療癒力。如想針對這個主題做更多的探索，這是我個人推薦的一本讀物。

本書第198–199頁的表格將列出這些寶石對應的脈輪、精油和其他特質。

情緒作用	身體作用	使用方式
帶來勇氣、準備好行動、決心、意志力（紅色）、耐力（黃色）、直接了當的態度，以及保護自己和他人的能力（綠色）。	促進循環與能量流動（紅色）、強化免疫系統（黃色）、排毒與消炎（綠色）。 可以用於性、消化和腸道方面的問題。 支持對環境壓力的抵抗力（如汙染、毒素、輻射等）。	穿戴在身上，或擺放在身上。
帶來堅定不移和勇氣（在每日生活中面對困難的勇氣）。 提振情緒。	激勵小腸吸收維生素、礦物質和養分。緩解風濕不適。刺激新陳代謝。	穿戴在身上，或擺放在身上。
帶來生活的樂趣，幫助克服憂鬱、克服與壓迫的連結。 支持自我表達，幫助人們變得外向。	激勵消化和胃、脾與胰的運作過程。緩和初期糖尿病。強化神經。暖身。	穿戴在身上，或放在空間中支持冥想。
幫助放鬆、再生、回復。幫助入睡。 培養耐心；安撫憤怒和惱人的感受。	促進心的再生。 促進脂肪新陳代謝、降低膽固醇（支持心臟保健）。消炎、緩解皮膚病、疹子爆發和過敏。強化結締組織、緩解疼痛。	作為吊飾使用，或放在身體對應部位。

寶石	顏色	靈性作用	心智作用
粉晶	粉紅色	溫柔但堅定（不是妥協，而是意識到能用溫柔和柔軟克服僵硬與剛強）。促進樂於助人的態度、開放的心胸，以及對愉快氣氛的渴望。	幫助擺脫憂慮，區分同情與反感。把注意力放在實現基本的需求。
海藍寶	綠色至淡藍色	幫助靈性成長，以及遠見、清晰的特質。 幫助活得抬頭挺胸、朝目標前進、有行動力、有毅力且能成功。	清除困惑、帶來秩序，幫助未完的事物達到結論。
青金石	深藍色	帶來智慧、誠實，揭示個人內在的真實。 幫助個人從妥協和退縮中解放。	促進自我覺知、自尊、誠實與正直。 幫助傳達自己的感覺與情緒。幫助自我發聲。
紫水晶	紫羅蘭色／紫色	時時保持靈性上的覺醒，帶來對靈性的感知，以及對心靈真相的洞見。帶來正義感和評判的能力。促進誠實與正直。有助於在冥想時讓腦袋安靜下來，找到內在深處的平靜與智慧。	幫助清醒和覺知。幫助面對一切經驗，包括不樂見的情況和事件。 鼓勵有意識地處理自己的覺知，達到更高程度的專注，以及更有效的思考與行動方式。 幫助克服阻礙與難以自控的機制、成癮的行為。
舒俱徠	紫羅蘭色	幫助把持自己的觀點，依照內在的真實生活，不帶有偏差（無論是來自壓力或他人的遊說）。	幫助我們處理並克服衝突，不需做出不必要的妥協，而是根據彼此的共識找到解決之道，任何一方都無須委屈。

※（Gienger 2004；Gerber 2001）

情緒作用	身體作用	使用方式
帶來同理心和感受性——有時也可能過度感性。促進平衡的自我之愛、讓心變得強大、帶來浪漫情緣以及愛的能力。	促進組織內的血液流動、強化心臟和性器官，改善性障礙、強化生殖能力。	作為吊飾使用、放在身體對應部位，或放在空間中支持冥想。
讓心輕盈，帶來更多的快樂與放鬆（尤其在一切進展快速而順利的時候）。	幫助腦下垂體和甲狀腺達到和諧，進而調節生長、平衡荷爾蒙。 改善近距離或遠距離的視力。 安撫過於活躍的免疫系統，改善自主免疫疾病和過敏，尤其是花粉症。	作為吊飾使用或放在身體對應部位。
幫助接受真相，帶來面對真相的能力，同時不會否定個人的觀點與看法。 幫助控制衝突。	幫助療癒頸部、喉頭、聲帶的問題（尤其當疾病來自對憤怒的隱忍）。 調節甲狀腺功能。	作為吊飾使用或放在身體對應部位，尤其是喉嚨（鎖骨上方）或額頭。
有助於度過悲傷和哀慟，支持痛失所愛的過程。釐清內在世界的圖像與夢想（放在枕頭下可以幫助做夢）。 刺激靈感與直覺。	幫助緩解疼痛和緊張，尤其是頭痛。幫助傷口、瘀傷和腫脹修復。改善神經不適、肺部與呼吸道疾病、皮膚疙瘩與腸道不適。增進體內水分再吸收。	作為吊飾使用、放在身體對應部位，或放在空間中支持冥想，也可以放在枕頭底下，幫助我們理解夢境。
強化應對不舒服事物的能力。 化解內在張力，緩和哀傷、哀慟、恐懼和偏執。	對神經和大腦帶來和諧的效果。緩解嚴重的疼痛。改善癲癇、閱讀障礙與行動不便等情況。	作為吊飾使用、放在身體對應部位（尤其是疼痛的位置），或放在空間中支持冥想。

脈輪

　　脈輪是人體的能量中樞（或入口），坐落在主要神經叢與內分泌系統的腺體中心（例如腦下垂體、甲狀腺、腎上腺、胰腺和生殖腺）。如同先前所述，內分泌系統能調節荷爾蒙、新陳代謝、生長，並幾乎能對每一個器官帶來影響，包括大腦和中樞神經系統，以及身體的每一個細胞。七個主要脈輪的位置從脊椎底部一直延續到頭頂，此外還有許多相關的次脈輪分布在全身。每一個脈輪都散發著特定的頻率，可以用顏色、聲音和特定的生命動能狀態（life-force condition）來表示。每一個脈輪也都和特定的器官有關，彼此以相似的頻率共振。舉例來說，第五脈輪（延續上一段落的例子）影響喉嚨和頸部的主要腺體與身體結構，例如口腔、聲帶、氣管、頸椎、甲狀腺與副甲狀腺，同時也和副交感神經系統有關。這個脈輪與溝通、自我表達，以及讓感覺和情緒發聲有關。理想中，每一個脈輪都會以最理想的頻率相互和諧共振；這就是展現在身體內部的一種幸福與安康。這樣的和諧可能因許多原因受到干擾（例如情緒、身體壓力或創傷等）。可以見得，這本身就是一個相當大的主題。理查・葛伯（Richard Gerber）在他引人入勝的著作《振動醫學》（*Vibrational Medicine*）中，更深入地說明了這個現象。我在此提及這些資訊，是為了說明精油能如何用來支持並平衡七大主要脈輪和它們的功能。下列圖表中，將有更詳細的資訊。

能量療癒芳香療法

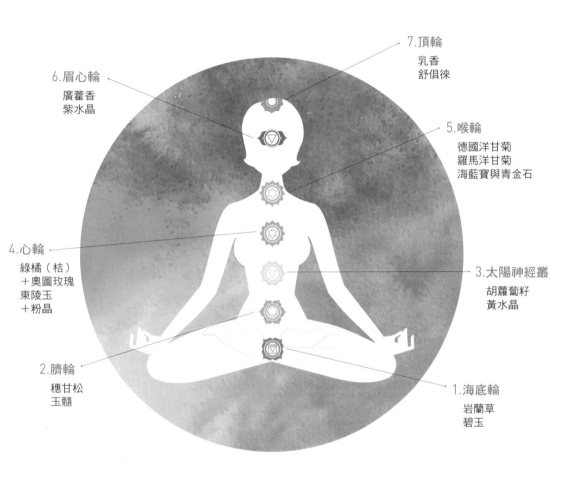

7.頂輪
　乳香
　舒俱徠

6.眉心輪
　廣藿香
　紫水晶

5.喉輪
　德國洋甘菊
　羅馬洋甘菊
　海藍寶與青金石

4.心輪
　綠橘（桔）
　＋奧圖玫瑰
　東陵玉
　＋粉晶

3.太陽神經叢
　胡蘿蔔籽
　黃水晶

2.臍輪
　穗甘松
　玉髓

1.海底輪
　岩蘭草
　碧玉

〔各脈輪對應的主要寧靜精油與寶石〕

脈輪：關聯與連結

脈輪	① 海底輪（Muladhara）	② 臍輪（Svadhishthana）	③ 太陽神經叢（Manipura）
位置	脊椎底部	肚臍下方	肋骨下方
相關的生理系統	生殖系統	生殖泌尿系統	消化系統
心靈／情緒屬性	保護自己和他人的能力、「最佳版本的我」、勇氣、耐力、直接了當的能力、誠實、生命動力、直覺、耐心、準備好行動、決心、能感覺與地球連結著、感覺紮根、穩定、將想法化為行動、展現戰士的能力、意志力。	有勇氣面對並克服困難、創造力、耐力、理想主義、新點子、熱情、現實主義、實用主義、性吸引力、解決問題的能力、毅力、力量、活力、願意幫助他人和啟發他人、熱心。	行動、平衡、有勇氣面對並享受人生、「消化」印象和感想、幽默、自主性、生命的喜悅、笑聲、新的經驗、自我的力量、自信心、自我表達、自我實現、自動自發、溫暖。
顏色	紅色	橘色	黃色
相關的寶石	紅碧玉；以及紅琥珀、血石、石榴石、黑曜石、紅寶石、黑碧璽。	玉髓；以及琥珀、方解石、黃色螢石、黃碧玉、太陽石、木瑪瑙。	黃水晶；以及琥珀、方解石、黃金、虎眼石、金色拓帕石。
相關的寧靜精油	岩蘭草；以及乳香、玫瑰原精／奧圖玫瑰、穗甘松。	穗甘松；以及胡蘿蔔籽、廣藿香、玫瑰原精／奧圖玫瑰、岩蘭草。	胡蘿蔔籽；以及羅馬洋甘菊、絲柏、乳香、白松香、天竺葵、真正薰衣草、穗花薰衣草、苦橙葉、奧圖玫瑰、茶樹。

※註

我在 ④ 心輪同時列出綠色與粉紅色，以同時說明心臟（器官）和心（比喻）的心靈情緒和生理特質。我在 ⑤ 喉輪的部分列出兩個主要可使用的寶石：海藍寶（偏向綠色的淡藍色）和青金石（偏向靛藍的深藍色），可根據使用目的來選擇。

每一支寧靜精油基於心理情緒與靈性特質的不同，都可以為 ⑥ 眉心輪和 ⑦ 頂輪帶來不同程度的影響；在此列出的是其中特別具有影響力的精油。

能量療癒芳香療法

④ 心輪（Anahata）	⑤ 喉輪（Vishuddha）	⑥ 眉心輪（Ajna）	⑦ 頂輪（Sahasrara）
胸腔中央	鎖骨上方喉嚨處	兩眉之間	頭頂
循環系統	呼吸系統	自主神經系統	中樞神經系統
平衡、慈悲、情緒、同理心、熱情、有能力展現溫柔而堅定的態度、靈感、耐心、自我決心和個體性、自我之愛、容忍與接納他人、理解。	淡藍色：活力、內分泌平衡、先見之明、輕盈和快樂、堅持與成功、靈性成長、正直、朝向目標前進的能力。 深藍色：面對真相的能力、溝通、內在自我和外在世界的連結、傳達感覺和情緒的能力（擁有自己的「聲音」）、自尊與誠實、自己內在的真實、自我意識、自我表達、聲音、言語表達、智慧。	有能力面對所有的經驗、專注力與更高層次的思考、洞見、靈感、直覺、靈性意識、自我認知、公平感、誠實與正直、靈性覺醒、靈視力（包括內在靈視）。	更高層級的覺知與意識、靈感、和諧的神經系統、連接靈性我與身體我（傳遞生命能量道每個脈輪）、想像力、正向思考、活躍大腦上部功能。
綠色；以及粉紅色	藍色	紫羅蘭色／紫色	紫羅蘭色
東陵玉和粉晶；以及苔癬瑪瑙、綠色魚眼石、綠玉髓、翡翠、玉、孔雀石、菱錳礦、綠碧璽。	海藍寶和青金石；以及天青石、藍晶石、藍色拓帕石、綠松石。	紫水晶；以及藍銅礦、堇青石、青金石、白水晶、蘇打石、丹泉石。	舒俱徠；以及紫水晶、魚眼石和紫色螢石。
綠橘（桔）、德國洋甘菊、羅馬洋甘菊、絲柏、乳香、白松香、天竺葵、真正薰衣草、穗甘松、茶樹。	德國洋甘菊、羅馬洋甘菊、真正薰衣草、穗花薰衣草、穗甘松。	廣藿香；以及乳香、真正薰衣草、穗花薰衣草。	乳香。

能量：陰與陽

中國古代療癒系統的哲學基礎，一直是兩種對立而互補的極性能量。這兩股能量——陰與陽——透過生生不息地相互流動，構成了物質和整個乙太宇宙的形狀與形體。當陰與陽完美平衡（或達到和諧）時，在符號上會呈現出兩個同等且相互連結的半圓，形成對比，也彼此互補。雖然陰與陽可能有一方比另一方更為強盛（一方增強，另一方便會減弱），但從來不會有一方全然主導，而這樣的強弱也不會持續不變——陰中永遠有陽，陽裡永遠有陰。舉例來說，如果沒有光，就不會有陰影。時間

列舉陰與陽的對立而互補的特質

陰	陽
地	天
女性	男性
黑暗	光明
消極／靜態	積極／動態
吸收	穿透
夜晚	白天
月亮	太陽
冷	暖
負面	正面
實心	空心
軟	硬
潮濕	乾燥
下沉	上升
收縮	擴張
直覺	邏輯
肝	膽
心	小腸
脾胰	胃
肺	大腸
腎	膀胱
精	神
血液和體液	氣
營氣	衛氣
吸入	呼出
偶數	奇數
谷壑	山巒
小溪	瀑布
虎	龍
橘色	蔚藍
黑	白
-------（虛線）	———（實線）

的概念來自日夜交替的韻律、季節變換的品質，以及月亮的陰晴圓缺──陰與陽始終帶著韻律，以有目的的方式移動、變換和流動。在陰陽符號裡，陰是暗（黑色）的半圓，代表女性、消極、吸收、大地、黑暗、夜晚和冷。陽是明（白色）的半圓，代表男性、積極、穿透、天、光明、白天和溫暖。

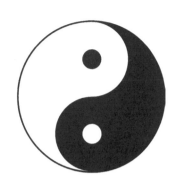

〔陰陽符號〕

　　精油同時具有陰與陽的特質。然而精油是否陰盛於陽，取決於許多原因，且並非絕對。植物需要土壤（陽）和水（陰）才能發芽，根部（陽）向下延伸，進入大地（陰），而嫩芽（陰）向上穿透土壤，迎向陽光（陽）。莖、樹幹、芽苞和果實更偏向陰的屬性，而葉與花則更偏向陽的屬性。不過，精油的陰陽屬性並不會延續自萃取的植株部位，例如根部或花朵；從植材中提取出來後，精油就自成一個整體。同時，精油的化學與能量特質，從萃取完成的那一刻起，就會開始隨著時間變化；蒸餾的當下，以及事後存放的時間長短與儲存條件，都是關鍵的影響要素。

　　我在次頁表格裡列出了寧靜精油的陰陽特質，這是根據我個人使用經驗彙整的內容。你會發現，根據每一支精油的主要作用，某些精油同時具備陰與陽的特質，而某些則更偏向陰性，或更偏向陽性。

寧靜精油的陰陽特質 ///

陰性	陰性／陽性	陽性
＊德國洋甘菊	＊白千層	＊胡蘿蔔籽
＊絲柏	＊羅馬洋甘菊	＊乳香
＊天竺葵	＊真正薰衣草	＊白松香
＊苦橙葉	＊穗花薰衣草	＊廣藿香
＊奧圖玫瑰	＊橘（桔）	＊穗甘松
＊岩蘭草	＊玫瑰原精	＊茶樹

五元素

　　五元素的哲理最初從陰陽學說衍生而來，是和陰陽論並行的次理論；後來，這兩套哲理被後人整合、詮釋，成為一套完整的互動系統。五種元素的特質以木、土、水、火和金為象徵。每一個元素都代表一種具體的特質。元素之間彼此互補，每一個元素也會影響到其他元素的運作和行動。這些特質全然顯現在身體（身心靈）與環境（大自然、環境氛圍、宇宙與天堂）當中。精油能帶來平衡，並讓這些能量特質回歸正常。它們在生理和能量上都有保護和恢復的作用，且有適應調整的特質，能驅散過盛的能量，也讓不足的能量獲得補充，幫助元素之間回復自然的流動。同樣地，從下表資訊中，你會發現精油具有多面向的特質，而這也意味著，它們能在許多面向帶來影響。

陰性元素	陰性／陽性元素	陽性元素
＊水	＊土*	＊火
＊金		＊木

＊根據道家學說，土可以是陰或陽的形態，也因此，它象徵著平衡與合一。土能承載其餘四種元素，它的運作是向內且集中的。

寧靜精油和五元素 ///

水	木	火	土	金
白千層	羅馬洋甘菊	乳香	胡蘿蔔籽	白千層
德國洋甘菊	真正薰衣草	橘（桔）	白松香	德國洋甘菊
羅馬洋甘菊	穗花薰衣草	廣藿香	廣藿香	絲柏
絲柏	穗甘松	苦橙葉	岩蘭草	乳香
天竺葵		玫瑰原精		天竺葵
奧圖玫瑰		穗甘松		真正薰衣草
岩蘭草				穗花薰衣草
				奧圖玫瑰
				茶樹

寧靜精油的精微屬性：速查表

精油	顏色	寶石	脈輪	元素	能量
白千層	綠色（以及粉紅色）	東陵玉（以及粉晶）	心輪	金、水	陰／陽
白松香	黃色 綠色（以及粉紅色）	黃水晶 東陵玉（以及粉晶）	太陽神經叢 心輪	土	陽
綠橘（桔）	綠色（以及粉紅色）	東陵玉（以及粉晶）	心輪	火	陰／陽
苦橙葉	黃色	黃水晶	太陽神經叢	火	陰
茶樹	黃色 綠色（以及粉紅色）	黃水晶 東陵玉（以及粉晶）	太陽神經叢 心輪	金	陽
胡蘿蔔籽	橘色 黃色	玉髓 黃水晶	臍輪 太陽神經叢	土	陽
德國洋甘菊	綠色（以及粉紅色） 藍色	東陵玉（以及粉晶） 海藍寶／青金石	心輪 喉輪	金、水	陰
羅馬洋甘菊	黃色 綠色（以及粉紅色） 藍色	黃水晶 東陵玉（以及粉晶） 海藍寶／青金石	太陽神經叢 心輪 喉輪	水、木	陰／陽
絲柏	黃色 綠色（以及粉紅色）	黃水晶 東陵玉（以及粉晶）	太陽神經叢 心輪	水、金	陰
天竺葵	黃色 綠色（以及粉紅色）	黃水晶 東陵玉（以及粉晶）	太陽神經叢 心輪	水、金	陰

能量療癒芳香療法

精油	顏色	寶石	脈輪	元素	能量
真正薰衣草 穗花薰衣草	黃色 綠色（以及 粉紅色） 藍色 紫羅蘭色／ 紫 紫羅蘭色	黃水晶 東陵玉（以 及粉晶） 海藍寶／青 金石 紫水晶 舒俱徠	太陽神經叢 心輪 喉輪 眉心輪 頂輪	金、木	陰／陽
乳香	黃色 綠色（以及 粉紅色） 紫羅蘭色	黃水晶 東陵玉（以 及粉晶） 舒俱徠	太陽神經叢 心輪 頂輪	火、金	陽
廣藿香	橘色 紫羅蘭色／ 紫	玉髓 紫水晶	臍輪 眉心輪	火、土	陽
奧圖玫瑰	黃色 綠色（以及 粉紅色）	黃水晶 東陵玉（以 及粉晶）	太陽神經叢 心輪	水、金	陰
玫瑰原精	紅色 橘色 綠色（以及 粉紅色）	碧玉 玉髓 東陵玉（以 及粉晶）	海底輪 臍輪 心輪	火	陰／陽
穗甘松	紅色 橘色 綠色（以及 粉紅色） 藍色	碧玉 玉髓 東陵玉（以 及粉晶） 海藍寶／青 金石	海底輪 臍輪 心輪 喉輪	火、木	陽
岩蘭草	紅色 橘色	碧玉 玉髓	海底輪 臍輪	土、水	陰

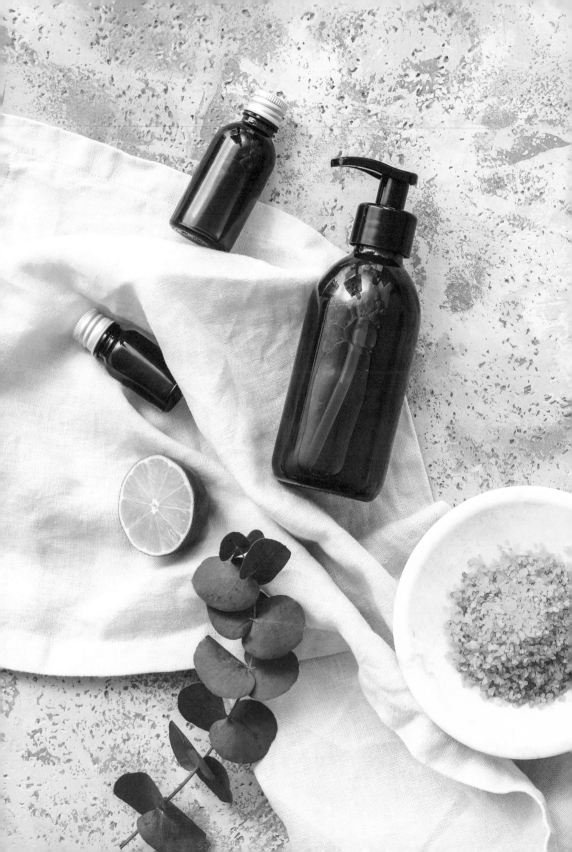

精油檔案

寧靜精油的特質與作用

Profiles

Properties and Characteristics of the
Serenity Essential Oils

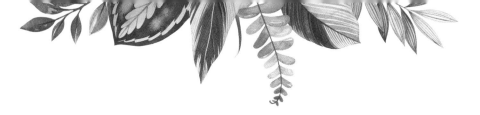

　　我在接下來的兩個表格中，列出能對應特定症狀的精油。這些精油不僅彼此之間有共通的某些特質，也各自具有獨特的特色與特性。在此列舉的建議精油只是一個引子；當你更深入了解每一支精油的特色，就會更清楚哪一個選擇最適合你和你當下要處理的症狀。每個人身上的症狀表現因人而異，也通常有不同起因。

　　請明白，在這部分內容資訊中提到的**憂鬱、焦慮、情緒擺盪**等字眼，都是指在每日生活中，因日常事件和情境，自然被激起的一種短暫心理情緒波動反應。如果在你身上，這些情況遲遲未見改善（例如持續數月），或似乎沒有特別的觸發原因，建議你尋求專業醫師診療，以排除其他可能的潛在因素。血糖過低、過度換氣、食物、化學敏感和過敏、藥物戒斷與戒毒，都可能帶來焦慮和憂鬱的感受。

　　在你用精油緩解下列症狀之前，請先查閱本章的個別精油介紹，以了解更多關於個別精油的資訊。如想了解如何用寧靜精油調理常見皮膚症狀，例如青春痘、濕疹、牛皮癬、皮膚乾燥、燙傷等，請參考本書第86–87頁的表格。

　　注意：請勿口服精油。除非有專業醫師以及（或）藥師，或草藥學專家的專業指導，否則不建議口服精油。

能量療癒芳香療法

速查表：用寧靜精油調理常見身體症狀

身體症狀	精油使用建議	說明
過敏	德國洋甘菊、羅馬洋甘菊、真正薰衣草。	這些精油可以緩解過敏症狀，但若要真正根除過敏，必須針對過敏成因進行處理。
關節炎	白千層、胡蘿蔔籽、德國洋甘菊、羅馬洋甘菊、絲柏、白松香、穗花薰衣草、橘（桔）、苦橙葉、岩蘭草。	
氣喘	羅馬洋甘菊、絲柏、乳香、白松香、真正薰衣草、橘（桔）、苦橙葉。	請勿在氣喘發作時以任何方式使用精油。如有氣喘的情況，請不要透過嗅聞的方式使用精油；請以油膏、按摩油或乳霜的方式塗擦在胸口，並使用低濃度的產品（0.5%至1%）。保險起見，請避免使用玫瑰精油；因為它可能造成支氣管痙攣（Tisserand and Young 2014, 106）。
高血壓或低血壓	調節血壓的精油： 絲柏、真正薰衣草、橘（桔）、奧圖玫瑰。	按摩可以調節血壓。目前尚未有證據說明精油可以提高或降低血壓，但精油能支持身體的自我調節過程。保險起見，若正服用高血壓藥物，請避免使用絲柏精油。
一般性感冒／流行性感冒	白千層、德國洋甘菊、絲柏、乳香、白松香、天竺葵、真正薰衣草、穗花薰衣草、橘（桔）、苦橙葉、茶樹。	
藥物成癮／藥物戒斷	穗甘松、岩蘭草。	這些精油可以緩解藥物戒斷的症狀；它們有安撫和鎮靜的作用。藥物戒斷需要在專業醫師監管下進行。
真菌感染	白千層、天竺葵、穗花薰衣草、廣藿香、苦橙葉、茶樹、岩蘭草。	本書第90頁有更多具體的建議。
頭痛、偏頭痛	德國洋甘菊、穗甘松、真正薰衣草、穗花薰衣草、奧圖玫瑰。	嗅聞精油可能造成偏頭痛；因此，在偏頭痛發作的時候，請避免直接嗅聞精油，改以塗擦的方式取代（Tisserand and Young 2014, 105-9）。如為壓力造成的頭痛，在頭部兩側太陽穴點塗真正薰衣草純精油，通常能帶來緩解。

身體症狀	精油使用建議	說明
過動	羅馬洋甘菊、乳香、橘（桔）、苦橙葉、穗甘松、岩蘭草。	
腸躁症（IBS）	胡蘿蔔籽、真正薰衣草。	在腹部或後腰部位以乳霜或植物油等方式塗擦。
關節疼痛	白千層、胡蘿蔔籽、德國洋甘菊、羅馬洋甘菊、絲柏、白松香、穗花薰衣草、橘（桔）、苦橙葉。	
經痛	德國洋甘菊、羅馬洋甘菊、絲柏、白松香、天竺葵、穗花薰衣草、奧圖玫瑰。	在經期之前或經期當中，以乳霜或按摩油等形式，將精油塗擦在腹部和後腰部。請注意，絲柏可能使血量變大，因此在經期之前最好謹慎使用。
肌痛性腦脊髓炎（myalgic encephalomyelitis）／慢性疲勞症候群	胡蘿蔔籽、乳香、天竺葵、真正薰衣草、穗花薰衣草、橘（桔）、苦橙葉、奧圖玫瑰（大馬士革玫瑰，*Rosa×dama-scena*）、茶樹、岩蘭草。	這些精油都可以激勵免疫。
肌肉疼痛	德國洋甘菊、羅馬洋甘菊、絲柏、白松香、真正薰衣草、穗花薰衣草、岩蘭草。	
經前症候群（PMS）／更年期	德國洋甘菊、羅馬洋甘菊、絲柏、乳香、天竺葵、真正薰衣草、橘（桔）、廣藿香、苦橙葉、奧圖玫瑰、穗甘松、岩蘭草。	
壓力與壓力相關症狀	胡蘿蔔籽、德國洋甘菊、羅馬洋甘菊、絲柏、白松香、天竺葵、乳香、真正薰衣草、廣藿香、苦橙葉、玫瑰、穗甘松、岩蘭草。	所有寧靜精油都可以協助身體的壓力管理。這裡列出的是格外有效的選擇。

速查表：用寧靜精油調理常見心理情緒症狀

情緒心理狀態	寧靜精油建議
不安	德國洋甘菊、羅馬洋甘菊、真正薰衣草、奧圖玫瑰。
憤怒	德國洋甘菊、羅馬洋甘菊、絲柏、乳香、天竺葵、苦橙葉、奧圖玫瑰。
焦慮	放鬆：胡蘿蔔籽、德國洋甘菊、羅馬洋甘菊、絲柏、乳香、天竺葵、真正薰衣草、橘（桔）、苦橙葉、奧圖玫瑰、穗甘松、岩蘭草。 激勵（提振）：白松香、天竺葵、廣藿香、奧圖玫瑰。
漠不關心	白千層、廣藿香、茶樹。
困惑與猶豫不決	胡蘿蔔籽、絲柏、乳香、廣藿香、岩蘭草。
憂鬱與心情低落	所有寧靜精油皆適用，但尤其是以下精油：德國洋甘菊、羅馬洋甘菊、乳香、白松香、天竺葵、真正薰衣草、穗花薰衣草、橘（桔）、廣藿香、苦橙葉、奧圖玫瑰、岩蘭草。
沉浸在不愉快的情境中	絲柏、乳香。
恐懼和偏執	絲柏、乳香、奧圖玫瑰。
哀慟	絲柏、乳香、真正薰衣草、奧圖玫瑰、穗甘松。
憎恨	奧圖玫瑰、穗甘松。
毫無希望	真正薰衣草、穗花薰衣草、苦橙葉。
高敏感	德國洋甘菊、羅馬洋甘菊、奧圖玫瑰、岩蘭草。
不耐煩	德國洋甘菊、羅馬洋甘菊、絲柏、真正薰衣草、乳香、穗甘松、岩蘭草。
無法釋懷	胡蘿蔔籽、絲柏、乳香。
失眠	德國洋甘菊、羅馬洋甘菊、乳香、天竺葵（低劑量）、真正薰衣草（低劑量）、橘（桔）、廣藿香（低劑量）、奧圖玫瑰（低劑量）、穗甘松、岩蘭草。
易怒與煩躁	德國洋甘菊、羅馬洋甘菊、絲柏、乳香、真正薰衣草、穗甘松。
嫉妒	天竺葵、奧圖玫瑰。
心情起伏	天竺葵、真正薰衣草、穗花薰衣草、奧圖玫瑰。
神經緊張	德國洋甘菊、羅馬洋甘菊、絲柏、白松香、天竺葵、真正薰衣草、橘（桔）、苦橙葉、廣藿香、穗甘松、奧圖玫瑰。
恐慌發作	羅馬洋甘菊、乳香、真正薰衣草、廣藿香、穗甘松、岩蘭草。
憤恨與失望	乳香、奧圖玫瑰。
悲傷與絕望	乳香、奧圖玫瑰。
驚嚇	真正薰衣草、奧圖玫瑰、茶樹。
疑神疑鬼	絲柏、真正薰衣草。

請注意，以下檔案中列出各精油的化學成分，只是提供一般性的資料參考。每一支精油實際的化學組成，會因眾多因素而有不同，這部分在本書第2章有更多的說明。地理位置、海拔高度和土壤條件等因素，都會影響精油的化學組成，也因此，即使是來自同一個植物科屬的精油，也會有不同的化學組成。

　　德國洋甘菊和羅馬洋甘菊精油，在外觀上有相當大的差異。也因此我以個別的篇幅來介紹這兩種精油，這麼一來，當我們要根據顏色或寶石來選用精油時（如前一章所述）會更加方便。除此之外，其他同一類屬或品種相近的精油，都會同時並列，方便比較和選擇，例如真正薰衣草和穗花薰衣草，以及奧圖玫瑰與玫瑰原精。

　　精油檔案中的CAS編號，是美國化學文摘社（Chemical Abstracts Services，CAS）編錄的登記號。這組號碼在精油的生產供應過程，包括蒸餾商到零售單位當中的每一個階段，都應列於每一支精油的安全資訊內容中。

---

01. 白千層 CAJEPUT

(Melaleuca cajuputi)

✤ **來源地區**：原生於澳洲；也生長於中國、馬來西亞、印尼、菲律賓群島、越南、爪哇、東南亞地區和北美洲。綠花白千層（*M.*

212

能量療癒芳香療法

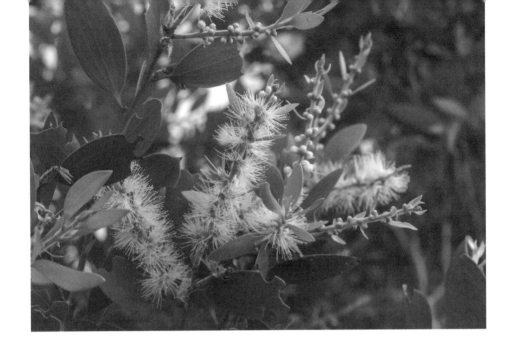

quinquenervia）是白千層的品種之一，早先被當作裝飾樹種引進美國佛羅里達州，也用來幫助控制當地沼地的侵蝕情形；現在則被視為一種外來入侵植物。

+ **植物特徵**：白千層是一種芬芳的常綠喬木，株高30至40公尺，淡綠色的卵形葉片頂端為尖形，開大量純白、乳白或黃綠色的穗狀花朵。白千層的樹皮柔軟易折，很容易就從樹幹上以片狀脫落（是當地原住民製作防護盾、獨木舟和屋頂的材料）。白千層又叫做紙皮樹（paperbark tree）、剝皮樹、白色瓶刷子樹。cajeput這個字來自印尼文的kayu putih，意思是「白木」。

+ **植物科屬**：桃金孃科。白千層的同屬植物還包括：窄葉白千層（*M. linariifolia*）、綠花白千層（*M. viridiflora*）和*M. symphocarpa*。用來萃取白千層的植物品種是*M. cajuputi*和*M. leucadendra*。

- **萃取方式**：以新鮮的葉片與嫩枝進行蒸氣蒸餾。

- **精油外觀**：無色至綠色，有時呈黃色。

- **精油氣味**：清新、溫和的甜果香，帶有樟腦、薄荷與金屬氣味，以及草本的綠香木質調；揮發後是非常微弱的草本氣息。

- **適合搭配調香的寧靜精油選擇**：真正薰衣草、穗花薰衣草、苦橙葉、奧圖玫瑰。

- **安全使用注意事項**：無毒、不致敏。可能刺激皮膚與黏膜。請勿在孕期和哺乳期間使用。品質較差的白千層精油可能以尤加利、綠花白千層（*M. quinquenervia*）或*M. symphyocarpa*精油混摻，有時也混入基底油或煤油（Tisserand and Young 2014, 224）。購買前請向精油供應商確認品質純正無虞。

- **香調**：前調。

- **主要化學成分**：CAS編號：8008-98-8

  1,8-桉油醇（41.1～70.8%）、α-品醇（6.5～8.7%）、對傘花烴（0.7～6.8%）、異松油烯（0.0～5.9%）、γ-品烯（1.2～4.6%）、（+）-檸檬烯（3.8～4.1%）、沉香醇（2.7～3.6%）、α-松烯（2.1～3.2%）、β-丁香油烴（0.7～2.5%）、β-月桂烯（0.9～2.0%）、α-丁香油烴（0.5～1.6%）、β-松烯（0.8～1.5%）、品烯-4-醇（0.6～1.5%）、α-蛇床烯（0.0～1.5%）、β-蛇床烯（0.0～1.5%）、癒創木醇（0.0～1.2%）。

  （Tisserand and Young 2014, 223–24）

精微屬性連結

+ **顏色**：綠色（互補色：紅色）

+ **寶石**：東陵玉（互補寶石：碧玉）

+ **脈輪**：心輪

+ **能量**：陰／陽

+ **元素**：金、水

作用與用途

+ **一般用途**：止痛、抗關節炎、抗微生物、殺菌消毒、抗痙攣、殺菌、祛痰。

+ **皮膚保養**：青春痘、皮膚乾裂、油性肌膚、粉刺、牛皮癬、蚊蟲叮咬。

+ **呼吸系統**：氣喘、支氣管炎、卡他性感染、一般性感冒／流行性感冒、咳嗽、花粉症、喉炎、鼻竇炎、喉嚨痛、上呼吸道感染和疼痛。

+ **關節與肌肉**：關節炎、疼痛。

+ **循環系統**：靜脈曲張；支持靜脈與動脈組織。

+ **真菌感染**：各種毛癬菌（*Trichophyton*）（輪癬、香港腳等；也可參見本書第90頁）。

+ **大腦邊緣系統相關結構**：前側核。

+ **心理情緒與精神支持**：增進專注力、清理並激勵心智與思緒、改善漠不關心、增進尋找新方法和應對改變的勇氣、強化決心與精神。

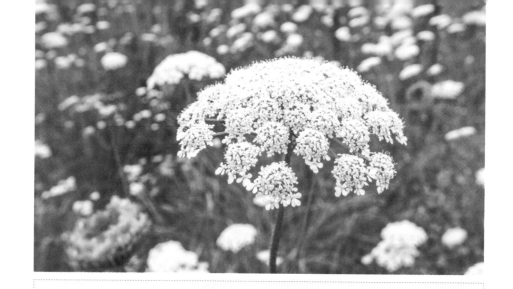

02. 胡蘿蔔籽 CARROT SEED

(Daucus carota)

來源地區：原生於亞洲，後傳入歐洲、北非（摩洛哥、阿爾及利亞、突尼西亞）和非洲熱帶地區（厄利垂亞、衣索比亞），而後移植至北美洲和澳洲。胡蘿蔔籽精油主要產於法國。

植物特徵：胡蘿蔔是一年生（人工栽培）或二年生（野生）草本植物，白色的小根脆硬可食（栽培的胡蘿蔔根形狀筆直、肉肥厚，呈鮮橘色），莖桿堅硬多毛，植株可達1公尺高。葉片為三回羽狀複葉，裂葉細緻如蕾絲。純白色的花朵細小叢生，聚集成細密的平傘狀；有時位在傘中央的花苞粉紅，開紅色花朵。種籽，或說果實，則是綠色扁平狀。野生的胡蘿蔔長得和致命的毒芹（hemlock）很像！胡蘿蔔也叫做野胡蘿蔔或安妮女王的蕾絲（Queen Anne's lace）。（家中常見的胡蘿蔔是來自*Daucus carota* subsp. *sativus*的栽培種）。

- 植物科屬：傘形科。

- 萃取方式：以乾燥的果實（種籽）進行蒸氣蒸餾。

- 精油外觀：黃色至琥珀金色。

- 精油氣味：乾燥的「胡蘿蔔」氣味，帶點香甜、木質、泥土、蕈菇和微微的草本香氣；揮發後是些微的泥土、「胡蘿蔔」和胡椒氣味。

- 適合搭配調香的寧靜精油選擇：天竺葵、薰衣草、橘（桔）。

- 安全使用注意事項：無毒、不致敏、不刺激。孕期和哺乳期間請避免使用。

- 香調：中調。

- 主要化學成分：CAS編號：8015-88-1

  胡蘿蔔烯醇（36.1～73.1%）、α-松烯（0.9～11.2%）、胡蘿蔔烯（1.6～5.9%）、β-丁香油烴（0.7～5.6%）、(E)-dauc-8-en-4β-ol（1.7～4.1%）、檜烯（0.0～3.9%）、乙酸牻牛兒酯（0.0～3.7%）、β-紅沒藥烯（1.5～3.1%）、丁香油烴氧化物（0.3～2.8%）、(E)-β-金合歡烯（1.6～2.5%）、牻牛兒醇（0.0～2.2%）、(E)-α-佛手柑油烯（0.9～1.9%）、胡蘿蔔醇（1.2～1.7%）、（–）-檸檬烯（0.4～1.5%）、β-松烯（0.3～1.5%）、β-月桂烯（0.4～1.3%）、β-蛇床烯（0.0～1.1%）、(Z)-α-佛手柑油烯（0.0～1.1%）。

  （Tisserand and Young 2014, 233）

精微屬性連結

- 顏色：橘色（互補色：藍色）、黃色（互補色：紫羅蘭色）

◆ 寶石：玉髓（互補寶石：海藍寶／青金石）、黃水晶（互補寶石：紫
水晶）

◆ 脈輪：臍輪、太陽神經叢

◆ 能量：陽

◆ 元素：土

作用與用途

◆ **一般用途**：抗關節炎、抗感染、消炎、抗氧化（作用於皮膚）、肌肉
安撫與鬆弛、滋補身體。

◆ **皮膚保養**：膿腫、青春痘、皮膚乾裂、皮膚炎、乾性肌膚、濕疹、熟
齡肌膚、牛皮癬；淨化排毒；改善膚況、促進疤痕組織再生。

◆ **呼吸系統**：慢性肺部症狀、支氣管炎、咳嗽；強化黏膜。

◆ **關節與肌肉**：毒素累積、關節炎。

◆ **免疫系統**：慢性疲勞症候群、肌痛性腦脊髓炎。

◆ **消化系統**：腹絞痛、消化不良（外用：嗅聞、敷包、油膏或乳霜）、
腸躁症。

◆ **大腦邊緣系統相關結構**：前側核、下視丘 。

◆ **心理情緒與精神支持**：安撫焦慮、改善漠不關心、猶豫不決、心理和
情緒的精疲力盡，以及腦霧；安撫壓力和困惑；幫助釋懷並前進；補
充活力；鎮定神經。

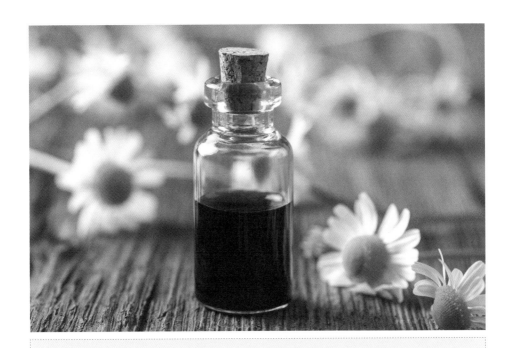

03. 德國洋甘菊 CHAMOMILE, GERMAN

[*Matricaria recutita*]

◆ **來源地區**：原生於歐洲和亞洲溫帶地區，後引入北美與澳洲溫帶地區。野生於道路旁、填埋地，是耕地上的野草，也是人工栽培的作物（尤其在匈牙利與東歐地區）。德國洋甘菊也叫做藍色洋甘菊、匈牙利洋甘菊、野洋甘菊、假洋甘菊或芬芳五月草（scented mayweed）。

◆ **植物特徵**：德國洋甘菊是一種香氣濃郁的一年生草本植物，株高可達60公分。莖幹平滑、筆直、有分枝，細緻的葉片有如羽狀蕨葉，開雛菊般樸素的小白花。花朵中央是黃色平盤狀的舌狀花，一枝莖幹開一朵花。德國洋甘菊的外觀和羅馬洋甘菊很相似，但德國洋甘菊的花頭更小、花瓣也較少。人工栽培時，種籽在春天或秋天播下，到夏日完全盛開時採收花頭；這是相當耗時費力的工作，由於德國洋甘菊的花朵會輪替盛開，因此採收的工作可能必須在三到四週之間重複進行。

+ **植物科屬**：菊科。

+ **萃取方式**：以開花的花頭進行蒸氣蒸餾。德國洋甘菊當中的倍半萜烯成分母菊素（matricin）會在蒸餾的過程中分解成為藍色的母菊天藍烴（chamazulene）。市面上也有少量的德國洋甘菊原精，原精的顏色更深藍，黏稠度較高，也具有定香的作用。

+ **精油外觀**：深藍綠色至深墨藍色；中度黏稠。

+ **精油氣味**：香甜溫暖的草本氣味，帶有果香和乾草氣味，揮發後留下溫暖的菸草味。

+ **適合搭配調香的寧靜精油選擇**：天竺葵、薰衣草、廣藿香、奧圖玫瑰。

+ **安全使用注意事項**：無毒、不刺激；只有極少數的過敏例子。如果儲存不當，很容易會氧化變質（正確的儲存方式是存放在涼爽陰暗的地方，確保蓋子旋緊）。劣質的德國洋甘菊精油可能以紅沒藥醇（bisabolol）和天藍烴（azulene）混摻。購買前請向精油供應商確認品質純正無虞。請適量使用。德國洋甘菊有可能和體內酵素CYP2C9、CYP1A2和CYP34A酶起作用，也可能抑制酶基藥物作用，不過這樣的反應大多發生在口服精油的情況（Tisserand and Young 2014, 58）。

+ **香調**：中調。

- 主要化學成分：CAS編號：8002-66-2（化學類屬：CT金合歡烯／ 母菊天藍烴*）

  金合歡烯（27.7%）、母菊天藍烴（17.6%）、α-紅沒藥醇氧化物B（11.2%）、α-紅沒藥醇（9.6%）、α-紅沒藥醇氧化物A（8.9%）、δ-杜松烯（5.2%）、α-依蘭烯（3.4%）、(E)-β-羅勒烯（1.7%）、γ-依蘭烯（1.3%）。

  （Tisserand and Young 2014, 242–43）

精微屬性連結

- 顏色：綠色（互補色：紅色）、藍色（互補色：橘色）
- 脈輪：心輪、喉輪
- 寶石：東陵玉（互補寶石：碧玉）、海藍寶／青金石（互補寶石：玉髓）
- 能量：陰
- 元素：金、水

作用與用途

- 一般用途：止痛、抗過敏、抗關節炎、抗感染、消炎、抗痙攣、殺菌、消滅真菌（中等）、肌膚修護。
- 皮膚保養：膿腫、酒糟，燒燙傷、皮膚乾裂、乾性／油性肌膚（平衡），感染、發炎、牛皮癬、浮腫、肌膚修護（低劑量使用時效果相當好）。

---

*德國洋甘菊又分為多種不同化學類屬（CT），各自具有不同的主要成分：α-紅沒藥醇、金合歡烯或母菊天藍烴。舉例來說，不同CT的德國洋甘菊精油中，α-紅沒藥醇氧化物（一種倍半萜烯醇）的含量比例可以在10至64%之間不等。羅馬洋甘菊精油中不含紅沒藥醇。紅沒藥醇的主要特質是抗刺激、消炎與抗微生物。

- **呼吸系統**：氣喘、卡他性感染、一般性感冒／流行性感冒、花粉症、口腔潰瘍、長牙、扁桃腺炎。
- **關節與肌肉**：關節炎、關節發炎、肌肉痠痛及疼痛、神經痛、風濕症、扭傷。
- **免疫系統**：支持免疫功能。
- **消化系統**：腹絞痛、消化不良、噁心嘔吐（外用：嗅聞、敷包、油膏或乳霜）。
- **其他**：頭痛、經痛／經前症候群（PMS）。
- **大腦邊緣系統相關結構**：前側核、下視丘。
- **心理情緒與精神支持**：安撫不安、焦慮、憂鬱／心情低落、頭痛、高敏感、不耐煩、失眠、易怒／煩躁、偏頭痛、心情起伏、神經緊張和經前壓力；平撫壓力；安定思緒、鎮定神經。

04. 羅馬洋甘菊 CHAMOMILE, ROMAN

(Anthemis nobilis)

- **來源地區**：原生於南歐與西歐，而後移植到北美洲。在英國、比利時、匈牙利、義大利、法國、北美洲和阿根廷等地均有人工栽培。花朵在夏季盛開時採收（六月和七月）。羅馬洋甘菊也叫做英國洋甘菊、庭院洋甘菊、地上的蘋果、矮洋甘菊或輝格草（whig plant）。

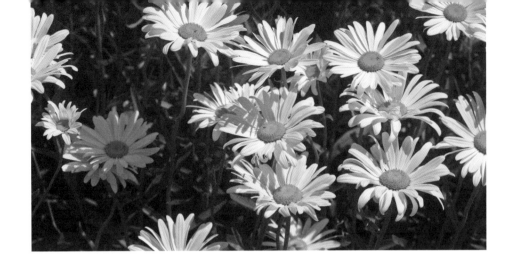

- **植物特徵**：羅馬洋甘菊是芬芳的多年生開花植物，株高25至50公分，二回羽狀葉片形狀細緻，開單枝雛菊狀小花，中央有醒目的黃色花盤（羅馬洋甘菊的花朵比德國洋甘菊大）。

- **植物科屬**：菊科

- **萃取方式**：以開花的花頭進行蒸氣蒸餾。

- **精油外觀**：淡藍色至麥黃色，或也可能是透明至藍綠色。

- **精油氣味**：香甜的果香（像成熟的蘋果氣息）和草本香氣，揮發後是溫暖如茶般的香氣。

- **適合搭配調香的寧靜精油選擇**：絲柏、天竺葵、薰衣草、奧圖玫瑰。

- **安全使用注意事項**：無毒、不刺激、不致敏。如果儲存不當，很容易會氧化變質（正確的儲存方式是存放在涼爽陰暗的地方，確保蓋子旋緊）。劣質的羅馬洋甘菊精油有時會以歐白芷酸（angelate）、紅沒藥醇（Tisserand and Young 2014, 245；Burfeild 2003）或合成的歐白芷酸異丁酯混摻（Burfield 2003）。購買前請向精油供應商確認品質純正無虞。

◆ 香調：中調。

◆ 主要化學成分：CAS編號：8015-92-7

歐白芷酸異丁酯（0.0～37.4%）、 歐白芷酸丁酯（0.0～34.9%）、3-甲基戊基歐白芷酸酯（0.0～22.7%）、丁酸異丁酯（0.0～22.5%）、歐白芷酸異戊酯（8.4～17.9%）、2-甲基-2-歐白芷酸丙烯酯（0.0～13.1%）、2-甲基-2-歐白芷酸丙酯（0.0～7.4%）、樟烯（0.0～6.0%）、龍腦（0.0～5.0%）、α-萜品烯（0.0～5.5%）、α-松烯（1.1～4.5%）、母菊天藍烴（0.0～4.4%），(E)-松香芹醇（0.0～4.4%）、α-側柏烯（0.0～4.1%）、丁酸己酯（0.0～3.9%）、異松油烯（0.0～3.9%）、異丁酸異丁酯（0.0～3.7%）、洋甘菊腦（0.0～3.2%）、γ-萜品烯（0.0～3.2%）、異丁酸異戊酯（0.0～3.1%）、δ-3-蒈烯（0.0～2.8%）、2-甲基丁酸異戊酯（0.0～2.8%）、2-甲基丁酸2-甲基丁酯（0.0～2.7%）、丁酸異戊酯（0.0～2.6%）、松香芹酮（0.0～2.4%）、β-月桂烯（0.0～2.1%）、對傘花烴（0.0～2.0%）、β-松烯（0.2～1.6%）、甲基丙烯酸異丁酯（0.0～1.5%）、β-水茴香萜（0.0～1.4%）、歐白芷酸丙酯（0.0～1.1%）。

（Tisserand and Young 2014, 244–45）

精微屬性連結

◆ 顏色：黃色（互補色：紫羅蘭色）、綠色（互補色：紅色）、藍色（互補色：橘色）

◆ 寶石：黃水晶（互補寶石：紫水晶）、東陵玉（互補寶石：碧玉）、

海藍寶／青金石（互補寶石：玉髓）

+ **脈輪**：太陽神經叢、心輪、喉輪

+ **能量**：陰／陽

+ **元素**：水、木

作用與用途

+ **一般用途**：止痛、抗關節炎、抗感染、抗神經痛、殺菌消毒、抗痙
  攣、殺菌、鎮定神經、肌膚修護。

+ **皮膚保養**：膿腫、青春痘、瘀傷、燒燙傷、皮膚乾裂、乾性／油性肌
  膚（平衡）、濕疹、皮膚炎、皮膚搔癢、牛皮癬、浮腫、敏感肌膚；
  肌膚修護；是極佳的皮膚調理選擇。

+ **呼吸系統**：氣喘（尤其是神經性氣喘）、口腔潰瘍、長牙。

+ **關節與肌肉**：關節炎、關節發炎、肌肉疼痛、神經痛、扭傷。

+ **免疫系統**：支持免疫功能。

+ **消化系統**：腹絞痛、消化不良（外用：嗅聞、敷包、油膏或乳霜）、
  腸躁症。

+ **其他**：經痛／經前症候群（PMS）。

+ **大腦邊緣系統相關結構**：前側核、下視丘、杏仁體。

+ **心理情緒與精神支持**：安撫不安、憤怒、焦慮、憂鬱／心情低落、恐
  懼、過動、高敏感、不耐煩、失眠、易怒、恐慌發作、經前壓力、躁
  動不安和太陽神經叢緊張；平撫壓力；安撫思緒、情緒並鎮定神經。

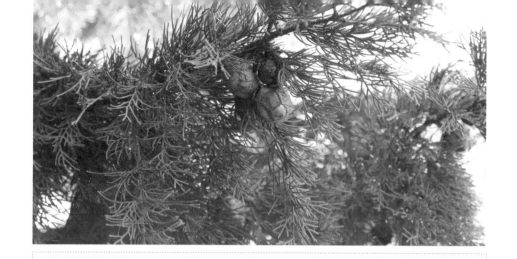

05. 絲柏 CYPRESS

(Cupressus sempervirens)

◆ **來源地區**：原生於波斯北部、敘利亞、土耳其、塞浦路斯和希臘島嶼，後由羅馬人傳入歐洲，並移植在地中海地區東部（絲柏也叫做地中海絲柏）、利比亞北部、南阿爾巴尼亞、希臘、克里特島、義大利、北埃及、敘利亞西部、黎巴嫩、以色列、馬爾他、約旦和英國。絲柏以長壽聞名（某些絲柏樹存活了千年之久），又叫做義大利絲柏、托斯卡尼絲柏、墓地絲柏和鉛筆松。

◆ **植物特徵**：絲柏是一種莊嚴而優雅的常綠松杉樹，樹高可達35公尺。深綠色的枝條密集簇生，葉片是細小的深綠色針葉。細小的花朵結成橢圓形或卵形的毬果（雌雄並具），毬果最初為綠色，授粉後逐漸轉為棕色，過程可達兩年之久。許多絲柏品種都能用來萃取精油，其中以*sempervirens*萃取的精油被認為品質最佳。絲柏精油主要產於法國與西班牙。

+ **植物科屬**：柏科。

+ **萃取方式**：以嫩枝與針葉進行蒸氣蒸餾，有時也包含毬果。

+ **精油外觀**：無色至些許的綠色，有時帶些許的黃色。

+ **精油氣味**：清新的松杉香氣，帶微微的樟腦氣味。揮發後是香甜的香脂氣息。

+ **適合搭配調香的寧靜精油選擇**：羅馬洋甘菊、真正薰衣草、穗花薰衣草、橘（桔）、穗甘松。

+ **安全使用注意事項**：無毒、不刺激、不致敏。（氧化變質後的絲柏精油有可能造成過敏，因此在調配含絲柏精油的產品時，請記得搭配酪梨油、維生素E油或胡蘿蔔籽精油等抗氧化成分。）懷孕期間請避免使用（Tisserand and Young 2014, 265）。劣質的絲柏精油可能以人工合成的 α-松烯、δ-3-蒈烯和 β-月桂烯混摻（Burfield 2003）。購買前請向精油供應商確認品質純正無虞。

+ **香調**：中調。

+ **主要化學成分**：CAS編號：8013-86-3

α-松烯（20.4～52.7%）、δ-3-蒈烯（15.2～21.5%）、雪松醇（2.0～7.0%）、α-乙酸萜品烯酯（4.1～6.4%）、異松油烯（2.4～6.3%）、（+）-檸檬烯（2.3～6.0%）、β-松烯（0.8～2.9%）、檜烯（0.7～2.8%）、β-月桂烯（<2.7%）、δ-杜松烯（1.7～2.6%）、乙酸萜品烯-4-酯（1.2～2.1%）、α-萜品醇（1.2～1.4%）、隱海松二烯（0.2～1.3%）、對傘花烴（0.2～1.2%）、γ-萜品烯（0.4～

1.1%）、萜品烯-4-醇（0.3～1.0%）、龍腦（微量～1.0%）。

（Tisserand and Young 2014, 265）

精微屬性連結

+ **顏色**：黃色（互補色：紫羅蘭色）、綠色（互補色：紅色）
+ **寶石**：黃水晶（互補寶石：紫水晶）、東陵玉（互補寶石：碧玉）
+ **脈輪**：太陽神經叢、心輪
+ **能量**：陰
+ **元素**：水、金

作用與用途

+ **一般用途**：抗關節炎、抗感染、消炎、殺菌消毒、抗痙攣、收斂、止咳（緩解咳嗽）、殺菌、除臭、化痰。
+ **皮膚保養**：乾性／油性肌膚（平衡）、熟齡肌膚、出汗過多、浮腫。
+ **呼吸系統**：氣喘、支氣管炎、一般性感冒／流行性感冒、喉嚨乾燥、聲音粗啞、喉炎、肺部感染、鼻竇炎、痙攣性咳嗽、喉嚨痛、上呼吸道感染和疼痛、百日咳。
+ **關節與肌肉**：關節炎、肌肉痠痛、疼痛與抽筋。
+ **循環系統**：血壓問題（絲柏能幫助身體自主調節，但請勿在服藥情況下使用）、循環不良。
+ **免疫系統**：激勵免疫。
+ **其他**：經痛／經前症候群（PMS）（請注意：絲柏可能使血量增多）。

◆ **大腦邊緣系統相關結構**：前側核、下視丘、杏仁體、海馬迴。

◆ **心理情緒與精神支持**：平撫憤怒、焦慮、困惑與猶豫不決、恐懼／偏執、哀慟、不耐煩、無法專心、易怒、神經緊張、經前壓力、壓力、壓力相關症狀和無法克制的哭泣；幫助釋懷並前進、不再沉溺於不快樂的事件中；調節自主神經系統；鎮定放鬆。

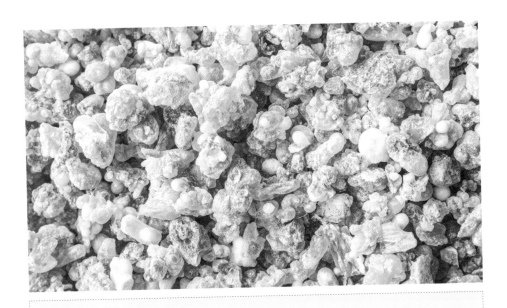

06. 乳香 FRANKINCENSE

(Boswellia carterii, B. sacra)

◆ **來源地區**：乳香原生於紅海地區，生長在沙漠疏林裡崎嶇的石灰岩坡和峽谷，尤其在阿拉伯半島南部沿海山地、索馬利亞、衣索比亞、東南亞地區、印度、斯里蘭卡和中國等地。

- **植物特徵**：乳香樹皮如紙、容易剝落，枝條纏繞，葉片茂盛。在樹皮上劃下切口，便會滲出油膠樹脂；待這些黃色、金色或琥珀棕色的滲出物在樹皮上風乾後，便可採集下來。乳香精油主要在歐洲、索馬利亞、葉門和印度進行蒸餾。過去，人們將這些乾燥的滲出物製成教堂和廟宇中使用的燃香，乳香在傳統儀式中的使用，已有上千年的歷史。由於過度的採集已影響乳香樹的再生能力，某些產地的乳香現被列為瀕臨絕種的植物。請確保你的精油供應商是以支持環境永續的乳香來萃取精油。

- **植物科屬**：橄欖科。乳香有許多品種，乳香精油也有多種不同化學類屬（CT）的分別。從民族藥物學的角度來看，這些乳香精油的效果都是可以相互替代的。（這也可能是因為在成本和利潤的考量下，乳香精油經常是混雜了多種不同品種的乳香樹脂來進行萃取。）一般認為 *Boswellia carterii* 和 *B. sacra* 是來自同一種植物的乳香精油，但這樣的說法至今仍有些許爭議。（Tisserand and Young 2014, 289）。

- **萃取方式**：以乾燥的油膠樹脂進行蒸氣蒸餾。

- **精油外觀**：淡琥珀色或黃至綠色。

- **精油氣味**：清新、檸檬果香、綠香、樹脂香。中調是些許的松油氣味和木質香，加上柑橘的香甜。揮發後是久久不散的木質香氣，加上一絲柑橘、香脂和草本的氣息。

- **適合搭配調香的寧靜精油選擇**：天竺葵、真正薰衣草、穗花薰衣草、橘（桔）、穗甘松、岩蘭草。

+ 安全使用注意事項：無毒、不刺激、不致敏。（氧化變質後的乳香精油有可能造成過敏，因此在調配含乳香精油的產品時，請記得搭配酪梨油、維生素E油或胡蘿蔔籽精油等抗氧化成分。）某些乳香精油是以多種乳香樹脂混合萃取，也可能混合多種不同來源的乳香精油。（Tisserand and Young 2014, 288）。

+ 香調：後調（至中調）。

+ 主要化學成分：CAS編號：8016-36-2（CT：α-松烯）（中東）

α-松烯（10.3～51.3%）、β-水茴香萜（0.0～41.8%）、（+）-檸檬烯（6.0～21.9%）、β-月桂烯（0.0～20.7%）、β-松烯（0.0～9.0%）、β-丁香油烴（1.9～7.5%）、對傘花烴（0.0～7.5%）、萜品烯-4-醇（0.0～6.9%）、馬鞭草酮（0.0～6.5%）、檜烯（0.0～5.5%）、沉香醇（0.0～5.4%）、α-側柏烯（0.0～4.5%）、乙酸龍腦酯（0.0～2.9%）、δ-3-蒈烯（0.0～2.6%）、δ-杜松烯（0.0～2.3%）、樟烯（0.0～2.0%）、α-丁香油烴（0.0～1.8%）、樟烯醛（0.0～1.5%）、乙酸辛酯（0.0～1.5%）、丁香油烴氧化物（0.0～1.4%）、α-古巴烯（0.0～1.4%）、菖蒲烯（0.0～1.3%）、側柏酚（0.0～1.2%）、1,8-桉油醇（0.0～1.0%）、（E）-乙酸肉桂酯（0.0～1.0%）。

（Tisserand and Young 2014, 287–88）

精微屬性連結

+ 顏色：黃色（互補色：紫羅蘭色）、綠色（互補色：紅色）、紫羅蘭

色（互補色：黃色）

⬧ **寶石**：黃水晶（互補寶石：紫水晶）、東陵玉（互補寶石：碧玉）、紫水晶（互補寶石：黃水晶）

⬧ **脈輪**：太陽神經叢、心輪、頂輪

⬧ **能量**：陽

⬧ **元素**：火、金

作用與用途

⬧ **一般用途**：消炎、殺菌消毒、收斂、祛痰、肌膚修護、滋補身體

⬧ **皮膚保養**：燒燙傷、皮膚炎、乾性／油性肌膚（平衡）、濕疹、熟齡肌膚、疤痕護理、傷口照護。

⬧ **呼吸系統**：氣喘、支氣管炎、卡他性感染、一般性感冒和流行性感冒、咳嗽、呼吸急促、喉炎、痰液過多、喉嚨痛、上呼吸道感染；平穩呼吸；幫助深呼吸。

⬧ **循環系統**：幫助身體調節血壓。

⬧ **免疫系統**：慢性疲勞症候群、肌痛性腦脊髓炎；激勵免疫。

⬧ **其他**：經前症候群（PMS）、月經問題。

⬧ **大腦邊緣系統相關結構**：前側核、下視丘、杏仁體、海馬迴。

⬧ **心理情緒與精神支持**：平撫憤怒、焦慮、困惑與猶豫不決、憂鬱與心情低落、恐懼和偏執、哀慟、過動、不耐煩、煩躁易怒、心情起伏、神經緊張、恐慌發作（能安撫並放鬆呼吸）、經前壓力、憤恨與失望、悲傷與絕望；幫助釋懷並前進、不沉溺於不快樂的事件中，也幫助釋放不快樂的念頭與回憶；鎮定放鬆；支持冥想並找回內在平靜。

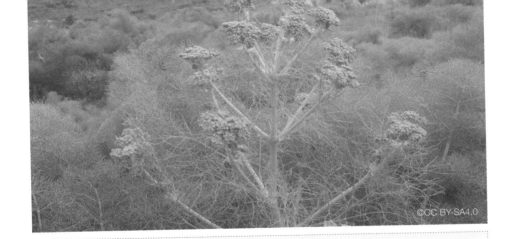

07. 白松香 GALBANUM

(Ferula galbaniflua)

- **來源地區**：白松香原生於中東亞洲西部；在伊朗北部眾山斜坡上尤其生長旺盛；在阿富汗、黎巴嫩和土耳其也有人工栽培。

- **植物特徵**：白松香是一種大型多年生草本植物，莖桿平滑中空，葉片有細緻的鋸齒，是卵形的羽狀複葉；黃色的小花聚集成傘狀。全株植物富含乳白色的汁液，能結成樹脂塊；當植株從底部切下，這些汁液便會滲出。採收白松香根並在上頭劃出切痕，是這些汁液最主要的採集方式；汁液風乾後成為透明至白色的硬塊，有時也呈淡棕、黃色或黃綠色，又被稱為樹脂「淚」或樹脂塊。（這些樹脂淚有時質地如蠟——溫暖時變得柔軟，冷涼時較為脆硬。）白松香精油多半在歐洲和美國進行蒸餾。

- **植物科屬**：傘形科／繖形科。

- **萃取方式**：以油膠樹脂進行蒸氣蒸餾。

+ **精油外觀**：清澈透明至黃棕色，或著帶點橄欖綠。

+ **精油氣味**：強勁、清新、鮮明的綠香與香脂味，有微微的香甜，隱隱飄散草本混合大地木質味。揮發後留下乾燥、泥土和香料的氣息。

+ **適合搭配調香的寧靜精油選擇**：天竺葵、真正薰衣草、穗花薰衣草。

+ **安全使用注意事項**：無毒、不刺激（充分稀釋後不刺激，未稀釋的精油很可能相當刺激）、不致敏。（氧化變質後的白松香精油有可能造成過敏，因此在調配含白松香精油的產品時，請記得搭配酪梨油、維生素E油或胡蘿蔔籽精油等抗氧化成分。）（Tisserand and Young 2014, 291）

+ **香調**：前調。

+ **主要化學成分**：CAS編號：8023-91-4

    β-松烯（45.1～58.8%）、α-松烯（5.7～12.0%）、δ-3-蒈烯（3.6～9.6%）、檜烯（0.0～6.4%）、β-月桂烯（0.0～4.6%）、（+）-檸檬烯（2.7～4.0%）、γ-欖香烯（0.0～2.4%）、1,3,5,-十一烷三烯（1.6～1.8%）、（Z）-β-羅勒烯（0.0～1.2%）。

    （Tisserand and Young 2014, 290–91）

精微屬性連結

+ **顏色**：黃色（互補色：紫羅蘭色）、綠色（互補色：紅色）
+ **寶石**：黃水晶（互補寶石：紫水晶）、東陵玉（互補寶石：碧玉）
+ **脈輪**：太陽神經叢、心輪
+ **能量**：陽

✦ **元素**：土

作用與用途

✦ **一般用途**：止痛、抗關節炎、抗感染、消炎、抗微生物、抗痙攣、收斂、解充血、祛痰、補身、肌膚修護。

✦ **皮膚保養**：膿腫、青春痘、癤腫、熟齡肌膚、粉刺、牛皮癬、疤痕護理；是相當好的膚質調理選擇。

✦ **呼吸系統**：氣喘、支氣管痙攣、卡他性感染、慢性咳嗽、一般性感冒／流行性感冒、痰液積聚。

✦ **關節與肌肉**：關節炎、肌肉疼痛；增進循環。

✦ **其他**：經痛、更年期症狀。

✦ **大腦邊緣系統相關結構**：下視丘。

✦ **心理情緒與精神支持**：平衡；既能鎮定放鬆也能增強激勵；平穩飄忽的心情、神經緊張、更年期症狀、經前壓力、一般壓力和壓力相關症狀；滋補身體；提振情緒並滋補神經。

08. 天竺葵 GERANIUM

(Pelargonium graveolens; Pelargonium×asperum)

✦ **來源地區**：天竺葵原生於南非，在俄羅斯、埃及、剛果民主共和國、日本、中美洲和歐洲（西班牙、義大利與法國）等地，是廣泛栽種的

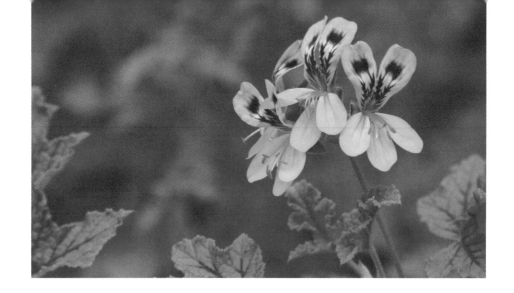

植物。

植物特徵：目前已辨識出的天竺葵屬植物大約有250種，其中大多以
觀賞植物為目的進行栽培，只有*P. graveolens*和它的近親*P.×asperum*
被用來萃取精油。這兩種植物是多年生的多毛小灌木，株高可達1公
尺。鋸齒狀的葉片頂端呈尖形，開粉紅色的小花。全株植物都飽含
香氣，也叫做玫瑰天竺葵。天竺葵精油的主要產地是中國、埃及、
摩洛哥、克里米亞、烏克蘭、喬治亞、印度、馬達加斯加和南非。
*Pelargonium×asperum*是*P. capitatum*和*P. radens*的雜交種。

植物科屬：牻牛兒苗科。

萃取方式：以莖葉進行蒸氣蒸餾。

精油外觀：淡黃色至金黃綠色。

精油氣味：飽滿的、如玫瑰般的花香，氣味香甜、有薄荷香氣和一絲
檸檬香與綠香。揮發後留下綠香和玫瑰般的氣味。

適合搭配調香的寧靜精油選擇：胡蘿蔔籽、羅馬洋甘菊、乳香、白松

能量療癒芳香療法

香、真正薰衣草、穗花薰衣草、橘（桔）、苦橙葉、奧圖玫瑰、茶樹。

- **安全使用注意事項**：無毒、不刺激、不致敏（只有非常少數的過敏案例，且通常是使用香氣非常濃郁的波旁天竺葵，這是芳香療法市場上較少見的產品；請謹慎適量使用）。中國天竺葵精油中，有時會摻入印度天竺葵精油〔其中可能含有二苯醚（diphenyl oxide）——這是一種氣味和天竺葵相當類似的化學合成物，通常用於香水當中〕，控制成本、增加利潤。（Burfield 2003）。購買前，請向精油供應商確認品質純正無虞。

- **香調**：中調。

- **主要化學成分**：CAS編號：8004-46-2（埃及天竺葵）

香茅醇（24.8～27.7%）、牻牛兒醇（15.7～18.0%）、沉香醇（0.5～8.6%）、甲酸香茅酯（6.5～6.7%）、異薄荷酮（5.7～6.1%）、10-epi-γ-桉葉醇（5.5～5.7%）、甲酸牻牛兒酯（3.6～3.7%）、丁酸牻牛兒酯（1.5～1.9%）、惕各酸牻牛兒酯（1.5～1.9%）、β-丁香油烴（1.2～1.3%）、牻牛兒烯 D（0.3～1.2%）、癒創木-6,9-二烯（0.3～1.2%）、丙酸牻牛兒酯（1.0～1.1%）、（Z）-玫瑰氧化物（0.9～1.0%）、2-丁酸苯乙酯（0.0～1.0%）。

（Tisserand and Young 2014, 292–94）

精微屬性連結

- **顏色**：黃色（互補色：紫羅蘭色）、綠色（互補色：紅色）

- 寶石：黃水晶（互補寶石：紫水晶）、東陵玉（互補寶石：碧玉）
- 脈輪：太陽神經叢、心輪
- 能量：陰
- 元素：水、金

作用與用途

- **一般用途**：抗細菌、抗真菌、消炎、殺菌消毒、收斂、除臭。
- **皮膚保養**：膿腫、青春痘、燒燙傷、瘀傷、皮膚乾裂、皮膚炎、乾性／油性肌膚（平衡）、濕疹、單純疱疹、熟齡肌膚、帶狀疱疹。
- **呼吸系統**：氣喘、一般性感冒和流行性感冒、痰液過多、喉嚨痛、扁桃腺炎。
- **關節與肌肉**：橘皮組織、水腫。
- **免疫系統**：慢性疲勞症候群、肌痛性腦脊髓炎、病毒感染（包括帶狀疱疹）；激勵免疫。
- **真菌感染**：各種念珠菌（輪癬、香港腳等；參見本書第89-90頁）。
- **其他**：經痛、經前症候群（PMS）、月經問題
- **大腦邊緣系統相關結構**：前側核、下視丘、杏仁體、海馬迴。
- **心理情緒與精神支持**：既能鎮定放鬆也能增強激勵；平撫焦慮、憂鬱與心情低落、頭痛、嫉妒、神經緊張、更年期症狀、心情起伏、經前壓力、一般性壓力與壓力相關問題；平衡神經與太陽神經叢；提振；激勵內分泌（類荷爾蒙）。

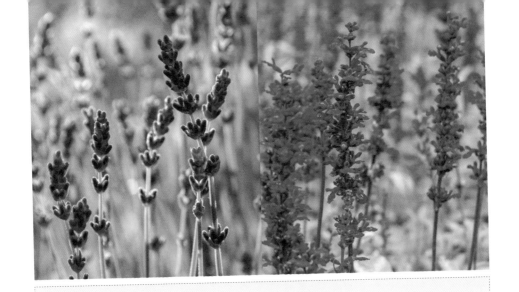

09. 真正薰衣草 LAVENDER ENGLISH〔左〕

(Lavandula angustifolia)

穗花薰衣草 LAVENDER SPIKE〔右〕

(L. latifolia)

◆ **來源地區**：薰衣草原生於地中海地區，尤其是法國和西班牙北邊的庇里牛斯山。目前在英國、挪威、義大利、希臘、土耳其、保加利亞、前南斯拉夫、俄羅斯、澳洲和塔斯馬尼亞島等地，均有人工栽培。

◆ **植物特徵**：真正薰衣草（*L. Angustifolia*）是一種木本常綠植物，是枝條繁茂的灌木叢，株高可達1公尺。葉片芬芳細窄，管狀的小花呈淡紫至深紫羅蘭色，長在圓鈍的穗頭頂端。整株植物都非常芬芳。真正薰衣草的採收工作一直持續到花季尾聲，取新鮮的植株進行蒸餾。

穗花薰衣草（*L. latifolia*）的外觀和真正薰衣草類似，不過花朵是淡灰藍色，長在細長無葉的單莖穗頭上，葉片較闊大，呈灰綠色。穗花薰衣草株高達80公分，生長位置通常比真正薰衣草海拔更低，產量也比真正薰衣草更豐富。

* **植物科屬**：脣形科。

* **萃取方式**：以新鮮的開花頂端進行蒸氣蒸餾。

* **精油外觀**：清澈至淡黃綠色

* **精油氣味**：真正薰衣草（*L. Angustifolia*）是清新的花香，帶有果香至草本的氣息，以及些微木質香氣；揮發後的氣味難以用言語形容。相較於頭狀薰衣草或其他薰衣草，真正薰衣草的氣味一直以更柔軟、柔和、圓潤聞名。

  穗花薰衣草（*L. latifolia*）氣味清新，帶有鮮明的樟腦氣味，揮發後有草本／木質的香氣（有時被形容成鼠尾草加上真正薰衣草的氣味）。

* **適合搭配調香的寧靜精油選擇**：白千層、胡蘿蔔籽、德國洋甘菊、羅馬洋甘菊、絲柏、乳香、白松香、天竺葵、橘（桔）、廣藿香、穗甘松、茶樹、岩蘭草。

* **安全使用注意事項**：無毒、不刺激、不致敏（如過度使用，仍有中度的致敏風險）。穗花薰衣草成分中含有樟腦，因此可能有輕微的神經毒性（Tisserand and Young 2014, 326–27, 329）。 真正薰衣草可能被更加便宜的醒目薰衣草（*Lavandula×intermedia*）、穗花薰衣草，或分餾過的樟樹精油（*Cinnamomum* spp.）、經過乙醯化處理的樟樹精油或醒目薰衣草混摻（Burfield 2003）。購買前請向精油供應商確認

品質純正無虞。

* 香調：中調（至前調）。

* 主要化學成分：CAS編號：8000-28-0 （真正薰衣草）

乙酸沉香酯（20.0～50.0%）、沉香醇（20.0～50.0%）、順式-β-羅勒烯（1.0～5.0%）、β-丁香油烴（1.0～5.0%）、反式-β-羅勒烯（1.0～5.0%）、4-香芹酚（1.0～5.0%）、α-萜品醇（1.0～5.0%）、左旋檸檬烯（0.1～1.0%）、樟烯（0.1～1.0%）、β-松烯（0.1～1.0%）、牻牛兒醇（0.1～1.0%）。

（Norfolk Essential Oils 2017）

CAS編號：8016-78-2 （穗花薰衣草）

沉香醇（27.2～43.1%）、1,8-桉油醇（28.0～34.9%）、樟腦（10.9～23.2%）、龍腦（0.9～3.6%）、β-松烯（0.8～2.6%），（E）-α-紅沒藥烯（0.5～2.3%）、α-松烯（0.6～1.9%）、β-丁香油烴（0.5～1.9%）、α-萜品醇（0.8～1.6%）、牻牛兒烯 D（0.3～1.0%）。

（Tisserand and Young 2014, 329）

精微屬性連結

* 顏色：黃色（互補色：紫羅蘭色）、綠色（互補色：紅色）、藍色（互補色：橘色）、紫羅蘭色／紫色（互補色：黃色）

* 寶石：黃水晶（互補寶石：紫水晶）、東陵玉（互補寶石：碧玉）、海藍寶／青金石（互補寶石：玉髓）、紫水晶（互補寶石：黃水晶）

* 脈輪：太陽神經叢、心輪、喉輪、眉心輪、頂輪

能量：陰／陽

元素：金、木

作用與用途

一般用途：止痛、抗關節炎、抗憂鬱、抗感染、消炎、抗微生物、殺菌消毒、抗痙攣、殺菌、清潔、除臭、降血壓、化痰、肌膚修護、滋補身體、中和毒素。

皮膚保養：膿腫（穗花薰衣草）、青春痘、瘀傷、燒燙傷、 皮膚乾裂、乾性／油性肌膚（平衡）、皮膚炎、濕疹、蚊蟲叮咬、皮膚搔癢、熟齡肌膚、粉刺、牛皮癬、輪癬、帶狀疱疹、疤痕護理。

呼吸系統：真正薰衣草：氣喘、支氣管炎、卡他性感染、一般性感冒／流行性感冒、牙齦炎、口臭、花粉症、喉炎、恐慌發作、肺部感染和病毒感染、喉嚨痛、上呼吸道感染；穗花薰衣草：氣喘、支氣管炎、花粉症、喉炎、鼻竇炎、扁桃腺炎。

關節與肌肉：關節炎（穗花薰衣草）、肌肉痠痛與疼痛、坐骨神經痛、扭傷。

循環系統：幫助身體調節血壓。

免疫系統：慢性疲勞症候群、肌痛性腦脊髓炎；激勵免疫（穗花薰衣草）；支持免疫功能（真正薰衣草）。

真菌感染：各種馬拉色菌（*Malassezia*）（穗花薰衣草；參見本書第90頁）。

其他：頭痛、偏頭痛、經痛／經前症候群（PMS）、月經問題。

+ **大腦邊緣系統相關結構**：前側核、下視丘、杏仁體。

+ **心理情緒與精神支持**：低劑量時鎮定放鬆，高劑量時提振激勵；安撫不安、憤怒、焦慮、憂鬱、哀慟、頭痛、失眠、易怒、躁鬱症（請尋求專業醫師協助）、心情起伏、神經緊張、恐慌、經前壓力、感覺毫無希望、驚嚇、太陽神經叢緊張、壓力、壓力相關症狀和疑神疑鬼的情況。

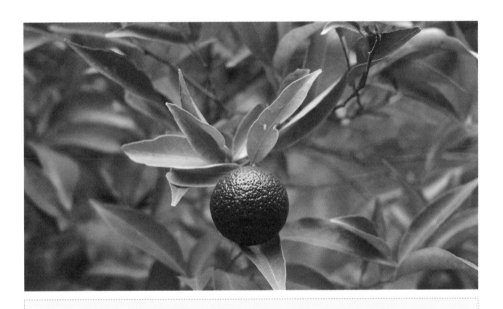

10. 綠橘（桔）MANDARIN, GREEN

(Citrus Reticulata)

+ **來源地區**：橘（桔）原生於東南亞和菲律賓群島一帶，尤其是中國南部、日本和東印度地區。1800年代引進歐洲，而後傳入美洲〔並被重新命名為柑（tangerine）〕，目前主要在義大利、西班牙、阿爾及利亞、塞浦路斯、希臘、中東、巴西和美國（阿拉巴馬州、佛羅里達州、密西西比州、德州、喬治亞州與加州）等地種植生產。橘（桔）有許多不同栽培種，人們有時交替地用柑、蜜橘（satsuma）和橘（桔）等名字稱呼，不過各品種精油成分的化學類型並不相同。

- **植物特徵**：橘（桔）是一種帶刺的小型常青樹，株高可達7.5公尺。（通常比甜橙樹來的矮小，視品種而有不同）。橘（桔）葉圓闊平滑，呈矛尖形，表面光亮，葉緣有微小的鈍齒，花朵香氣濃郁，通常單朵盛開，也可能叢聚綻放。橘（桔）的果實為深綠色、亮橘色和橘紅色，果皮易剝下。柑的果實比橘（桔）更大而圓，果皮為黃色，更接近最原始的中國橘子。橘（桔）也叫做中國橙（mandarin orange）。

- **植物科屬**：芸香科。

- **萃取方式**：以外皮進行冷壓榨法。

- **精油外觀**：中度至深橄欖綠色。

- **精油氣味**：快速飄散但稍縱即逝的鮮明香氣，清新、溫暖、強烈的果香，深邃、香甜柔軟的柑橘氣味，加上明顯的橘（桔）皮香氣，消散後留下微微的果香，是柔軟的、像柑一樣的水果氣味。揮發後幾乎聞不到任何殘留的氣味。

- **適合搭配調香的寧靜精油選擇**：胡蘿蔔籽、絲柏、天竺葵、乳香、廣藿香、苦橙葉、茶樹。

* 安全使用注意事項：無毒、不刺激，一般來說不致敏〔氧化變質後的橘〔桔〕精油有可能造成過敏，因此在調配含橘（桔）精油的產品時，請記得搭配酪梨油、維生素E油或胡蘿蔔籽精油等抗氧化成分〕（Tisserand and Young 2014, 342）。
* 香調：前調。
* 主要化學成分：CAS編號：8008-31-9
  右旋檸檬烯（65.0～75%）、γ-萜品烯（16.0～22.0%）、α-松烯（2.0～4.0%）、β-松烯（1.5～3.0%）、β-月桂烯（1.5～3.0%）。（NHR Organic Oils 2015）

精微屬性連結

* 顏色：綠色（互補色：紅色）
* 寶石：東陵玉（互補寶石：碧玉）
* 脈輪：心輪
* 能量：陰／陽
* 元素：火

作用與用途

* 一般用途：殺菌消毒、抗痙攣、殺菌、清潔、保濕、肌膚修護、滋補身體和肌膚。
* 皮膚保養：青春痘、阻塞及油性肌膚、疤痕護理、肌膚瑕疵、妊娠紋與肥胖紋。
* 呼吸系統：氣喘、支氣管炎、一般性感冒／流行性感冒、咳嗽。

- 關節與肌肉：關節炎、體液滯留。
- 循環系統：幫助身體調節血壓。
- 免疫系統：慢性疲勞症候群、肌痛性腦脊髓炎；激勵免疫。
- 其他：經前症候群（PMS）、月經問題。
- 大腦邊緣系統相關結構：下視丘、杏仁體。
- 心理情緒與精神支持：喚醒；讓內在小孩浮現；很適合用來平撫焦慮、憂鬱與心情低落、過動〔橙可能會讓過動加劇，橘（桔）則能安撫過動〕、失眠、神經緊張、恐慌發作、經前壓力、躁動不寧、一般性壓力與壓力相關問題；有鎮定放鬆的特質。

11. 廣藿香 PATCHOULI

(Pogostemon cablin)

- 來源地區：廣藿香原生於亞洲熱帶地區，目前栽種於中國、印尼、印度、馬來西亞、模里西斯、台灣、菲律賓群島、泰國、越南、非洲西部和南美洲等地。廣藿香精油主要產於歐洲和美國，以進口的乾燥葉片進行蒸餾。
- 植物特徵：廣藿香是一種多年生的芬芳叢生草本植物，株高能達1公尺，粗壯的方形莖桿筆直多毛，卵形葉片大而多毛，花穗上開白色、淡粉色或淡紫色的小花。嫩芽和葉片每年可採收二至三次（葉片在蒸

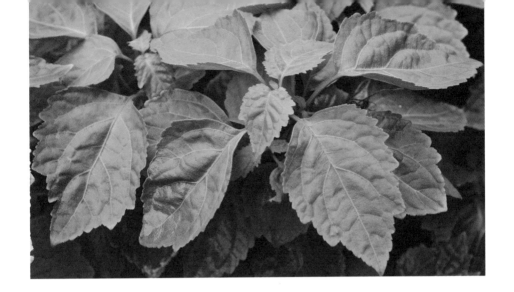

餾之前通常會先經過半發酵處理）。

◆ **植物科屬**：脣形科。

◆ **萃取方式**：以半發酵的乾燥葉片進行蒸氣蒸餾。

◆ **精油外觀**：琥珀色或深橘色至濃棕色或黃琥珀色；質地濃稠。

◆ **精油氣味**：香甜濃郁的草本、香脂、泥土氣味，和一絲苔癬、木質，
與些許的樟腦辛香氣息，揮發後留下久久不散的木質香脂辛香氣味。

◆ **適合搭配調香的寧靜精油選擇**：天竺葵、真正薰衣草、穗花薰衣草、
橘（桔）、奧圖玫瑰、穗甘松、岩蘭草。

◆ **安全使用注意事項**：無毒、不刺激、不致敏。有時會以古芸香脂精
油、古巴香脂精油、雪松精油混摻，也可能加入廣藿香、岩蘭草和
樟樹蒸餾的殘餘物，或者加入植物油等（Tisserand and Young 2014,
382）。品質優良的印尼廣藿香精油經常會摻入價格較低廉的中國廣
藿香精油進行販售（Burfield 2003）。購買前請向精油供應商確認品
質純正無虞。

◆ 香調：後調（至中調）。

◆ 主要化學成分：CAS編號：8014-09-3（印尼產廣藿香精油）

廣藿香醇（28.2〜32.7%）、α-布藜烯／δ-癒創木烯（15.8〜18.8%）、α-癒創木烯（13.5〜14.6%）、塞席爾烯（0.0〜9.0%）、γ-廣藿香烯（0.0〜6.7%）、α-廣藿香烯（4.5〜5.7%）β-丁香油烴（3.1〜4.2%）、1（10）-香樹烯（0.0〜3.7%）、β-廣藿香烯（2.0〜3.4%）、廣藿香奧醇（微量〜2.4%）、（〜）-別香樹烯（0.0〜2.4%）、δ-杜松烯（0.0〜2.4%）。

（Tisserand and Young 2014, 382）

精微屬性連結

◆ 顏色：橘色（互補色：藍色）、紫羅蘭色（互補色：黃色）

◆ 寶石：玉髓（互補寶石：海藍寶／青金石）、紫水晶（互補寶石：黃水晶）

◆ 脈輪：臍輪、眉心輪

◆ 能量：陽

◆ 元素：火、土

作用與用途

◆ 一般用途：抗憂鬱、抗感染、消炎、抗微生物、殺菌消毒、抗病毒、收斂、殺菌、除臭、消滅真菌、肌膚修護、中和毒素。

◆ 皮膚保養：膿腫、皮膚乾裂、頭皮屑、皮膚炎、濕疹、膿痂疹、蚊蟲叮咬（也可以用來驅蟲）、頭皮出油與油性肌膚、疤痕護理、瘡、傷口、皺紋／熟齡肌膚。

+ **呼吸系統**：安撫並調節呼吸。

+ **免疫系統**：支持免疫功能。

+ **真菌威染**：念珠菌（輪癬、香港腳等; 參見本書第90頁）。

+ **其他**：經前症候群（PMS）、更年期；激勵內分泌。

+ **大腦邊緣系統相關結構**：前側核、下視丘和腦下垂體（透過下視丘）。

+ **心理情緒與精神支持**：低劑量時鎮定放鬆，高劑量時提振激勵；改善漠不關心、困惑和猶豫不決、憂鬱與心情低落、神經耗弱、神經緊張、恐慌發作、經前壓力、一般性壓力與壓力相關問題； 激勵內分泌；支持冥想和靈性感受。

---

12. 苦橙葉 PETITGRAIN

(Citrus aurantium var. amara)

+ **來源地區**：苦橙原生於中國南部與北印度，目前栽種於巴拉圭、法國、北非和海地。產於法國的苦橙葉精油品質最佳（主要作為香水材料使用），不過來自巴拉圭的精油香氣也相當濃郁。苦橙葉有時也被稱作橙葉或橘（桔）葉精油。

+ **植物特徵**：苦橙是芬芳的常綠喬木，樹高能達10公尺（不過野生的苦

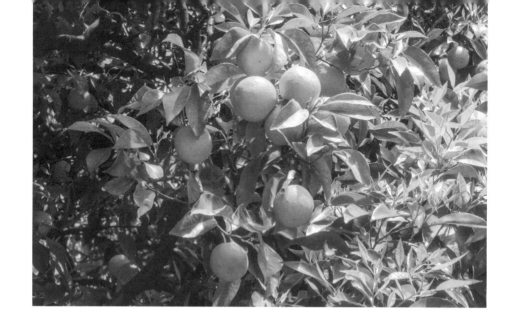

橙樹只會長到大約6公尺高），棕色的樹幹表面平滑、枝條健壯，皮革般厚實的葉片呈深綠色，花朵芬芳，顆粒不大的果實，即苦橙。苦橙樹的花朵（橙花）、果實（苦橙）都可以萃取精油，苦橙葉精油是來自苦橙樹的葉片與嫩枝。檸檬、甜橙、橘（桔）和佛手柑樹的葉片也都可以萃取精油，英文同樣稱為petitgrain。

+ 植物科屬：芸香科。

+ 萃取方式：以葉片與嫩枝進行蒸氣蒸餾。

+ 精油外觀：清澈至淡黃色，或黃至琥珀色。

+ 精油氣味：清新的花香、木質香，像柑橘／柳橙的氣味；類似橙花的香調。乾燥的花香、草本香氣，揮發後是乾燥的草本氣味。

+ 適合搭配調香的寧靜精油選擇：天竺葵、真正薰衣草、穗花薰衣草、橘（桔）。

+ 安全使用注意事項：不刺激、無毒、不致敏。價格普遍較高的苦橙葉精油（petitgrain bigarade，指來自苦橙樹的苦橙葉），可能摻有較便宜的巴拉圭苦橙葉精油（Tisserand and Young 2014, 375）。所有的苦橙葉精油都有可能以其他柑橘樹葉片的精油或萃取物混摻，也可能被摻入脂肪醛、乙酸沉香酯、橙油烯（orange terpenes）等成分。巴拉圭苦橙葉精油經常摻入人工合成的沉香醇、乙酸沉香酯、α-萜品醇、乙酸牻牛兒酯、乙酸橙花酯，以及微量的吡嗪（pyrazines）等成分（Burfield 2003）。 購買前請向精油供應商確認品質純正無虞。

✦ **香調**：前調。

✦ **主要化學成分**：CAS編號：8016-44-2 （產地：巴拉圭）

乙酸沉香酯（47.4～58.0%）、沉香醇 （20.8～25.2%）、α-萜品醇（4.4～6.8%）、乙酸牻牛兒酯（2.9～4.5%）、牻牛兒醇（2.1～3.0%）、乙酸橙花酯（2.1～3.0%）、β-月桂烯 （0.0～2.0%）、（E）-β-羅勒烯（0.0～2.0%）、β-松烯 （0.3～1.2%）、（+）-檸檬烯 （0.3～1.1%）。

CAS編號：8014-17-3 （Bigarade）

乙酸沉香酯（51～71%）、沉香醇 （12.3～24.2%）、（+）-檸檬烯（0.4～8.0%）、α-萜品醇 （2.1～5.2%）、乙酸牻牛兒酯（1.9～3.4%）、β-松烯（0.3～2.7%）、乙酸橙花酯（0.0～2.6%）、 牻牛兒醇（1.4～2.3%）、（E）-β-羅勒烯 （0.2～2.2%）、β-月桂烯（0.0～2.0%）、橙花醇 （0.4～1.1%）。

（Tisserand and Young 2014, 374–75）

精微屬性連結

⬧ 顏色：黃色（互補色：紫羅蘭色）

⬧ 寶石：黃水晶（互補寶石：紫水晶）

⬧ 脈輪：太陽神經叢

⬧ 能量：火

⬧ 元素：陰

作用與用途

⬧ **一般用途**：抗關節炎、抗感染、消炎、殺菌消毒、抗痙攣、除臭、滋補身體。

⬧ **皮膚保養**：青春痘、皮膚乾裂、乾性／油性肌膚或頭皮（平衡）、出汗過多、疤痕護理。

⬧ **呼吸系統**：氣喘（神經性）、一般性感冒／流行性感冒、花粉症、呼吸道感染；緩和呼吸，包括壓力造成的呼吸短淺。

⬧ **關節與肌肉**：關節炎、關節發炎。

⬧ **免疫系統**：慢性疲勞症候群、肌痛性腦脊髓炎；激勵免疫。

⬧ **真菌感染**：念珠菌和小孢癬菌（輪癬、香港腳等；參見本書第90頁）。

⬧ **其他**：經前症候群（PMS）、月經問題。

⬧ **大腦邊緣系統相關結構**：下視丘和杏仁體。

⬧ **心理情緒與精神支持**：緩解憤怒、焦慮、憂鬱、過動、失眠、思緒混沌、神經耗弱、神經緊張、經前壓力、感覺毫無希望、一般性壓力與壓力相關問題；鎮定神經。

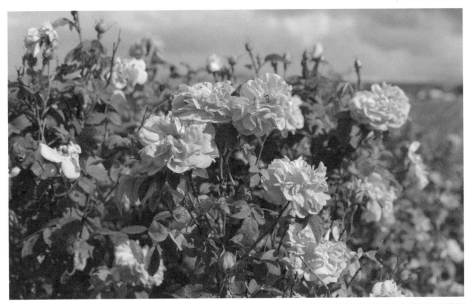

13. 奧圖玫瑰 ROSE OTTO

〔大馬士革玫瑰Rosa×damascena、千葉玫瑰Rosa×centifolia〕

◆ **來源地區**：玫瑰原生於東亞和中東地區，而日本、摩洛哥、突尼西亞和伊朗等地與玫瑰的歷史淵源可以追溯到千年之久。現在，玫瑰精油的最大產地在保加利亞和土耳其，隨後是法國與印度，最後是中東（產量有極大的差距）。印度特別擅長製作奧圖玫瑰〔或檀香玫瑰（rose attar）〕、玫瑰原精和玫瑰凝香體。大馬士革玫瑰（*Rosa×damascena*）是一種栽培出來的品種。

◆ **植物特徵**：大馬士革玫瑰（*Rosa×damascena*，又叫做卡斯提爾玫瑰）是數百年前法國薔薇（*Rosa gallica*）與麝香玫瑰（*Rosa moschata*）雜交的品種。它是一種株形不規則的落葉植物，株高能達

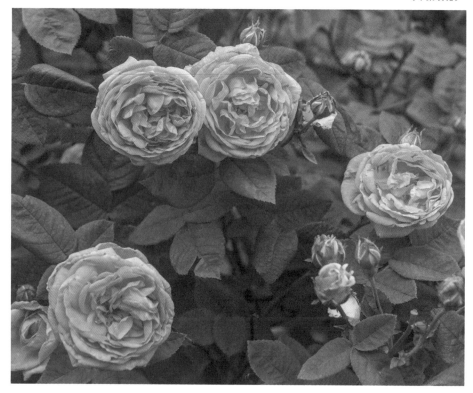

2.2公尺。枝幹上有彎曲的尖刺和粗硬的毛,葉片為羽狀,氣味芬芳的粉紅色至淡紅色重瓣花朵成簇綻放。

千葉玫瑰(*Rosa×centifolia*,又稱為普羅旺斯玫瑰或包心菜玫瑰)是大馬士革玫瑰的衍生品種,最初出現在17至19世紀的荷蘭。千葉玫瑰形態和大馬士革玫瑰相仿,不過稍微矮一些,株高大約2公尺,枝條如藤條般垂墜,葉片灰綠呈羽狀,重瓣的球形花朵氣味極香,顏色多半為粉紅色,也有時呈白色至深紫紅色。

✦ **植物科屬:**薔薇科。

✦ **萃取方式:**奧圖玫瑰是指以新鮮花瓣水蒸餾或蒸氣蒸餾萃取的玫瑰精

油。由於花朵必須人工手摘，從植材中萃出的精油萃取率相對較低，也因此玫瑰精油價格高昂。

* **精油外觀**：淡黃至橄欖綠（隨蒸餾使用的花瓣顏色而有不同）；玫瑰精油會在低溫下結晶化（凝固）。

* **玫瑰原精外觀**：深橘紅色至橄欖綠色的黏稠液體。

* **玫瑰精油氣味**：濃郁、多層次的氣味，香甜、清新的濃花香，也有蜂蠟般的香氣。揮發後留下持久的柔軟溫暖花香氣味。

* **奧圖玫瑰原精氣味**：濃郁、強烈、清新、溫暖、深邃的花香令人迷醉，揮發後有持久不散的花果香氣。玫瑰原精是香水界大量使用的材料。

* **適合搭配調香的寧靜精油選擇**：大部分的寧靜精油都適用，其中特別適合：德國洋甘菊、羅馬洋甘菊、天竺葵、真正薰衣草、穗花薰衣草、廣藿香和岩蘭草。

* **安全使用注意事項**：不刺激、無毒、不致敏（不過玫瑰的香氣相當濃郁，請以低劑量使用）。雖然其中含有可能致癌的甲基醚丁香酚，但據實驗資料顯示，其中的牻牛兒醇能中和甲基醚丁香酚的作用（Tisserand and Young 2014, 406）。玫瑰原精應當以香水視之，具有刺激性也可能造成過敏。劣質的玫瑰精油經常摻入許多合成化學物質，例如乙醇、2-苯乙醇、天竺葵精油提取物，和較便宜的玫瑰精油等等（Burfield 2003；Tisserand and Young 2014, 405）。購買前請向精油供應商確認品質純正無虞。

- 香調：後調（非常持久）至中調（前調氣味強烈但很快消散）。

- 主要化學成分：CAS編號：8007-01-0 （保加利亞大馬士革玫瑰—奧圖玫瑰精油）

  （–）-香茅醇（16.0～35.9%）、牻牛兒醇（15.7～25.7%）、烯烴類（如 γ -依蘭烯、 α -松烯等）和烷烴類（如三十三烷、二十烷和十八烷等）（19.0～24.5%）、橙花醇（3.7～8.7%）、甲基醚丁香酚（0.5～3.3%）、沉香醇（0.4～3.1%）、乙酸香茅酯（0.4～2.2%）、乙醇（0.01～2.2%）、2-苯乙醇 （1.0～1.9%）、（E,E）-金合歡醇（0.0～1.5%）、 β -丁香油烴（0.5～1.2%）、丁香酚（0.5～1.2%）、乙酸牻牛兒酯（0.2～1.0%）。

  CAS編號：84604-12-6 （普羅旺斯-玫瑰原精）

  2-苯乙醇 （64.8～73.0%）、（～）-香茅醇 （8.8～12.0%）、烯烴類（如 γ -依蘭烯、 α -松烯等）和烷烴類（如三十三烷、二十烷和十八烷等）（1.1～8.5%）、牻牛兒醇（4.9～6.4%）、橙花醇（0.0～3.0%）、丁香酚（0.7～2.8%）、（E,E）-金合歡醇（0.5～1.5%）、萜品烯-4-醇（0.0～1.0%）、甲基醚丁香酚 （0.0～0.8%）。

  （Tisserand and Young 2014, 405–7）

精微屬性連結：玫瑰精油

- 顏色：黃色（互補色：紫羅蘭色）、綠色 （互補色：紅色）
- 寶石：黃水晶 （互補寶石：紫水晶）、東陵玉（互補寶石：碧玉）
- 脈輪：太陽神經叢、心輪

- 能量：陰
- 元素：水、金

精微屬性連結：玫瑰原精

- 顏色：紅色（互補色：綠色）、橘色（互補色：藍色）、綠色（互補色：紅色）
- 寶石：碧玉（互補寶石：東陵玉）、玉髓（互補寶石：海藍寶／青金石）、東陵玉（互補寶石：碧玉）
- 脈輪：海底輪、臍輪、心輪
- 能量：陰／陽
- 元素：火

作用與用途

- 一般用途：消炎、殺菌消毒、抗痙攣、抗病毒、催情、收斂、殺菌、保濕、肌膚修護、滋補身體。
- 皮膚保養：膿腫、青春痘、皮膚炎、乾性／油性肌膚與頭皮調理（平衡）、濕疹、單純疱疹、熟齡肌膚、帶狀疱疹；玫瑰精油是極佳的皮膚調理選擇。
- 呼吸系統：咳嗽、慢性氣喘、花粉症、口腔潰瘍、喉嚨痛。
- 關節與肌肉：滋補身體以安撫肌肉組織。
- 循環系統：幫助身體調節血壓。
- 免疫系統：慢性疲勞症候群、肌痛性腦脊髓炎；激勵免疫。
- 其他：頭痛／偏頭痛、經痛／經前症候群（PMS）、更年期症狀；激勵內分泌（類荷爾蒙）。

◆ **大腦邊緣系統相關結構**：前側核、下視丘、杏仁體和腦下垂體（透過下視丘）。

◆ **心理情緒與精神支持**：低劑量時鎮定放鬆，高劑量時提振激勵；安撫不安、憤怒、焦慮、憂鬱（尤其是產後憂鬱症），以及情緒低落、恐懼和偏執、哀慟（痛失所愛的感受）、憎恨、頭痛（緊張性頭痛與荷爾蒙失調）、高敏感、失眠、嫉妒、偏頭痛、神經緊張、恐慌發作、經前壓力、憤恨與失望、悲傷與絕望、一般性壓力與壓力相關問題；刺激內分泌（類荷爾蒙）；催情。

14. 穗甘松 SPIKENARD

(Nardostachys jatamansi, N. grandiflora)

◆ **來源地區**：穗甘松原生於印度山間，生長在尼泊爾、印度和中國高海拔地區。聖經、阿育吠陀典籍和其他古老文稿中，都記載了穗甘松在歷史上的演進、生產以及在中東、歐洲和印度等地的使用方式。穗甘松精油主要在美洲、尼泊爾和印度進行蒸餾，少部分在歐洲生產。穗甘松也叫做麝香根。傳統上，人們用穗甘松來製作香水、焚香和草本鎮定劑。目前尼泊爾地區的野生穗甘松遭到過度採集，因此穗甘松在當地已成為瀕臨絕種的保護植物。

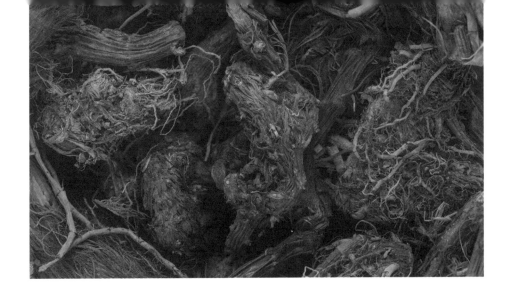

+ **植物特徵**：穗甘松是一種柔軟的開花植物，株高能達1公尺，粉紅色的鐘形花朵叢聚呈傘狀，開在長長的綠色莖桿上，葉片是深綠至淺綠色，長形橢圓狀。穗甘松和纈草有親緣關係，彼此有類似的鎮定效果，但穗甘松氣味不那麼刺鼻。穗甘松根經常被當作纈草交易。購買精油時請確認供應商選擇支持環境永續的材料來源。

+ **植物科屬**：敗醬草科。

+ **萃取方式**：以乾燥切碎的根莖和根部進行蒸氣蒸餾。

+ **精油外觀**：深橘紅色；質地黏稠。

+ **精油氣味**：非常香甜、強勁，如同新鮮青豆的氣味，加上青草與些許的木質氣味；香氣逐漸飄散，留下細緻的木香和微微的香料、新鮮青豆與乾草的氣味。揮發後香氣依然持久不散，留下新鮮青豆與乾草的氣息。

+ **適合搭配調香的寧靜精油選擇**：絲柏、乳香、天竺葵、真正薰衣草、穗花薰衣草、廣藿香、奧圖玫瑰、岩蘭草。

◆ 安全使用注意事項：無毒、不刺激、不致敏（Tisserand and Young 2014, 429）。

◆ 香調：後調。

◆ 主要化學成分：CAS編號：8022-22-8

甘松醇（10.1%）、甲酸（9.4%）、α-蛇床烯（9.2%）、二氫-β-紫羅蘭酮（7.9%）、甘松醇異構物（4.8%）、蛇床烯異構物（種類未載明）（3.9%）、丙酸（3.4%）、β-丁香油烴（3.3%）、蓽澄茄醇（2.9%）、α-古芸烯（2.5%）、α-丁香油烴（2.3%）、γ-古芸烯（2.3%）、蛇床烯異構物（種類未載明）（2.2%）、7-十六烷（2.0%）、（E）-橙花叔醇（1.9%）、菖蒲烯（1.1%）、（+）-ledene epoxy（1.0%）。

（Tisserand and Young 2014, 428–29）

精微屬性連結

◆ 顏色：紅色（互補色：綠色）、橘色（互補色：藍色）、綠色（互補色：紅色）、藍色（互補色：橘色）

◆ 寶石：碧玉（互補寶石：東陵玉）、玉髓（互補寶石：海藍寶／青金石）、東陵玉（互補寶石：碧玉）、海藍寶／青金石（互補寶石：玉髓）

◆ 脈輪：海底輪、臍輪、心輪、喉輪

◆ 能量：陽

◆ 元素：火、木

作用與用途

+ **一般用途**：抗感染、消炎、殺菌、除臭、消滅真菌、回春、滋補身體。

+ **皮膚保養**：發炎、熟齡肌膚、紅疹（尤其是因緊張而誘發的疹子）。

+ **呼吸系統**：恐慌發作；讓呼吸平靜下來。

+ **循環系統**：增進循環。

+ **消化系統**：神經性消化不良。

+ **其他**：頭痛／偏頭痛、經前症候群（PMS）、月經問題。

+ **大腦邊緣系統相關結構**：前側核、下視丘。

+ **心理情緒與精神支持**：平衡交感神經系統與副交感神經系統（滋補交感神經系統、調節副交感神經系統）；幫助紮根；安撫焦慮、哀慟、憎恨、頭痛和偏頭痛、過動、歇斯底里、不耐煩、失眠、易怒、更年期症狀、神經性消化不良、神經緊張、恐慌發作、經前症候群（PMS）、躁動不寧、壓力和壓力相關症狀；鎮定放鬆。

15. 茶樹 TEA TREE

(Melaleuca alternifolia)

+ **來源地區**：茶樹原生於澳洲，在亞熱帶沿海一帶低窪的沼地繁茂生長，多半分布在東北部新南威爾斯和南部的昆士蘭等地。雖然白千層

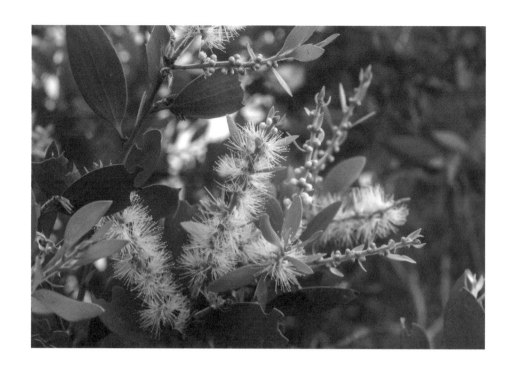

屬植物也被栽種在世界其他地區，但茶樹（*M. alternifolia*）並未自然出現在澳洲以外的地方，過去也未在外地栽培。目前已知茶樹的CT類型有6種，包括：CT萜品烯-4-醇、CT異松油烯，以及四種CT1,8-桉油醇。以上每一種化學類屬都能萃出具有獨特化學組成的精油，目前並未發現不同茶樹精油在生物活性上有任何明顯的差異。萜品烯-4-醇有抗微生物和消炎的特質；異松油烯可以殺菌消毒、抗氧化；1,8-桉油醇具有刺激性（因此許多市售茶樹精油刻意降低了這個成分的比例）。茶樹又叫做紙皮樹。大規模的商業種植通常從種籽種起（並在一到三年快速生長後，採收枝葉用來蒸餾精油）。

✦ **植物特徵**：茶樹是一種灌木或小樹，株高在2至7公尺之間，葉呈卵形或如絲柏針葉般的矛尖型，顏色為綠色至深綠色。樹幹常有外皮剝落。樹上開白至黃色，或綠至粉紅與紅色多穗頭的無柄花朵，細小的花瓣沿中央長形雄蕊細密叢聚，成熟後長出木質的杯狀種囊，或稱果實。

✦ **植物科屬**：桃金孃科。

✦ **萃取方式**：以尾端的細枝、枝條與葉片進行蒸氣蒸餾。

✦ **精油外觀**：透明至淡黃或黃綠色。

✦ **精油氣味**：強烈的樟腦、金屬香調，隨後轉為溫暖、帶樟腦氣味的辛辣藥香，揮發後留下微微獨特的氣味。

✦ **適合搭配調香的寧靜精油選擇**：天竺葵、真正薰衣草、穗花薰衣草、橘（桔）。

✦ **安全使用注意事項**：無毒、不刺激；對某些人來說有致敏的可能。

✦ **香調**：前調。

✦ **主要化學成分**：CAS編號：68647-73-4

萜品烯-4-醇（30.0～48.0%）、γ-萜品烯（10.0～28.0%）、1,8-桉油醇（微量 to15.0%）、α-萜品烯（5.0～13.0%）、異松油烯（1.5～5.0%）、對傘花烴（0.5～12.0%）、α-松烯（1.0～6.0%）、α-萜品醇（1.5～8.0%）、香樹烯（微量 to 7.0%）、δ-杜松烯（微量～8.0%）、檸檬烯（0.5～4.0%）、檜烯（微量～3.5%）、藍桉醇（微量～3.0%）、綠花白千層醇（微量～1.5%）；精油成分將隨存放時間而變化，對傘花烴將增加，而 α-與 γ-萜品烯則會減少。

（Carson, Hammer, and Riley 2006）

精微屬性連結

+ **顏色**：黃色（互補色：紫羅蘭色）、綠色（互補色：紅色）

+ **寶石**：黃水晶（互補寶石：紫水晶）、東陵玉（互補寶石：碧玉）

+ **脈輪**：太陽神經叢、心輪

+ **能量**：陽

+ **元素**：金

作用與用途

+ **一般用途**：抗感染、消炎、抗微生物*、消毒、抗病毒、殺菌、袪痰、消滅真菌、肌膚修護。

+ **皮膚保養**：膿腫、青春痘、燒燙傷、單純疱疹、蚊蟲叮咬、油性肌膚、粉刺、帶狀疱疹（與天竺葵並用）；清潔。

+ **呼吸系統**：氣喘、支氣管炎、卡他性感染、感冒、咳嗽、耳鼻喉感染、牙齦疾病、花粉症、真菌病、鼻竇炎、喉嚨痛、扁桃腺炎、上呼吸道感染。

+ **免疫系統**：慢性疲勞症候群、肌痛性腦脊髓炎；激勵免疫。

+ **真菌感染**：各種念珠菌、毛癬菌、表皮癬菌、馬拉色菌和小孢癬菌（輪癬、香港腳等；參見本書第89–90頁）。

+ **大腦邊緣系統相關結構**：前側核、下視丘。

+ **心理情緒與精神支持**：恢復活力、激勵精神；清理淨化；改善漠不關心、神經耗弱和受到驚嚇的情況。

---

* 茶樹精油有強大的抗微生物效果，它能改變外來微生物細胞的穿透度，干擾細胞生存功能，展現出前景可期的天然抗生素潛力（Vasey 2018, 93；Carson, Hammer, and Riley 2006）。

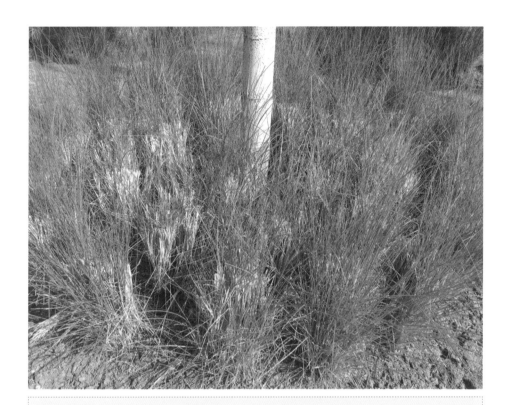

16. 岩蘭草 VETIVERT

(Vetiveria zizanioides)

❖ **來源地區**：岩蘭草原生於印度，廣泛栽種於海地、留尼旺島，以及爪哇等世界熱帶地區。海地和爪哇是岩蘭草精油的主要產地，由於岩蘭草極佳的定香特質，商品主要供應香水業使用（高達60％的西方香水都含有岩蘭草的成分）（Lavania 2003）。留尼旺島和海地產的岩蘭草品質特別卓越，那玫瑰色般的香調格外受到香水界的青睞。印度岩蘭草（又名khus oil）則更偏向香脂、木質的氣息。其他生產岩蘭草精油的地區還包括：巴西、墨西哥、薩爾瓦多與馬達加斯加。

- 植物特徵：岩蘭草是一種多年生草葉植物，莖桿高大，細長而尖硬的葉子簇簇叢生，株高可達1.5公尺，開棕紫色的花朵。岩蘭草根能深入地底達2至4公尺，帶來極佳的錨地效果。岩蘭草的種植目的包括：預防土壤流失、草葉作為牧草餵養動物、萃取精油供應香水、香氛和藥用用途。
- 植物科屬：禾本科。
- 萃取方式：以根部和細根進行蒸氣蒸餾（岩蘭草精油的化學組成極為複雜，無法以人工合成的方式仿製）。
- 精油外觀：琥珀至深棕紅色；質地黏稠。

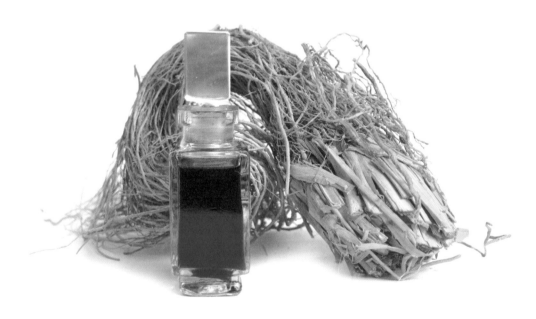

+ **精油氣味**：甜而多層次的大地氣息，帶有煙燻般的木質香氣，和濃重的木質、泥土、香脂氣息。揮發後留下久久不散的木質與泥土氣味。

+ **適合搭配調香的寧靜精油選擇**：乳香、真正薰衣草、穗花薰衣草、廣藿香、奧圖玫瑰、穗甘松。

+ **安全使用注意事項**：無毒、不刺激。一般來說不致敏，但有少見的案例回報，在極度敏感的個案身上仍有可能造成過敏。

+ **香調**：後調。

+ **主要化學成分**：CAS編號：8016-96-4

客烯醇（3.4～13.7%）、黃芪醇／異努卡特醇（1.3～7.8%）、cyclocopacamphan-12-ol epimer A（1.0～6.7%）、α-杜松醇（0.0～6.5%）、α-岩蘭草酮／異努卡特酮（2.5～6.4%）、β-岩蘭維烯（0.2～5.7%）、β-桉葉醇（0.0～5.2%）、β-岩蘭草酮（2.0～4.9%）、客烯酸（0.0～4.8%）、β-岩蘭繡線烯（1.5～4.5%）、γ-岩蘭維烯（0.2～4.3%）、α-紫穗槐烯（1.5～4.1%）、(E)-eudesm-4(15),7-dien-12-ol（1.7～3.7%）、β-甜旗烯（0.0～3.5%）、γ-杜松烯（0.0～3.4%）、(Z)-eudesm-6-en-11-ol（1.1～3.3%）、γ-紫穗槐烯（0.0～3.3%）、ziza-5-en-12-ol（0.0～3.3%）、β-蛇床烯（0.0～3.1%）、salvia-4(14)-en-1-one（0.0～2.9%）、(Z)-eudesma-6,11-diene（0.0～2.9%）、khusinol（0.0～2.8%）、cyclocopacamphan-12-olepimer B（1.1～2.7%）、selina-6-en-4-ol（0.0～2.7%）、khusianol（1.5～2.6%）、δ-紫穗槐烯（0.0～2.5%）、1-epi-cubenol

（0.0～2.4%）、khusimene/ziza-6(13)-ene（1.1～2.3%）、ziza-6(13)-en-3β-ol（0.0～2.3%）、ziza-6(13)-en-3-one (0.0～2.3%)、2-epi-ziza-6(13)-en-3alpha-ol（1.0～2.2%）、12-nor-ziza-6(13)-en-2β-ol（0.0～2.2%）、α-岩蘭繡線烯（0.0～2.2%）、eremophila-1(10),7(11)-diene（0.9～2.1%）、dimethyl-6,7-bicyclo-(4.4.0)-deca-10-en-one（0.0～2.0%）、10-epi-γ-桉葉醇（0.0～1.8%）、α-甜旗烯（0.4～1.7%）、(E)-opposita-4(15),7(11)-dien-12-ol （0.0～1.7%）、前客烯酸（0.0～1.6%）、13-nor-eudesma-4,6-dien-11-one （0.6～1.5%）、2-epi-ziza-6(13)-en-12-al （0.0～1.5%）、isovalencenol（0.0～1.5%）、spirovetiva-1(10),7(11)-diene（0.0～1.5%）、(E)-isovalencenal （0.7～1.4%）、preziza-7(15)-ene（0.6～1.4%）、(Z)-eudesma-6,11-dien-3β-ol（0.0～1.4%）、intermedeol/eudesm-11-en-4-ol（0.0～1.3%）、異丁香酚（0.0～1.3%）、異客烯酸（0.0～1.3%）、欖香醇（0.3～1.2%）、eremophila-1(10),6-dien-12-al （0.0～1.2%）、杜松腦（0.0～1.2%）、客烯酮（0.5～1.1%）、別香根醇 （0.0～1.1%）、(E)-2-nor-zizaene（0.0～1.1%）、eremophila-1(10),4(15)-dien-2-α-ol （0.0～1.1%）、eremophila-1(10),7(11)-dien-2-β-ol （0.0～1.1%）、methyl-(E)-eremophila-1(10),7,(11)-dien-12-ether（0.0～1.1%）、(Z)-isovalencenal（0.0～1.1%）、funebran-15-al（0.0～1.0%）、(Z)-eudesm-6-en-12-al（0.0～1.0%）。

（Tisserand and Young 2014, 466）

精微屬性連結

- 顏色：紅色（互補色：綠色）、橘色（互補色：藍色）
- 寶石：碧玉（互補寶石：東陵玉）、玉髓（互補寶石：海藍寶／青金石）
- 脈輪：海底輪、臍輪
- 能量：陰
- 元素：土、水

作用與用途

- 一般用途：抗關節炎、殺菌消毒、抗痙攣、鎮定神經、滋補身體。
- 皮膚保養：青春痘、乾性／油性肌膚、發炎、熟齡肌膚、激勵循環。
- 呼吸系統：平撫並調節呼吸（對神經系統有安撫的作用）。
- 關節與肌肉：肌肉痠痛與疼痛、關節炎、扭傷與拉傷。
- 免疫系統：慢性疲勞症候群、肌痛性腦脊髓炎；激勵免疫。
- 真菌感染：各種念珠菌、表皮癬菌、小孢癬菌和毛癬菌（輪癬、香港腳等；參見本書第89–90頁）。
- 其他：經前症候群（PMS）、月經問題。
- 大腦邊緣系統相關結構：前側核、下視丘、杏仁體。
- 心理情緒與精神支持：降低停藥的不適症狀（尤其是鎮定劑）；緩解焦慮、困惑與猶豫不決、衰弱、憂鬱、過動、高敏感、不耐煩、失眠、更年期症狀、心理耗弱、神經緊張、恐慌發作、經前壓力、一般性壓力與壓力相關問題；帶來平靜；鎮定神經；幫助紮根。

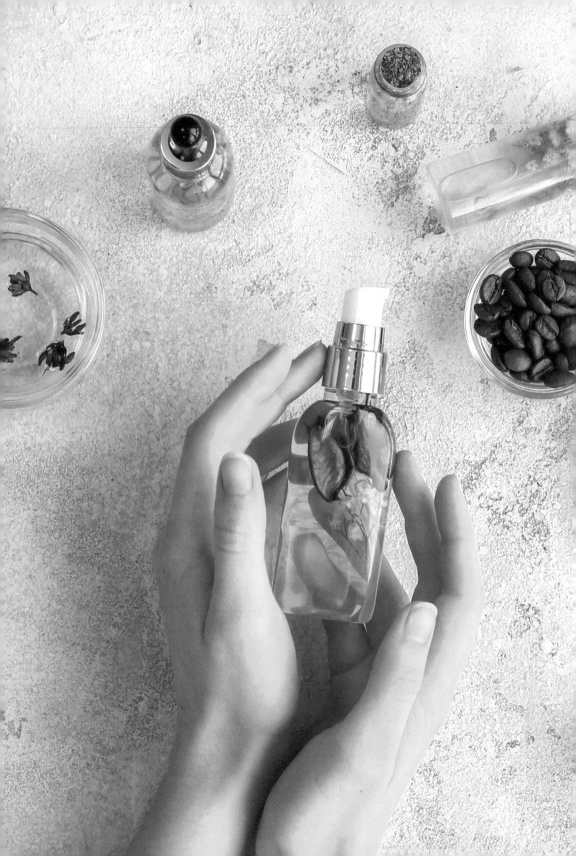

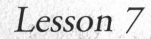

Lesson 7

使用精油
十五種使用方式的介紹指南

Application

Instructions and Indications
for Fifteen Methods

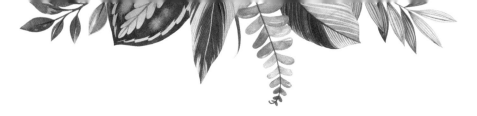

使用精油的方式有許多。無論是製作面霜塗抹，或是調製一份具有療癒效果的配方或香水，本章將提供你足夠的資訊，讓你選擇最適合當下需要和需求的使用方法。

只要按適當的方式使用精油，就幾乎不會帶來危險。不過，最好的方式依然是有限度地控制用量，尤其是頻繁使用的時候。柑橘類精油（尤其是檸檬精油）以及柑橘類成分比例較高的精油（例如：松和香蜂草精油成分的松烯和檸檬烯），會在較易揮發的萜烯類快速消散之後，變得越來越有刺激性，因為留下來的其他成分產生了變化（舉例來說，單萜烯就可能變為過氧化物，而後變為環氧化物和醇類）；因此，柑橘類精油的保存期限較短。在準備皮膚保養製品時，需要特別留意這一點。當你想用精油配製自己的產品時，很重要的是務必使用品質優良、妥善保存的精油，同時請仔細測量用量、妥善保存成品，每次只製作少量，然後盡速用完，這麼一來就能降低精油變質的機會。

本章所有的配方，都遵循本書第119–121頁的調製比例方針。所有成品的量都以使用數週的用量來設計，因此請明白，完成後的精油製品一次只會是少量，而精油和介質（乳霜、乳液、油膏等）的濃度比例最高可以提高到5％，也就是：在1毫升介質中，加入1滴精油。調配的比例也會隨著你使用的精油而有不同。舉例來說，洋甘菊類（羅馬洋甘菊、德國洋甘菊）和玫瑰精油最好少量使用：因為它們的氣味非常強烈，且在高濃度下可能刺激皮膚。岩蘭草是另一個必須少量添加的精油——不過請記得，岩蘭草也可以作為定香劑使用，它能降低其他精油的氧化速度。就我個人的經驗，精油使用的量不需要多；即使少量添加，也能達到很好的效果。

儲存方式與保存期限

用來存放精油製品的罐子、瓶子與其他容器，都必須徹底清洗，並且是完全乾燥的。只要徹底清洗陰乾，玻璃容器都可以放心重複使用。請勿用塑膠容器盛裝含有精油的產品，因為精油可能腐蝕塑膠和聚苯乙烯（polystyrene）。

一般來說，自製精油產品應該存放在清涼無光照的地方。每次只製作少量，在短時間內盡速用完。產品能存放的期限各有不同；本章提供的配方標註的是最理想的保存期限。在產品中加入酪梨油、維生素E油或胡蘿蔔籽精油等抗氧化成分，能減緩揮發性成分的消散速度，幫助延長產品壽命。

本章的某些配方會用到蒸餾水或純露（例如金縷梅純露或玫瑰純露）。純露很容易變質，因此純露本身（以及含純露的製品）保存期限較短，並且需要以適當方式存放（放置在清涼避光處）。

◦◦◦ 安全使用精油：稀釋與劑量 ◦◦◦

在本書中我一再強調，請勿未經稀釋就使用精油（也就是以純精油的形式使用）。薰衣草精油和茶樹精油是兩個特例；在緊急情況下可以用1或2滴來救急。本章列出的所有配方，都是可以用來稀釋精油的方式。精油能透過這些方式被安全地使用，無論是以精油製品（香水、按摩油、乳霜、乳液、油膏）或直接嗅聞（蒸汽吸入或聞香棒）的方式吸收精油。針對精油的稀釋和劑量，在本書第3章有更詳細的介紹。以下是簡單的濃度速查表：

低劑量	1滴精油加入5ml 介質＝濃度1%的配方 1滴精油加入10ml 介質＝濃度0.5%的配方 1滴精油加入20ml 介質＝濃度0.25%的配方
正常劑量	5滴精油加入10ml 介質＝濃度2.5%的配方
急性／特殊劑量	5滴精油加入5ml 介質＝濃度5%的配方
日常劑量	一日總共不應使用超過6滴精油（無論是精油製品或透過直接嗅聞使用）

 乳霜

乳霜可以用來滋養肌膚，尤其是嬌嫩的肌膚部位，例如臉部或非常乾燥的局部位置。乳霜是不那麼油滑的潤滑劑，可以在深層組織按摩或嬰兒按摩時使用。

••• 使用精油的基本指南 •••

① 根據你的目的或主題來決定精油，就能在選擇時更上手，例如：幫助放鬆、激勵警覺度、創造某種特殊的氣氛、幫助某個情緒狀態（提振、紮根、平衡）、幫助冥想等。

② 決定要用單方精油或調製複方。複方精油的作用會更廣，但有時好好選對一種精油，也能帶來同樣出色的效果。

③ 如果你決定使用精油複方，請把精油選擇控制在3或4種。這麼做可以確保精油能彼此和諧交融、良好搭配。

④ 選用超過一種精油時，請將不同香調的精油納入配方。這麼做可以使配方更平衡，香氣也更持久（請記得，後調精油的氣味最持久，而前調精油會快速揮發）。

⑤ 請避免在配方中加入效果相反的精油，例如同時加入激勵和放鬆的精油，會讓兩者的效用抵銷。

⑥ 請避免重複使用同一種精油或精油配方。時不時更換你的配方選擇。如果你規律地透過精油來調整心理情緒問題，請把精油的用量降低──長期使用時，少即是多。更換精油種類能避免你對特定精油或成分產生過敏反應。

⑦ 間隔使用。舉例來說，連續使用三到四週精油產品之後，休息一週不使用。這也會幫助預防過敏。

⑧ 如使用後出現噁心或頭痛、紅疹、皮膚發紅或搔癢等情況（尤其是一使用便出現反應時），請立即停止使用。

⑨ 如果在公共場所嗅聞精油，請確保同在空間中的其他人明確知悉並同意你的行為。請不要預設所有人都能接受你喜歡的精油氣味。

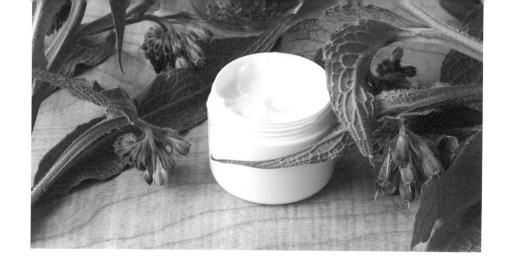

製作方式

　　把你選擇的精油調入基底乳霜中。精油和基底乳霜的比例，會因面霜或身體乳霜而有不同；請參考下列配方。請選用無香、無防腐劑，最好也不含綿羊油的基底乳霜。或者，你也可以參考本書第278–279頁的配方，自己製作基底乳霜；**請別使用含有礦物油的基底乳霜**（礦物油無法穿透表皮，只會在皮膚表面形成一層光滑的油膜，讓毛孔被阻塞）。

　　如想延長基底乳霜的保存期限，可以在其中加入維生素E油、酪梨油或胡蘿蔔籽精油等抗氧化成分，取代配方中的基底油或精油份量。

說明

〔用途①〕為一般性至乾性肌膚帶來滋潤、維持彈潤度。

〔用途②〕舒緩皮膚乾裂不適。

〔用途③〕清涼降溫，改善皮膚發紅、發炎以及／或皮膚刺激的情況。

〔用途④〕可作為極乾性肌膚的按摩潤滑劑，或者在需要較不油滑的潤滑劑情境中使用。

面霜

+ 8滴 ⋯⋯ 自選精油

+ 30公克（30 ml） ⋯⋯ 基底乳霜

① 如果乳霜並非存放在帶蓋的容器裡，請先改以帶蓋容器盛裝。

② 在乳霜中央創造一個凹洞，把精油滴進洞裡。

③ 用玻璃棒或木棒攪拌乳霜中的精油，直到精油均勻分散其中。

④ 蓋緊蓋子，在陰涼處靜置24小時。

⑤ 存放在陰涼處，在6週內使用完畢。

⬭使⬭用⬭小⬭叮⬭嚀

最好用乾淨的小匙或棉花棒取用乳霜，而不是直接使用手指。這麼做可以避免產品汙染變質。使用完畢後請立即蓋上蓋子。

身體乳霜

+ 25至30滴 ⋯⋯ 自選精油

+ 200公克（200 ml） ⋯⋯ 基底乳霜

按照上述的面霜做法來製作身體乳霜。將成品存放在陰涼處，6週內使用完畢。

自己製作基底乳霜（或基底乳液或油膏，參見本書第281頁與第284頁）能讓你真正根據自己的獨特需求，為自己製作量身打造的精油產品。以下這個配方作法相當簡單，能讓你實驗不同的成分組合與產品質地。

自製基底乳霜

請準備帶蓋的小玻璃罐（最好是琥珀色或藍色玻璃材質，如使用透明玻璃材質也沒關係，只要記得放在冰箱保存即可）；需要準備的容器數量會隨容量而有不同（例如15 ml、30 ml、60 ml）。

+ 80ml ⋯⋯ 葡萄籽油或其他合適的植物油（例如橄欖油、椰子油或荷荷芭油等）

+ 20公克 ⋯⋯ 黃色蜂蠟

+ 40ml ⋯⋯ 蒸餾水或自選純露（金縷梅、橙花或玫瑰等）

① 在一個大平底鍋中加入幾公分高的水。

② 在鍋中放入一個大的耐熱碗。此時鍋裡的水位不應超過碗的一半高度。

③ 小火加熱鍋中的水，確保水沒有熱到冒泡，也不會灑到碗中。

④ 將植物油加入碗裡，慢慢加熱，直到變得溫熱（但不至於非常燙）。

⑤ 把蜂蠟磨碎或剝成小塊放入碗中，在溫熱的油裡攪拌直到融化。當蜂蠟完全融化，就讓鍋子離開火源。

⑥ 把蒸餾水倒入另一個小平底鍋中，以小火加熱直到溫熱（接近體溫的程度）。

⑦ 鍋子離火，將蒸餾水一匙一匙加入溫熱的油蠟液中，每次均勻攪散，直到水均勻分散其中。持續加入溫熱的水並均勻攪散，直到油水混合物達到你希望的乳霜質地（水一旦加入便無法取出，所以請少量多次慢慢添加，時時確認成品濃稠度）。

⑧ 用湯匙把成品舀入乾淨且乾燥的罐子裡，確保蓋子旋緊。

⑨ 把罐子放進冰涼的水裡，讓成品快速冷卻（水位不可高過瓶蓋）；一旦成品溫度下降，就可以取出罐子，並擦乾瓶身。

⑩ 將製作完成的乳霜放在冰箱或陰涼避光處保存。

使用小叮嚀

只在打算開始使用精油乳霜的時候，才把精油加入自製的基底乳霜中；這時，你可以打開一個乳霜罐，把精油加進去。這麼做能防止精油在你使用前變質。這也表示，你可以隨時更改加入的精油配方，同時也讓你也可以在暫不使用精油產品的休息期間，選用不添加精油的乳霜來避免產生過敏。罐子裡的乳霜只要未經開封並存放在陰涼避光處，一般來說可以存放6個月的時間。

乳液

乳液是質地更輕盈的乳霜。乳液也像乳霜一樣，適合用來滋潤嬌嫩、乾燥和熟齡的肌膚，也可以作為不那麼油滑的按摩油替代品。

製作方式

將選擇的精油加入基底乳液中。請選用無香、無防腐劑，而且最好是不含綿羊油的基底乳液。或者，在基底乳霜中加入蒸餾水就能調整成乳液；請參考本書第282頁的方框說明。請勿使用含有礦物油的基底乳液（礦物油無法穿透表皮，只會在皮膚表面形成一層光滑的油膜，讓毛孔被阻塞）。如想延長基底乳霜的保存期限，可以在其中加入維生素E

油、酪梨油或胡蘿蔔籽精油等抗氧化成分，取代配方中的基底油或精油份量。請注意，由於乳液水含量更高，因此乳液比乳霜更容易感染變質，加入抗微生物和抗真菌的精油，就可以降低變質的風險。

説明 〉

〔用途①〕滋潤一般性、油性與乾性肌膚。

〔用途②〕為皮膚帶來大範圍的滋潤（乳液比乳霜更容易大面積塗抹）。

〔用途③〕滋潤多毛的肌膚（乳液比乳霜更容易大面積塗抹）。

〔用途④〕作為乾性或熟齡肌膚的按摩潤滑劑。

〔用途⑤〕為發炎或受損的肌膚帶來清涼安撫的效果（乳液水分含量高，因此容易揮發，能幫助發炎處降溫）

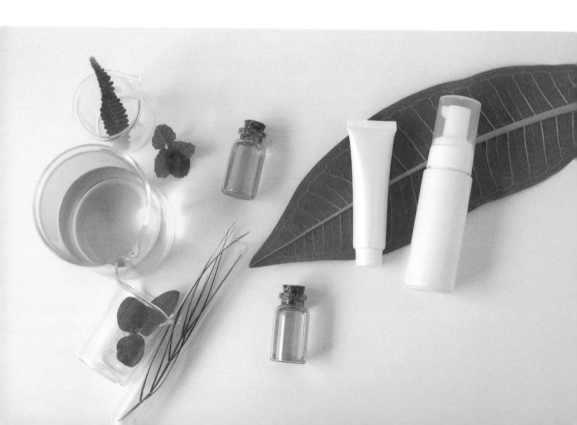

精油乳液

只要根據以下比例調合精油和基底乳液，整體份量可以由你調整：例如，把所有份量乘以兩倍，就可以製作出400ml的乳液，或者，額外加入12至15滴精油，以及100ml的基底乳液，就可以製作出300ml的乳液。

+ 25至30滴 …… 自選精油

+ 200ml …… 基底乳液

① 如果乳液並非存放在帶蓋的容器裡（最好是玻璃或陶瓷容器），請先改以帶蓋容器盛裝。

② 在乳液中央創造一個凹洞，把精油滴進洞裡。

③ 用玻璃棒或木棒攪拌乳液中的精油，直到精油均勻分散其中。

④ 蓋緊蓋子，在陰涼處靜置24小時。

⑤ 存放在陰涼處，在6週內使用完畢。

使用小叮嚀

取用乳液和使用乳霜時一樣，最好別直接用手指沾取，而是用乾淨的小匙或棉花棒取用，以避免產品汙染變質。使用完畢後請立即蓋上蓋子，或用玻璃或陶瓷按壓瓶來存放乳液。

···把乳霜變成乳液···

要把乳霜變成乳液，只需要交替加入油和水，每一次都均勻攪散就可以。添加的油品可以從製作乳霜的配方中任選一種。如果你不確定乳霜的配方，可以考慮葡萄籽油與荷荷芭油。這兩種油都是極佳的萬用油，通常能和任何油品妥善混合。單單加入水，會讓質地變稀薄。然而，加入太多的基底油，則可能讓混合物結塊（油水平衡被打破之後，就會出現油水分離的情況）。你必須一邊添加，一邊判斷拿捏油水的比例。

首先加入一匙油，一次只加入一點點，然後用打蛋器均勻攪散至乳霜中。接著以同樣的方式加入一匙蒸餾水，同樣用打蛋器均勻攪散。持續加入油和水，交替打散，直到乳液達到你想要的濃稠度。添加太多植物油會讓乳液變得油膩。

請不要同時加入油和水，否則成品很容易結塊；記得，如果加入太多油也會使成品結塊。多多實驗，每次少量加入油和水，均勻攪散後才繼續添加——容我再次提醒，你只能加入成分而不能取出，因此請記得一點一點慢慢來。

油膏

油膏的做法就像乳霜一樣，只是不添加水相。由於油膏中不含水，因此較不容易汙染變質，保存時間也更長，當油膏添加了精油更是如此。油膏可以放在手邊作為急救消毒藥膏，在輕微燒燙傷和蚊蟲叮咬時使用。

根據本書第284–285頁的基本配方來製作油膏，只要把油和蜂蠟加熱並混合，直到達到油膏的質地就可以了。你可以單純用油膏作為護唇膏，或保養乾燥的肌膚，也可以在其中加入精油，增添抗微生物與療癒的效果。想延長油膏的保存期限，可以在其中加入維生素E油、酪梨油或胡蘿蔔籽精油等抗氧化成分，取代配方中的基底油或精油份量。

說明

〔用途 ①〕殺菌消毒膏（用於小傷口、擦傷、蚊蟲叮咬）。

〔用途 ②〕保養乾燥脫屑的皮膚（使用不添加精油的純油膏，或者只添加1%的濃度）。

〔用途 ③〕護唇膏（使用不添加精油的純油膏）。

〔用途 ④〕作為芬芳油的基底（添加精油；可參見本書第4章）。

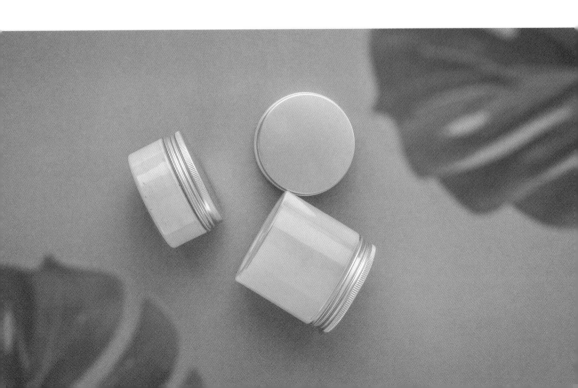

自製油膏

請準備容量為15 ml（或15g）的帶蓋玻璃罐（最好是琥珀色或藍色玻璃材質，如使用透明玻璃材質也沒關係，只要記得放在冰箱保存即可）。

* 80ml …… 金盞菊浸泡油、酪梨油、葡萄籽油或其他基底油

* 20公克 …… 黃色蜂蠟

* 一個 …… 冰涼的盤子或小茶碟，用來測試成品（預先在準備其他材料時放入冰箱降溫）

* 6至10滴 …… 自選精油（選擇性添加）

① 在一個大平底鍋中加入幾公分高的水。

② 在鍋中放入一個大的耐熱碗。此時鍋裡的水位不應超過碗的一半高度。

③ 小火加熱鍋中的水，確保水沒有熱到冒泡，也不會灑到碗中。

④ 將植物油加入碗裡，慢慢加熱，直到變得溫熱（但不至於非常燙）。

⑤ 把蜂蠟磨碎或剝成小塊放入碗中，在溫熱的油裡攪拌至融化。

⑥ 取一個乾淨的湯匙來測試油膏的質地。用湯匙從碗中舀出少量的油液，放在冰涼的盤子上靜置降溫。接著將油膏塗在手背上，測試油膏的稠度。如果質地太厚重，就在碗裡逐次多加一些植物油，每次添加都再測試一次，直到達到你理想的質地。如果太稀薄，就逐次多加一些磨碎的蜂蠟。

⑦ 當油膏達到你理想的稠度，將溫熱的油液小心倒入小玻璃罐中。

⑧ 靜置一小段時間讓油液降溫。當罐子邊緣的油液開始凝結，就可以加入精油。將你自選的5到10滴精油加入油液中，以玻璃或木質攪拌棒均勻攪散。

⑨ 完成後，立刻蓋緊蓋子，並將玻璃罐放入非常冰涼的水中，幫助成品快速冷卻並完整保留精油（注意水位不可高過瓶蓋）。當成品溫度下降，就可以取出罐子、擦乾瓶身。

⑩ 將成品放在陰涼避光處靜置24小時後再使用。平時存放在陰涼避光處，可存放一年。

〔殺菌消毒油膏〕

按上述方式製作油膏，接著加入等量的真正薰衣草精油與茶樹精油，請按照上述說明決定實際添加的精油滴數和稀釋比例。

芬芳油（香水油）（POMADE）

芬芳油就是植物浸泡油——也就是在油液中浸泡芬芳的植物材料。把植材靜置在溫熱的植物油中〔或如古人般用脂吸法（enfleurage）將植材放在動物脂肪中〕，植材會逐漸分解，其中的精油便會浸入植物油中。一段時間之後，取出植材、濾出油液，就成了浸滿精油、類黃酮（flavonoid，浸泡油的顏色來源）和其他脂溶性成分的芬芳油。你的芬芳油將散發溫和的天然香氣，就像漫步花園中聞到陣陣幽微的花香。

製作方式 >

製作芬芳油的方式非常簡單。

自製芬芳油

+ 椰子油*、荷荷芭油或葡萄籽油
+ 現採的芬芳花朵（例如玫瑰、薰衣草、茉莉）——請確保花朵沒有沾到露水或雨水

① 在玻璃罐中注滿油液，幾乎到罐口處。

② 加入花朵，充分攪拌，然後將罐子蓋緊、密封。

③ 靜置24小時。

④ 濾出油液、取出花朵，油液倒回罐子中，花朵丟棄不用。

⑤ 再次放入一批新鮮的花朵，重複上述步驟。

⑥ 在二到四週之間持續重複上述步驟：濾出油液、加入新鮮的花朵，直到香氣達到理想的濃度。

⑦ 將油液倒入乾淨且乾燥的小瓶中，蓋上蓋子。

⑧ 將瓶子存放在冰箱或陰涼避光處，在一個月內使用完畢。

使用小叮嚀

芬芳油可以塗在手腕、頸部，或用來保養足部。享受這美好的香氣！

用途

+ 香氣美學——增添魅力、提振心情、搭配特定的場合或主題

+ 焦慮和憂鬱

+ 壓力與壓力相關問題。

＊液態椰子油始終都是液態（椰子油中的長鏈脂肪酸已被移除），椰子的氣味也較淡。未經分餾處理的一般椰子油在室溫或低溫時呈固態，當氣溫達到24℃左右（76℉），就會成為液態。針對這個配方，可以使用上述任一種椰子油。

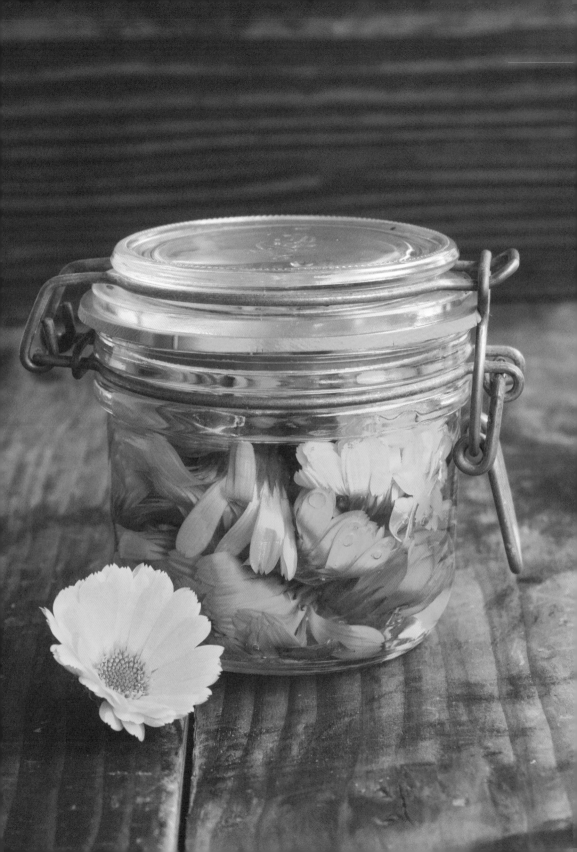

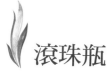

滾珠瓶

　　滾珠瓶最適合用來盛裝療癒用的精油配方，或是單純享受香氣的香水油。滾珠瓶非常方便，很安全也容易使用。

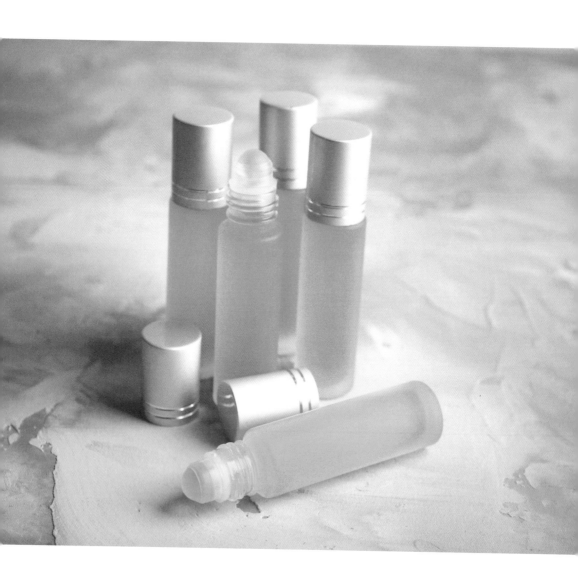

在10ml的滾珠瓶注入基底油至半滿，例如荷荷芭油、琉璃苣油、葡萄籽油等（請勿使用礦物油）。接著加入你選擇的一種精油或複方精油，至多10滴。隨後再注入基底油至瓶罐肩部。蓋好滾珠頭，旋緊蓋子。將滾珠瓶放在雙手掌心之間快速滾動，幫助精油快速分散在基底油中。放在陰涼避光處靜置24小時，讓精油更均勻地散布其中。

使用時打開外蓋，視需要將芬芳的油液塗在手腕或太陽穴上，使用過後立刻旋緊蓋子。在6週內使用完畢。

請注意：滾珠瓶可以重複使用；請用溫暖的肥皂水沖洗，並用清水沖淋、徹底風乾後再注入新的油液。

說明

〔用途 ① 〕香氣美學 —— 增添魅力、提振心情、搭配特定的場合或主題。

〔用途 ② 〕焦慮和憂鬱。

〔用途 ③ 〕頭痛。

〔用途 ④ 〕改善或增強記憶力。

〔用途 ⑤ 〕幫助改善心理情緒問題與心情——例如哀慟、歡喜、痛失所愛、緊張，或為了能更愉快享受，或為了平衡、安撫、提振活力、鎮定放鬆或鼓舞情緒。

〔用途 ⑥ 〕壓力與壓力相關問題。

嗅聞棒

嗅聞棒主要用於療癒用途。這是非常方便且安全的使用工具，由於不會實際接觸到精油，因此年紀大一點的孩子也可以用。嗅聞棒專給個人直接嗅聞用，因此使用時需要比其他使用方式（如香水）更慎重一些。透過嗅聞棒可以乾淨有效地吸入精油，並對呼吸系統（喉嚨和肺部）和大腦邊緣系統（心情、情緒和思緒清晰度）帶來立即的影響。嗅聞棒可以隨身攜帶在口袋或包包裡，隨時視需要使用。

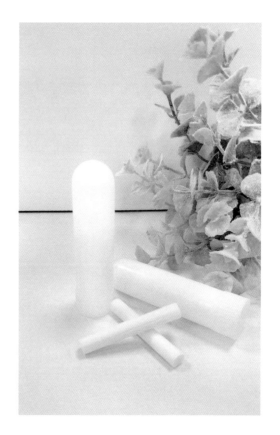

製作方式

打開嗅聞棒，取出管棒內部的棉條卷。在棉條卷上滴入2到6滴你選擇的單一精油或精油配方。將加入精油的棉條卷放回管棒中，確保棉條卷妥善放入其中，並將底部蓋子旋緊，再把外蓋旋緊。

使用時，打開外蓋，將嗅聞棒放在鼻子前，視需要分別以兩側鼻孔嗅吸。使用後立刻蓋上外蓋。

能量療癒芳香療法

請注意：嗅聞棒的塑膠管可以重複使用；請用溫暖的肥皂水沖洗，並用清水沖淋、徹底風乾，即可留待下次備用。棉條卷可以用棉球或紙巾替代。請勿重複使用超過二或三次。

説明〉

〔用途 ①〕焦慮和憂鬱。

〔用途 ②〕胸腔感染。

〔用途 ③〕一般性感冒／流行性感冒。

〔用途 ④〕頭痛。

〔用途 ⑤〕支持免疫功能（抗微生物、抗感染、抗病毒）。

〔用途 ⑥〕改善呼吸。

〔用途 ⑦〕改善或增強記憶力。

〔用途 ⑧〕失眠。

〔用途 ⑨〕幫助思緒清晰（淨空頭腦念頭）。

〔用途 ⑩〕幫助改善心理情緒問題與心情──例如哀慟、歡喜、痛失所
愛、緊張，或為了能更愉快享受，或為了平衡、安撫、提振
活力、鎮定放鬆或鼓舞情緒。

〔用途 ⑪〕鼻竇阻塞。

〔用途 ⑫〕喉嚨痛。

〔用途 ⑬〕壓力與壓力相關問題。

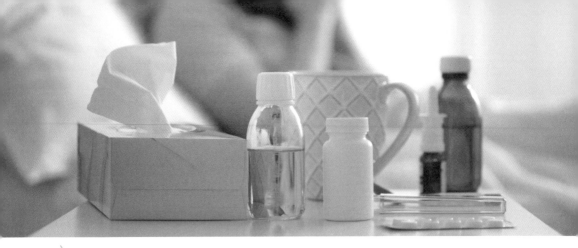

紙巾嗅聞

用紙巾嗅聞精油是既快速又方便的療癒嗅聞方式。在乾淨的紙巾上滴入幾滴精油，精油分子就能飄散揮發，立刻帶來影響和助益（直接從瓶口嗅聞精油時，揮發的精油分子有限）。這個方式是頭痛、驚嚇與生氣和一般性感冒／流行性感冒時，相當有用的急救配方。

製作方式 〉

在紙巾上滴入1到3滴你選擇的精油（單一精油或精油複方）。根據需要嗅聞紙巾飄散的香氣。注意請勿讓沾了精油的紙巾觸碰到臉部肌膚或鼻子，以免刺激皮膚。

說明 〉

〔用途①〕焦慮和憂鬱。

〔用途②〕胸腔感染。

〔用途③〕一般性感冒／流行性感冒。

〔用途④〕頭痛。

〔用途⑤〕支持免疫功能（抗微生物、抗感染、抗病毒）。

〔用途⑥〕改善呼吸。

〔用途⑦〕改善或增強記憶力。

〔用途⑧〕失眠。

〔用途⑨〕幫助思緒清晰（淨空頭腦念頭）。

〔用途⑩〕幫助改善心理情緒問題與心情——例如哀慟、歡喜、痛失所愛、緊張，或為了能更愉快享受，或為了平衡、安撫、提振活力、鎮定放鬆或鼓舞情緒。

〔用途⑪〕驚嚇與生氣。

〔用途⑫〕鼻竇阻塞。

〔用途⑬〕喉嚨痛。

〔用途⑭〕壓力與壓力相關問題。

••• 緊急救援 •••

　　以下是一個在緊急時刻相當好用的急救方式，適合在頭痛、驚嚇或生氣時使用。把一張滴了精油的紙巾放在兩手掌心之間，一手在下作為底部，另一手在上如蓋子般蓋住紙巾，這麼一來，兩手合起來就像是裝著精油紙巾的容器一樣（也因此可以暫時留住飄散的香氣）。上面的手在拇指和食指之間留下一個小縫隙，透過這個縫隙嗅聞精油。結束之後請記得洗手，以免紙巾上的精油殘留在手部。

蒸氣吸入法

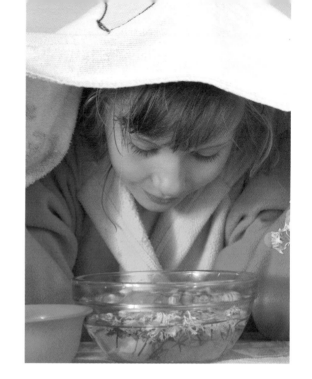

這是另一個帶來療癒效果的精油嗅聞方式。蒸氣很適合用來清理鼻竇、緩解喉嚨痛和胸腔感染、疏通肺部阻塞，此外，蒸氣也能打開毛孔，清理其中的髒汙；這是一個讓人精神一振的臉部三溫暖！

製作方式

你會需要一個熱水壺（或小鍋）、水、耐熱的碗、紙巾、精油，和一條大浴巾。開始之前，先把碗放在一個不會搖晃且耐熱的檯面上，地點必須沒有造成危險之虞，也就是不會有寵物和孩童在旁。用熱水壺加熱冷水至滾。非常小心地把熱水倒入碗中。待水溫稍微冷卻再加入精油（否則精油會揮發得太快）。在水中加入2至4滴單一精油或精油複方。

以你可以舒服地靠向碗面的高度坐下來。用浴巾蓋住頭，同時也蓋住飄散的精油蒸氣 。閉上眼睛。用鼻子吸入蒸氣，用嘴巴吐氣，持續幾分鐘。接著，把浴巾移開（出來透口氣）。有需要的話，就重新注入熱水和精油，可以重複二或三次。

要是覺得刺激或頭暈，就請立刻停下來。精油會一定程度地刺激黏膜；請酌量使用，不超過上述用量建議。過程中請留心觀察，如使用者有過敏、氣喘或癲癇，必須降低劑量（只使用一半的量——每次加入1或2滴精油）。

〔用途 ①〕焦慮和憂鬱。

〔用途 ②〕胸腔和支氣管感染或其他問題。

〔用途 ③〕一般性感冒／流行性感冒。

〔用途 ④〕頭痛。

〔用途 ⑤〕支持免疫功能（抗微生物、抗感染、抗病毒）。

〔用途 ⑥〕改善呼吸。

〔用途 ⑦〕失眠。

〔用途 ⑧〕化痰、排出痰液（祛痰）。

〔用途 ⑨〕幫助思緒清晰（淨空頭腦念頭）。

〔用途 ⑩〕幫助改善心理情緒問題與心情——例如哀慟、歡喜、痛失所愛、緊張，或為了能更愉快享受，或為了平衡、安撫、提振活力、鎮定放鬆或鼓舞情緒。

〔用途 ⑪〕鼻竇阻塞。

〔用途 ⑫〕喉嚨痛。

〔用途 ⑬〕肌膚保養：打開並清理毛孔髒汙，有助於緩和青春痘與油性肌膚，並活化臉部／頸部肌膚（隨後可用冷水以及／或金縷梅純露來關閉毛孔）。

〔用途 ⑭〕壓力與壓力相關問題。

環境擴香／空間擴香

　　加熱式擴香台是非常受到歡迎的精油擴香工具，它確實也能創造出美好的香氣氛圍。不過，使用的時候需要留心注意，離開擴香台時要務必確保蠟燭已熄滅，孩童在旁時也必須格外小心。

　　插電式水氧機的設計在近年出現飛躍性的成長與變化，也變得越來越熱門，尤其因為它的安全性更高（雖然仍有需要注意之處）。水氧機透過蒸氣的方式幫助精油飄散，香氣能以更快的速度擴散在整個空間，比起其他擴香工具，也更能留住精油完整的香氣。

　　大部分的精油都可以用上述兩種工具進行擴香。不過，水果萃取的精油〔例如橘（桔）和萊姆〕、木質類香氣（例如檀香、雪松、絲柏與松）、花朵類香氣（例如依蘭、橙花和玫瑰）以及樹脂類精油（例如乳

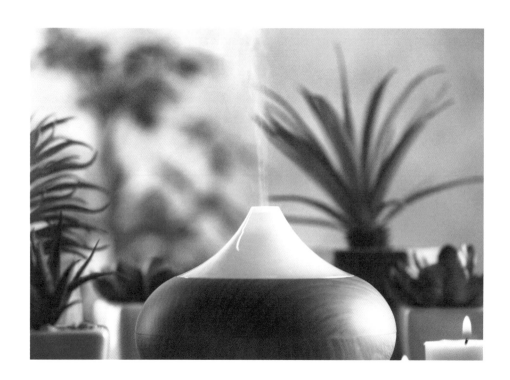

香與沒藥）特別能提振精神，且有芬芳、持久的氣味，適合調製成美妙的複方。在此只是列出少數幾個例子。玫瑰是我個人最愛的選擇之一；奧圖玫瑰精油要價昂貴，玫瑰原精的價位較低一些，擴香時氣味同樣美妙。以上兩種玫瑰都可按5%的濃度，混入荷荷芭油當中。玫瑰原精和奧圖玫瑰的香氣都相當濃郁，即使少量使用也能達到很好的效果。

請記得，香氣的喜好非常因人而異，一人鍾愛的香氣，並不見得能被另一人青睞。當你在公共場所擴香時，請確保同在空間中的其他人贊成你的精油選擇。

在環境中擴香時，香氣很快就會滲入嗅覺；即便香氣依然存在，但大腦在短時間內就不會再認知到它。這時如果離開空間再重新回來，大腦就會重新認知這個香氣。如果沒有的話，表示需要重新補充精油了。

使用插電式擴香器或水氧機

這類擴香儀器通常會在說明書中示範適當的操作和使用方式。取6到8滴單方或複方精油，加入儀器所需的任意水量中。視需要補充精油。與其長時間開著擴香器，不如在方便的時候短時間密集使用。

使用加熱式擴香台

將水注入盤中，然後加入6到8滴單方或複方精油。點燃蠟燭。視需要補充精油。請注意別讓水燒乾；在手邊放一小罐水，隨時方便補充。如果選擇盤底較深的加熱式擴香台，水就不會那麼快揮發殆盡。

不可將蠟燭留在無人在側的空間中，同時請確保擴香台放置的位置不會被撞倒，且不在孩子與寵物能觸及的範圍。

説明

〔用途①〕香氣美學（環境芬芳）。

〔用途②〕焦慮和憂鬱。

〔用途③〕安撫。

〔用途④〕改善心情、帶來情緒上的支持。

〔用途⑤〕改善環境氛圍或打造特殊的氣氛或主題。

〔用途⑥〕失眠。

〔用途⑦〕掩蓋不雅氣味。

〔用途⑧〕減少或消滅透過空氣傳播的微生物。

〔用途⑨〕減輕躁動不寧與不安的情緒（平撫、改善心情）。

〔用途⑩〕壓力與壓力相關問題。

〔用途⑪〕提振情緒。

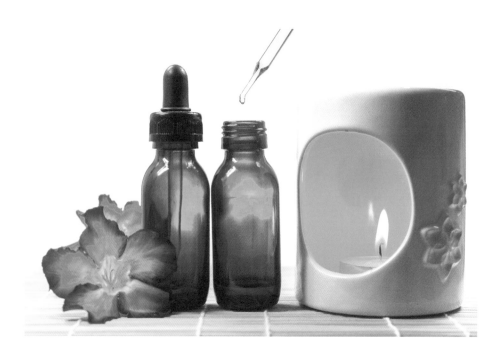

••• 用寧靜精油擊退感染 •••

　　寧靜精油有強大的抗微生物、激勵免疫和支持特質。用這些精油在環境中擴香，能一定程度地減少或消滅透過空氣傳播的微生物和真菌孢子，進而降低感染傳播的程度。擴香的前三十分鐘是精油消滅空氣傳播病原體最有效的時段，三十分鐘後，由於萜烯類成分和有效的前調香氣逐漸散失，精油的抗微生物效力也就降低了。如想確保效果最大化，在擴香時記得關上門窗。

　　一般性感冒與流行性感冒來自病毒，通常透過接觸的方式傳播。這時，較適合的感染控制方式會是直接嗅聞，或其他透過接觸吸收精油的途徑，再加上用抗微生物精油來擴香。

　　每一支寧靜精油都能支持免疫，但以下列出的精油特別能激勵免疫功能；它們能啟動或增強免疫活力，進而帶來提升與刺激免疫系統的效果。

••• 激勵免疫的寧靜精油 •••

前調	中調	後調
白千層	胡蘿蔔籽	乳香
綠橘（桔）	德國洋甘菊	廣藿香
苦橙葉	絲柏	奧圖玫瑰
茶樹	天竺葵	
	穗花薰衣草	

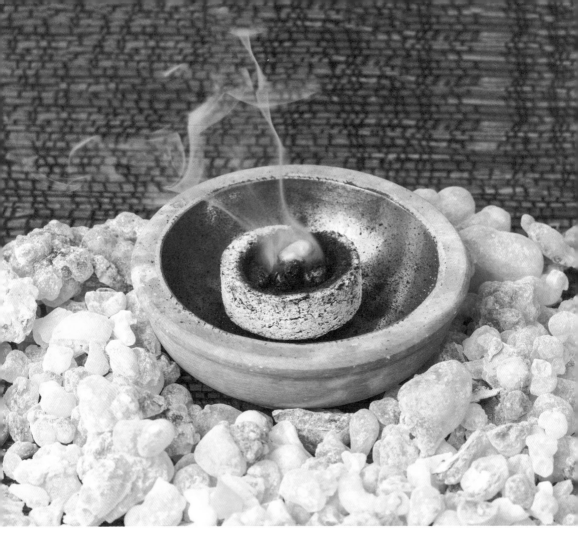

 # 樹脂燃香台

　　劃開樹幹或莖桿，當流出的汁液乾燥成塊，就成了樹脂（resin）。
只要加熱樹脂，就能釋放其中的精油。舉例來說，乳香、白松香和沒藥
都是來自樹脂的精油。

能量療癒芳香療法

赤陶與陶瓷製的樹脂燃香台不像金屬材質容易導熱，相較之下比較安全。不過，燃香台仍必須放在安全、穩定不傾斜的位置，以免翻倒或被寵物與孩子觸碰。金屬製的樹脂燃香台（通常用於宗教儀式）通常是裝飾華美的帶蓋容器。燃燒樹脂的精油輕煙會透過孔洞飄散出來，容器和手把之間以一條金屬鍊連接著，因此能安全地握持，樹脂加熱後也能自如搖動。

使用方式

用長鑷夾夾著一小塊扁平的碳片，透過打火機或火柴點燃碳片；一旦碳片開始冒出火星，就會迅速燃燒。用夾子把燒熱的碳片放在燃香台的碗中，取一塊樹脂塊放在碳片上。樹脂被碳片加熱後，會融化、瓦解並開始冒煙；樹脂的精油就隨著煙氣飄散到周圍環境裡。

一旦在燃香台放了點燃的碳片和樹脂，請隨時在旁不要離開。結束後請確保碳片和樹脂都已完全燒盡；如有任何疑慮，就灑些水確保完全澆熄，以免引起火災。

說明

〔用途 ①〕香氣美學。

〔用途 ②〕改善心情、帶來情緒上的支持。

〔用途 ③〕改善環境氛圍或打造特殊的氣氛或主題。

〔用途 ④〕掩蓋不雅氣味。

〔用途 ⑤〕冥想。

精油泡澡

精油泡澡可以是為了療癒目的，也可以是單純放鬆。在泡澡時，身體更多是透過芬芳的水蒸氣吸入精油，而不是透過皮膚吸收。雖然在溫熱的水中浸濕皮膚能幫助經皮吸收，不過泡溫水澡或熱水澡，更多是促進排汗（排泄），而不是吸收。水就像精油一樣，會使皮膚乾燥；因此，先用油性介質稀釋精油再加入水裡，就能在皮膚表面形成屏障，既可預防精油造成皮膚刺激，也能讓皮膚不至於因水而太過乾燥。

進行方式

在浴缸裡注滿水。將6到8滴單方或複方精油調入20ml的植物油裡，在進入水裡的前一刻，把稀釋的精油倒入水中，再開始泡澡。請勿直接把純精油滴入泡澡水中（水和熱度會讓精油更易使皮膚乾燥，潛在的刺激性也可能浮現出來）。泡澡水加入混合植物油的精油後，會使浴缸變滑，尤其為孩童、身體虛弱者或老人泡澡時，請務必注意。為孩童和老人泡澡時，精油的用量必須降低。不可讓孩童在無人看管的情況下泡澡。為了讓香氣的效果更顯著，泡澡時請關上浴室門窗。

下列精油非常容易造成皮膚刺激，不可用於泡澡：茶樹、羅勒、肉桂、所有柑橘類精油、丁香和百里香。此外，也請避免使用胡椒薄荷（歐薄荷）精油，因為它會快速降低體溫，可能使人顫抖不斷，甚至造成低體溫症（hypothermia）和刺、麻等不舒服的感覺（尤其在身體的敏感部位）。如果在泡澡或沖澡時，把茶樹精油塗在身體敏感部位，也可能帶來這種冷、麻與刺的感覺。如有上述情況發生，請用植物油抹去

能量療癒芳香療法

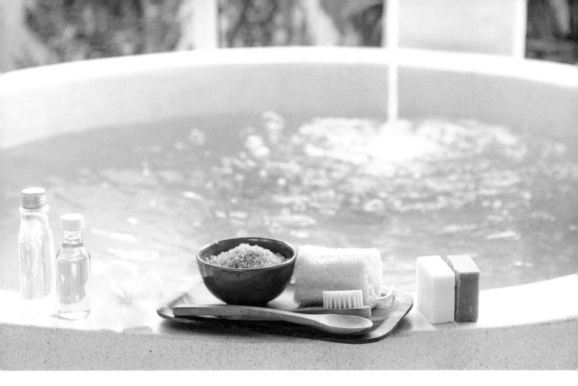

皮膚上的胡椒薄荷（歐薄荷）或茶樹精油；水只會讓情況更嚴重。

> 說明

〔用途 ①〕焦慮和憂鬱。

〔用途 ②〕平撫躁動與不安。

〔用途 ③〕改善心情。

〔用途 ④〕失眠（請在睡前泡澡）。

〔用途 ⑤〕放鬆。

〔用途 ⑥〕呼吸相關問題，包括一般性感冒與流行性感冒。

〔用途 ⑦〕壓力與壓力相關問題。

〔用途 ⑧〕皮膚表面的問題。

〔用途 ⑨〕提振情緒。

精油敷包

　　精油可以透過敷包的形式，達到療癒的效果。精油敷包又分為冷敷包與熱敷包。一般來說：

◆ **熱敷包**能釋放並促進流動；它能幫助肌肉放鬆，能有效改善慢性情況。

◆ **冷敷包**帶來收縮與降低；它會減少血液流動，能有效改善發炎帶來的發燙和腫脹。

◆ **冷熱交替**適合緩解運動造成的肌肉疼痛。

製作方式

　　在碗中注入溫熱水或冷水（製作熱敷包或冷敷包），準備一片能吸水的布料（例如法蘭絨布或小手巾）就能製作精油敷包了。如果你想要將敷包固定在身上，可以再準備一份繃帶，或一張保鮮膜。

　　根據想要的效果選擇精油——例如紓解疼痛、放鬆肌肉、降低發炎症狀和消除腫脹。適合用來緩解痠痛與疼痛的精油包括絲柏、真正薰衣草、穗花薰衣草、德國洋甘菊和白松香，以及黑胡椒與甜馬鬱蘭。避免使用會刺激皮膚的精油，例如羅勒、肉桂、柑橘類精油、丁香和百里香，也不要用胡椒薄荷（歐薄荷）來幫助消炎。在每200 ml（或一杯）水中，加入大約6 滴精油。把布料浸入精油水中，輕輕擠乾多餘水分。布料應該完全浸濕，但不至於滴水。把敷包敷在患部，如果想固定的話，就用繃帶或保鮮膜（或其他防水的替代品）包好。視需要更換敷包，讓敷包維持所需的冷度或熱度，總共敷20至30分鐘。如果冷熱交替敷，就每5分鐘交替一次，持續30至40分鐘。如用敷包處理肌肉或韌帶損傷引起的腫脹，就持續直到腫脹和（或）疼痛開始消退。請勿在可能出現感染的部位使用熱敷包或暖敷包。

說明

　　在以下時候使用熱敷包：

✦ 腸胃問題——例如腸躁症（IBS）、便祕或腹瀉。

✦ 幫助精油被皮膚吸收，直接到達皮膚底下的軟組織與器官。

✦ 經痛。

　　在以下時候使用冷敷包：

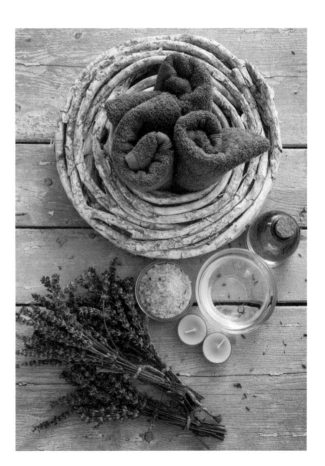

✦ 瘀傷。

✦ 發燒。

✦ 頭痛。

✦ 發炎和腫脹。

✦ 肌肉痠痛與疼痛。

✦ 風濕或關節炎疼痛。

✦ 扭傷。

　　在以下時候採用冷熱交替：

✦ 局部區域長期慢性的疼痛。

✦ 運動造成的肌肉疼痛。

精油漱口水

多數人都很習慣用漱口水清新口氣，不過，如果漱口水是用精油製作而成，還可帶來治療喉嚨痛、口腔感染等問題的療癒效果。

> 製作方式

選擇一到兩種有殺菌消毒或抗感染特質的精油；例如天竺葵、薰衣草、沒藥、檀香或茶樹都會是很好的選擇。將2滴精油加入半杯溫水中，均勻攪散。

用這杯精油水來漱口，完成後吐出。（**不可**吞下去！除非精油透過油脂妥善稀釋，否則可能刺激消化道黏膜）

每天漱口兩次，如遇急症則每兩小時漱口一次，直到症狀消失（如果症狀持續，請尋求專業醫師診療）。

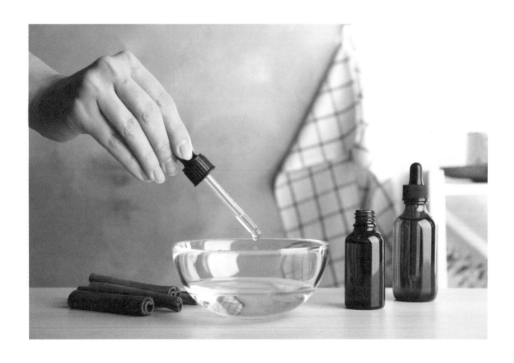

〔用途①〕維持口腔衛生。

〔用途②〕牙齦感染。

〔用途③〕協助牙齒手術後的口腔修復。

〔用途④〕聲音粗啞或失聲。

〔用途⑤〕口腔潰瘍。

〔用途⑥〕口腔念珠菌。

〔用途⑦〕口腔疼痛與發炎。

〔用途⑧〕呼吸問題。

〔用途⑨〕喉嚨痛。

礦石泥面膜

　　礦石泥面膜很容易製作，而且能帶來極佳的修復、清潔和調理肌膚的效果。次頁的表格詳列了各種礦石泥的資訊；請參照表格內容來挑選最符合你個人需求的礦石泥。

　　只要用礦石泥、水和1滴精油就能製成效用卓越的泥面膜，除此之外，你還可以加上其他成分來額外增添效果。舉例來說，你可以加入磨碎的米、磨碎的杏仁、荷荷芭粒（jojoba beads）或竹炭粉，來增添去角質的效果。荷荷芭粒能溫和去角質，同時可以被生物分解。竹炭粉能去角質且有天然的抗氧化與消炎作用。

其他能帶來額外效果的添加物包括植物油、水果泥、小黃瓜，甚至是優格（優格有活化再生、保濕和調理膚質的特質）。盡情實驗吧，享受玩耍的樂趣！

適合作為面膜的礦石泥

礦石泥	適用膚質	功效	成分
綠石泥	油性肌或痘痘肌。	減少皮脂分泌。導出並吸收多餘油脂。去除老廢皮膚細胞。消炎。肌膚修護。	氧化鐵、鉀、鈣、鎂、鋅、錳、鉬和硒。
白石泥	所有膚質，包括敏感肌膚。	平衡油脂分泌。清潔並調理膚質。消炎。軟化膚質同時保濕。增進膚質彈性。	純氧化鋁，當中有微量的鋅與矽。請注意：白石泥有時也叫做高嶺土。一般來說比綠石泥更溫和。
黃石泥	暗沉、受損或乾燥／脫水肌膚。	去角質、縮毛孔、幫助疲憊與受到壓力的肌膚活化再生。收斂。促進血液循環。	鉀、鈦、鈣、鐵、鋁、鎂、鈉、矽、高嶺石、雲母、伊利石、石英、蒙脫石、赤鐵礦和鈦鐵礦。
紅石泥	一般性至乾性肌膚；熟齡肌膚。	增進膚質彈性，促進血液循環。抗老回春。緊實肌膚、調理膚質。	矽、鐵、鈣、磷、鋁、鈉、鈦、鎂、鉀、銅、綠土、石英、伊利石和高嶺石。
粉紅石泥	乾燥、敏感肌膚；熟齡肌膚。	安撫、清潔、保濕。去除老廢皮膚細胞。增進循環。恢復肌膚活力、彈性和緊實度。軟化肌膚、調理膚質。	鈦、鋅、鋁、矽、綠土、石英、伊利石和高嶺石。

說明

〔用途①〕平衡混合性（油性和乾性）肌膚。

〔用途②〕清潔、安撫，為肌膚保濕。

〔用途③〕析出自然累積於皮膚表面的肌膚雜質。

〔用途④〕平撫炎症。

〔用途⑤〕縮小毛孔、細緻肌膚。

〔用途⑥〕去除肌膚表面的老廢細胞、髒汙和油脂。

〔用途⑦〕活化膚質。

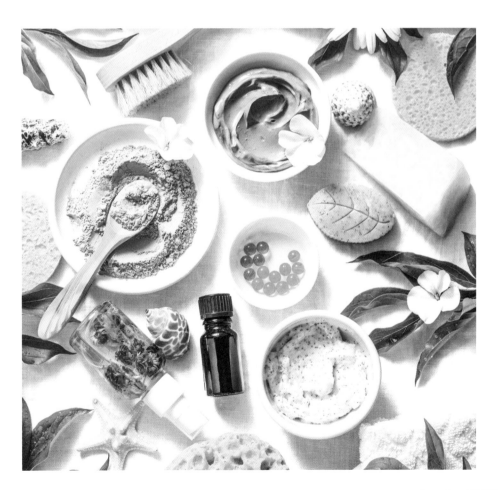

基本面膜配方

以下基本面膜配方很適合為疲憊的肌膚帶來清潔和清新一振的效果。

✦ 2 大匙 …… 礦石泥粉（選擇最適合你的一種）

✦ 1至2小匙 …… 蒸餾水或純露（例如玫瑰、薰衣草或金縷梅等）*

✦ 1滴 …… 幫助肌膚活化再生的精油（例如薰衣草、洋甘菊、玫瑰或天竺葵等）

① 將所有材料加入玻璃碗中，用玻璃棒或小木匙攪拌，直到成為滑順的泥膏。

② 立刻用手指將泥膜塗抹在臉上，均勻塗在臉部每一個位置（臉頰、額頭、下巴和頸部）。靜置約10分鐘。

③ 當泥膜開始變乾，就該準備擦去了（不可讓泥膜乾透，否則會使肌膚更加乾燥）。用沾濕的洗臉巾輕輕擦去多餘的泥膜，然後用微溫的水徹底清洗臉部。用乾淨的毛巾拍乾臉上多餘水分。

＊純露是蒸餾的產物；它們能平衡肌膚的酸鹼值，不那麼容易令肌膚乾燥，也不含有自來水中常見的氯、碘或氟化物。在此也可以使用過濾水，不過用蒸餾水會更好。

能量療癒芳香療法

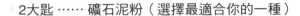

溫和去角質面膜

+ 2大匙 …… 礦石泥粉（選擇最適合你的一種）

+ 1小匙 …… 磨碎的杏仁、磨碎的米、荷荷芭粒或竹炭粉

+ 1小匙 …… 植物油（例如荷荷芭油、葡萄籽油或琉璃苣油，
  可參考本書第73–77頁表格，選擇最適合個人需要的植物油）

+ 1至2小匙 …… 純露

+ 1滴 …… 自選精油

根據前頁基本面膜配方的說明來調製和使用。

適合痘痘肌與發紅肌的礦泥膜配方

+ 1小匙 …… 綠石泥

+ 1至2小匙 …… 金縷梅純露

+ 1小匙 …… 磨碎的燕麥片

+ 1滴 …… 茶樹精油

根據前頁基本面膜配方的說明來調製和使用。

適合油性肌膚的礦泥膜配方

+ 1小匙 …… 綠石泥

+ 1小匙 …… 荷荷芭油

+ 1滴 …… 苦橙葉精油

+ 幾滴 …… 橙花純露

根據前頁基本面膜配方的說明來調製和使用。

為自己按摩

自我按摩是一種美妙的自我照顧方式。任何動作和對軟組織的刺激，都能增進身體循環與淋巴排毒。有韻律地移動和輕柔按壓，也能幫助肌肉放鬆。光是觸摸本身，就能帶來安撫的效果。

建議在泡澡或沖澡結束時自我按摩。那時肌膚溫暖、乾淨且濕潤，乳液或植物油都可以作為按摩的潤滑劑。在乳液或植物油中加入精油，能帶來額外的效果。

製作方式

在小盤子或方便倒出的小容器中，放入你選擇的介質，並加入4到6滴自選的單方或複方精油。在容器底部再墊上一個小盤子，以免油滴出或灑落出來。

倒一些按摩油在掌心，輕輕塗抹在要按摩的部位。

用手掌的平面（掌心、手指和大拇指）在四肢、腹部、臀部、肩膀、頸部和臉部，進行紮實且有韻律的滑推以及畫圓的動作。輕輕提起並擠壓肌膚和軟組織（身上有肉和肌肉的部位，例如上臂、腿、大腿和臀部），有韻律、有節奏地按摩。

按摩時，從腳按到頭能帶來激勵的效果，因此很適合在白天按摩時採用。從頭按到腳則有鎮定和放鬆的效果，更適合在夜晚採用。

請不要在瘀傷、割傷或皮膚受損的部位進行按摩。

說明

〔用途①〕白天更機警，晚上更能充分休息。

〔用途 ②〕紓解壓力與壓力相關問題。

〔用途 ③〕放鬆。

〔用途 ④〕安撫。

〔用途 ⑤〕潤滑、軟化、滋潤肌膚。

〔用途 ⑥〕為自己帶來力量。

〔用途 ⑦〕緩解不適。

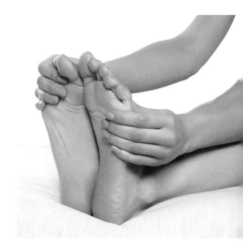

〔用途 ⑧〕激勵並改善循環與淋巴系統功能。

〔用途 ⑨〕激勵內分泌系統釋放荷爾蒙。

〔用途 ⑩〕透過肌膚末梢神經激勵神經系統。

〔用途 ⑪〕支持並改善免疫系統功能。

〔用途 ⑫〕協助表皮排毒。

〔用途 ⑬〕帶來自我價值，感覺自己值得、提高自尊。

〔用途 ⑭〕提振心情。

••• 為伴侶按摩 •••

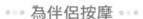

　　按摩對於給出和接受的人來說，都是一個非常滋養的過程。就像為自己按摩一樣，為他人按摩時請用流暢且有韻律的動作，為身上有肌肉和軟組織的部位，增進彈性與循環。首先從背部開始，接著是腿部後側、腿部前側、手臂和頭、臉（額頭與臉頰）、頸部和肩膀。別在骨頭較多的部位過度按壓，例如肩胛骨或肋骨下緣的「浮肋」（floating ribs），或腎臟、關節（尤其是膝蓋後側）、手肘和手腕等處。當然，簡單為背部按摩就能達到很好的效果，或者單純為頭部、頸部或肩膀進行按摩，或是手部或足部按摩，也都是很好的選擇。

∽ 結語 ∽

　　大部分的精油供應商都有已調配好的精油產品可以購買，網路或書本裡也能找到非常、非常多的精油配方——包括本書也是！但根據我的經驗，單一精油或複方精油的效果，完全取決於它對使用者來說是否適合。如同先前的討論，精油有多樣的效用和廣大的變化性，在每個人身上都可能觸發因人而異的反應。因此，已經調配好的市售產品可以是初學時的指引，幫助你更了解精油，或者可以是緊急情況發生時「隨手可用」的應急產品，但使用這樣的產品，並非真正在進行整體療法。要真正進行整體療法，需要知識，也需要經驗。我希望這本書能為你帶來必須的知識，我也鼓勵你盡可能多多嘗試，為自己累積經驗。多多體驗是關鍵——包含願意探索、嘗試和學習！

　　當使用者也積極參與精油的選擇，調製出來的配方會更加有效。透過這樣的過程，使用者將有意無意地，更加了解自己細微的需求和療癒之間的牽動關係，這也會影響他們的精油選擇（他們將感覺自己被某種精油吸引，或能接受或排斥某種精油），進而強化自己進行整體療癒的能力。因此，除了飽覽本書和其中的資訊，也別忘了運用你的嗅覺。讓

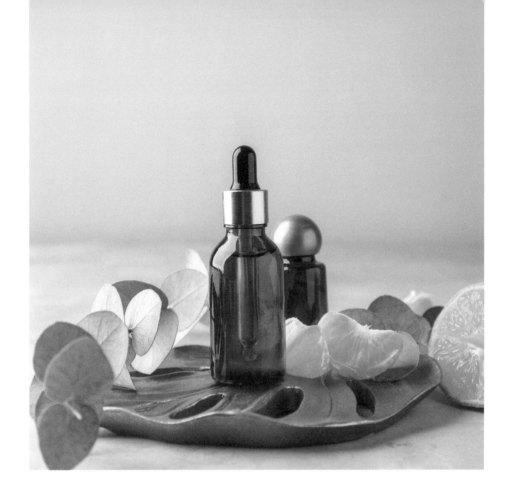

這個感官成為你潛入內在自我的門戶。跟隨自己的感覺，讓嗅覺成為一種直覺反應，引導你明瞭自己身心靈的真正需求。

從這個角度來看，精油真是一種美妙的工具，因為它們似乎很自然就能喚醒直覺反應。你最主要需處理的情況是什麼？你因為什麼原因而使用精油？你希望達到什麼效果？把符合這些目的的精油挑選出來，然後就交給鼻子來決定。做個有創意而好奇的旅行者；享受你的感官旅程，然後找到內在的那個療癒師——你。

附錄

不良反應記錄表

　　每當有不良反應出現時，仔細記錄下來會很有幫助，無論反應是大或小。這些資料應該集結成一個可供參考的資料庫——至少可以提供給你自己參考，以及（或）在更理想的狀態下，用專業的方式好好組織整理。下面這個表格範例只是拋磚引玉。

不良反應記錄表

姓名：	日期：
地址：	電話： 手機： E-mail：
資料彙整單位地址：	電話： 手機： E-mail：

表格中填入的所有資訊都將完全保密。不過精油的使用細節和不良反應的詳細內容，將會登錄在公開的精油安全資料庫（Essential Oil Safety Database）中，以供大眾參考。

1	精油			ml/滴
	俗名：		拉丁學名：	
	批次號碼：		供應廠商：	
	精油配方（如果有的話）			**ml/滴**
	俗名：		拉丁學名：	
	批次號碼：		供應廠商：	
	俗名：		拉丁學名：	
	批次號碼：		供應廠商：	
	俗名：		拉丁學名：	
	批次號碼：		供應廠商：	
	俗名：		拉丁學名：	
	批次號碼：		供應廠商：	

2	基底介質	ml		ml
	植物油〔1〕：		植物油〔2〕：	
	乳霜	乳液	凝膠	礦石泥	其他
	詳細內容：			
	配方濃度：	1% 2% 5% ____%	滴數或 ml	基底介質用量	ml/克

3	施用方式

嗅吸：蒸氣嗅吸或紙巾嗅聞	香水：療癒用途／香氛用途	塗抹：面霜、身體乳液等	急症塗擦：油膏、純精油等	局部敷包：部位_____
局部按摩	身體部位：	全身按摩	空間擴香	其他：

詳細內容（包括使用頻率，例如一天三次、一天一次或一週一次等）：

4	使用者資料							
	女性		男性		年齡		職業	
	發生不良反應之前使用的次數					詳細內容：		
	使用精油／進行療程的原因				詳細內容：			
	已知的過敏原（例如花粉、花生、寵物毛髮等）				詳細內容：			
	已知的皮膚狀況（濕疹、皮膚炎、牛皮癬、皮膚乾燥等）				詳細內容：			
5	其他和精油、芳香療法產品或療程同時進行的療法							
	一般醫療手段（或其他醫療保健療法）				詳細內容：			
	服用藥物				詳細內容：			
	其他療癒／保健方式（例如營養補充品、順勢療法、針灸、草藥學、足底反射療法、其他按摩等）				詳細內容：			
6	不良反應的詳細內容							
	過敏			敏感			刺激	
	詳細內容（包含處理不良反應的方式）：							

❦ 參考書目 ❧

✻ Alexand er, M. 2001a. "Aromatherapy and Immunity: How the Use of Essential Oil Aids Immune Potentiality in Four Parts. Part 1: How Essential Oil Odourants Affect Immune Potentiality." *International Journal of Aromatherapy* 11, no. 2: 63–66.

✻ Alexand er, M. 2001b. "Aromatherapy and Immunity: How the Use of Essential Oils Ai Immune Potentiality. Part 2: Mood-Immune Correlations, Stress and Susceptibility to Illness and How Essential Oil Odorants Raise This Threshold." *International Journal of Aromatherapy* 11, no. 3: 152–66.

✻ Armstrong, F., and V. Heidingsfeld. 2001. "Aromatherapy for Deaf and Deaf-Blin People Living in Residential Accommodation." *International Journal of Aromatherapy* 11, no. 1: 26–34.

✻ Australian Tea Tree Industry Association (ATTIA). 2006. "Growing Tea Trees." Article on the ATTIA website.

✻ Balazs, T. 1999. "The Fragrant Brain." *International Journal of Aromatherapy* 9, no. 2: 57–61.

✻ Balazs, T., and R. Tisserand . 1999. "German Chamomile." *International Journal of Aromatherapy* 9, no. 1: 15–21.

✻ Ballabh, P., A. Braun, and M. Nedergaard. 2004. "The Blood-Brain Barrier: An Overview. Structure, Regulation, and Clinical Implications." *Neurobiology of Disease* 16, no. 1: 1–13.

✻ Ballard, C. G., J. T. O'Brian, K. Reichelt, and E. K. Perry. 2002. "Aromatherapy as a Safe and Effective Treatment for the Management of Agitation in Severe Dementia: The Results of a Double-Blind, Placebo- Controlle Trial with Melissa." *Journal of*

Clinical Psychiatry 63, no. 7: 553–58.

＊Battaglia, Salvatore 2003. The Complete Guide to Aromatherapy, 2nd ed.Brisbane, Australia: International Centre of Holistic Aromatherapy.

＊Becker, Todd. 2012. "Hormesis and the Limbic System." Publishe January 2, 2012, on the Getting Stronger website.

＊Bensafi, M. 2012. "The Role of the Piriform Cortex in Human Olfactory Perception: Insights from Functional Neuroimaging Studies." *Chemosensory Perception* 5, no. 1: 4–10.

＊Bensouilah, J. 2002. "Aetiology and Management of Acne Vulgaris. *International Journal of Aromatherapy* 12, no. 2: 99–104.

——. 2003. "Psoriasis and Aromatherapy." *International Journal of Aromatherapy* 13, no. 1: 2–8.

＊Bensouilah, J., and P. Buck. 2006. *Aromadermatology: Aromatherapy in the Treatment and Care of Common Skin Conditions*. Oxon, U.K.: Radcliffe Publishing.

＊Benveniste, B., and N. Azzo. 1992. "Geranium Oil." *Technicolour Bulletin and Newsletter* 11, July 1 (Kato Worldwide Ltd., Mount Vernon, NY). Foun in Tisserand , R., and R. Young, Essential Oil Safety, 2nd ed. (London: Churchill Livingstone, 2014), 293.

＊Berkowsky, B. 2001. "The Soul Nature of Rose Oil." *International Journal of Aromatherapy* 11, no. 1: 35–39.

＊Beshara, M. C., and D. Giddings. 2002. "Use of Plant Essential Oils in Treating Agitation in a Dementia Unit: 10 Case Studies." *International Journal of Aromatherapy* 12, no. 4: 207–12.

＊Boelens, M. H., and H. Boelens. 1997. "Differences in Chemical and Sensory Properties of Orange Flower Oil and Rose Oils Obtaine from Hydrodistillation and from Superficial CO_2 Extraction." *Perfumer and Flavorist* 22, 31–35. Foun in Tisserand , R., and R. Young, Essential Oil Safety, 2nd ed. (London: Churchill Livingstone, 2014), 405.

＊Boskabady, M. H., M. N. Shafei, Z. Saberia, and S. Amini. 2011. "Pharmacological Effects of Rosa damascena." *Iranian Journal of Basic Medical Sciences* 14, no. 4: 295–307.

＊Bourke, J., I. Coulson, and J. English. 2009. "Guidelines for the Management of Contact Dermatitis: An Update." *British Journal of Dermatology* 160, no. 5: 946–54.

＊Broughan, C. 1999. "Fragrant Mechanisms." *International Journal of Aromatherapy* 9, no. 4: 166–67.

———. 2000. "Cultural Influences on Fragrance Perception." *International Journal of Aromatherapy* 10, no. 1 & 2: 54–61.

———. 2002. "Odours, Emotions, and Cognition: How Odours May Affect Cognitive Performance." *International Journal of Aromatherapy* 12, no. 2: 92–98.

＊Bruns, K. 1978. "Ein Beitrag zur Untersuchang unf Qualitatsbewertung von Patchouliol." *Parfumerie Kosmetik 59*: 109–15. Foun in Tisserand , R., and R. Young, *Essential Oil Safety*, 2nd ed. (London: Churchill Livingstone, 2014), 382.

＊Buchbaur, G., L. Jirovetz, W. Jagar, C. Plank, and H. Dietrich. 1993. "Fragrance Compounds and Essential Oils with Sedative Effects upon Inhalation." *Journal of Pharmaceutical Sciences* 82, no. 6: 660–64.

＊Buckle, J. 2007. *Clinical Aromatherapy*, 2nd ed. London: Churchill Livingstone.

＊Burfield, T. 2002. "Odour Profiling (of Essential Oils) and Subjectivity." Synopsis of a lecture given at the RQA's 12th Anniversary Conference at Regent's College Conference Center, London, March 9, 2002. Available on Tony Burfield's Magazine Page online.

———. 2003. "The Adulteration of Essential Oils—and the Consequences to Aromatherapy & Natural Perfumery Practice." Presentation to the International Federation of Aromatherapists Annual AGM, London. October 11, 2003. Transcript available on Tony Burfield's Aroma Pages website.

———. 2010. "Is Excessive Regulation Destroying the Perfumery Art?" Presentation to the British Society of Perfumers. March 2010. Transcript available on the Anya's Garden Natural Perfumes website.

＊Burns, A., E. Perry, C. Holmes, P. Francis, J. Morris, M. J. Howes, P. Chazot, G. Lees, and C. Ballard. 2011. "A Double-Blin Placebo-Controlle Rand omize Trial of Melissa officinalis Oil and Donepezil for the Treatment of Agitation in Alzheimer's Disease." *Dementia and Geriatric Cognitive Disorders* 31, no. 2: 158–64.

＊Bushdid, C., M. O. Magnasco, L. B. Vosshall, and A. Keller. 2014. "Humans Can

Discriminate More Than 1 Trillion Olfactory Stimuli." *Science* 343, no. 6177: 1370–72.

＊Busse, D., P. Kudella, N.-M. Gruning, et al. 2014. "A Synthetic Sand alwoo Odorant Induces Woun Healing Process in Human Keratinocytes via Olfactory Receptor OR2AT4." *Journal of Investigative Dermatology* 134: 2823–32.

＊Caelli, M., J. Porteous, C. F. Carson, R. Heller, and T. V. Riley. 2001. "Tea Tree Oil as an Alternative Topical Decolonisation Agent for Methicillin-Resistant Staphylococcus Aureus." International Journal of Aromatherapy 11, no. 2: 97–99.

＊Cal, K. 2006. "Skin Penetration of Terpene from Essential Oils and Topical Vehicles." *Planta Medica* 72, no. 4: 311–16.

＊Carlson, N. R. 2013. *Physiology of Behavior*, 11th ed. Boston: Pearson.

＊Carpentieri-Rodrigues, L. N., J. M. Zanluchi, and I. H. Grebogi. 2007. "Percutaneous Absorption Enhancers: Mechanisms and Potential." *Brazilian Archives of Biology and Technology* 50, no. 6: 949–61.

＊Carson, C. F., K. A. Hammer, and T. V. Riley. 2006. "*Melaleuca alternifolia* (Tea Tree) Oil: A Review of Antimicrobial and Other Medicinal Properties." *Clinical Microbiology Reviews* 19, no. 1: 50–62.

＊Chevallier, A. 2001. *Encyclopedia of Medicinal Plants*. London: Dorling Kindersley.

＊Chialva, F., G. Gabri, P. A. P. Liddle, and F. Ulian. 1982. "Qualitative Evaluation of Aromatic Herbs by Direct Headspace GC Analysis." *Journal of High Resolution Chromatography* 5, no. 4: 182–88. Foun in Tisserand , R., and R. Young, *Essential Oil Safety*, 2nd ed. (London: Churchill Livingstone, 2014), 244.

＊Child, N. D., and E. E. Benarroch. 2013. "Anterior Nucleus of the Thalamus: Functional Organization and Clinical Implications." *Neurology* 81, no. 21: 1869–76.

＊Clarke, Sue. 2002. *Essential Chemistry for Safe Aromatherapy*. London: Churchill Livingstone.

＊Complementary and Natural Healthcare Council (CNHC). n.d. "What Is Aromatherapy." CNHC website. Accesse June 10, 2019.

＊Damian, Peter, and Kate Damian. 1995. *Aromatherapy: Scent and Psyche: Using Essential Oils for Physical and Emotional Well-Being*. Rochester, Vt.: Healing Arts Press.

∗Davidson, J. L. 2002. "Aromatherapy and Work-Relate Stress." *International Journal of Aromatherapy* 12, no. 3: 145–51.

∗Deans, S. G., and K. P. Svoboda. 1988. "Antibacterial Activity of French Tarragon (*Artemisia dracunculus* Linn.) Essential Oil and Its Constituents During Ontogeny." *Journal of Horticultural Science and Biotechnology* 63, no. 3: 503–8.

∗de Vries, E. H., J. Kuiper, A. G. de Boer, T. J. C. Van Berkel, and D. D. Breimer. 1997. "The Blood-Brain Barrier in Neuroinflammatory Diseases." *Pharmacological Reviews* 49, no. 2: 143–56.

∗Duke, Jim. 1998. "Fragrant Planet Aromathematics." International Journal of Aromatherapy 9, no. 1: 22–35.

∗Durell, S. 2002. "An Aromatherapy Service for People with a Learning Disability." *International Journal of Aromatherapy* 12, no. 3: 152–56.

∗Elemento Minerals. n.d. "Our Clays" (a breakdown of clays and mineral components). Elemento Minerals website. Accesse 2014.

∗European Chemicals Agency (ECHA). n.d. "Essential Oils." Accesse on ECHA website, June 14, 2019.

∗Forbes, R. M., A. R. Cooper, and H. H. Mitchel. 1953. "The Composition of the Adult Human Body as Determine by Chemical Analysis." *Journal of Biological Chemistry* 203: 359–66.

∗Francis, G. W., and Y. T. H. Bui. 2015. "Changes in the Composition of Aromatherapeutic Citrus Oils during Evaporation." *Journal of Evidence- Base Alternative and Complementary Medicine* 421695.

∗Friedmann, T. S. 2009. "Attention Deficit and Hyperactive Disorder (ADHD)." *International Journal of Clinical Aromatherapy* 6, no. 2: 33–36.

∗Fujiwara, R., T. Komori, and M. Yokoyama. 2002. "Psychoneuroimmunological Benefits of Aromatherapy." *International Journal of Aromatherapy* 12, no. 2: 72–82.

∗Gattefossé, Rene-Maurice. 1937. *Gattefosse's Aromatherapy*. Reprint 1995. Saffron Walden, U.K.: C. W. Daniel.

∗Gerber, Richard. 2001. Vibrational Medicine: *The #1 Hand book of Subtle-Energy Therapies*. Rochester, Vt.: Bear & Co.

∗Ghannadi, A., and S. Amree. 2002. "Volatile Constituents of *Ferula gummos*a Boiss.

from Kashan, Iran." *Journal of Essential Oil Research* 14: 420-21. Foun in Tisserand , R., and R. Young, *Essential Oil Safety*, 2nd ed. (London: Churchill Livingstone, 2014), 290.

∗ Gienger, Michael. 2004. Crystal Power, *Crystal Healing: The Complete Hand book*. London: Cassell Illustrated.

∗ Gilbert, A. N., S. C. Knasko, and J. Sabini. 1997. "Sex Differences in Task Performance Associate with Attention to Ambient Odor." *Archives of Environmental and Occupational Health* 57: 195–99.

∗ Gimble, Theo. 1994. *Healing with Colour* and Light. London: Gaia Books.

——. 2002. *The Colour Therapy Workbook: The Classic Guide from the Pioneering Paperback*. London: Gaia Books.

——. 2005. *The Healing Energies of Colour*. London: Gaia Books.

∗ Godfrey, H. 2006a. "Carers Aroma Wellness: Post Course Report." *Aromatherapy Times* 1, no. 71: 22–25.

——. 2006b. "Evaluation of Complementary and Alternative Medicine." *Aromatherapy Times* 1, no. 68: 13–15.

——. 2007. "Case Work Supervision in Context." *Aromatherapy Times* 1, no. 74: 15–17.

——. 2009a. "Essential Oils: Complementary Treatment for Attention Deficit Hyperactive Disorder." *International Journal of Clinical Aromatherapy* 6, no. 1: 14–22.

——. 2009b. "The Evaluation of CAM in Routine Practice." *Aromatherapy Times* 1, no. 71: 22–25.

——. 2011. Essential Oil Technician Pilot Course 2009–2010: *Reflective Overview of Process and Outcome of Course*. En of Module Report, University of Salford, Greater Manchester (unpublished).

∗ Grieve, M. 1931. "Galbanum." In A *Modern Herbal*. Available on the Botanical. com website.

∗ Griffin, C. A., K. A. Kafadar, and G. K. Pavlath. 2009. "MOR23 Promotes Muscle Regeneration and Regulates Cell Adhesion and Migration." *Developmental Cell* 17, no. 5: 649–61.

∗Guba, R. 1999. "Woun Healing: A Pilot Study Using an Essential Oil–Base Cream to Heal Dermal Wounds and Ulcers." *International Journal of Aromatherapy* 9, no. 2: 67–74.

∗Haze, S., K. Sakai, and Y. Gozu. 2002. "Effects of Fragrance Inhalation on Sympathetic Activity of Normal Adults." *Japanese Journal of Pharmacology* 90, no. 3: 247–53.

∗Herz, R. 2016. "The Role of Odor-Evoke Memory in Psychological and Physiological Health." *Brain Science*s 6, no. 3: 22.

∗Herz, R., and G. C. Cupchick. 1995. "The Emotional Distinctiveness of Odor- Evoke Memories." *Chemical Senses* 20, no. 5: 517–28.

∗Herz, R., C. McCall, and L. Cahill. 1999. "Hemispheric Lateralization in the Processing of Odor Pleasantness versus Odor Names." *Chemical Senses* 24, no. 6: 691–95.

∗Holmes, C., V. Hopkins, C. Hensford, et al. 2002. "Lavender Oil as a Treatment for Agitate Behavior in Severe Dementia: A Placebo Controlle Study." *International Journal of Geriatric Psychiatry* 17, no. 4: 305–8.

∗Holmes, P. 1999a. "Frankincense Oil: The Rainbow Bridge." *International Journal of Aromatherapy* 9, no. 4: 156–61.

———. 1999b. "Uplifting Oils: The Treatment of Depression in Clinical Aromatherapy." *International Journal of Aromatherapy* 9, no. 3: 102–4.

∗Hummel, A. E., and A. Livermore. 2002. "Intranasal Chemosensory Function of the Trigeminal Nerve and Aspects of Its Relation to Olfaction. *International Archives of Occupational & Environmental Health* 75, no. 5: 305–13.

∗Ilmberger, J., E. Heuberger, C. Mahrhofer, et al. 2001. "The Influence of Essential Oils on Human Attention: 1. Alertness." *Chemical Senses* 26, no. 3: 239–45.

∗Jager, W., G. Buchbbauber, L. Jirovetz, H. Dietrich, and C. Plank. 1992. "Evidence of the Sedative Effect of Neroli Oil, Citronella and Phenylethyl Acetate on Mice." *Journal of Essential Oil Research* 4, no. 4: 387–94.

∗Jelinek, A., and B. Novakova. 2001. "The Psychotherapeutic Use of Essential Oils." *International Journal of Aromatherapy* 11, no. 2: 100–102.

∗Jellinek, J. S. 1997. "Psychodynamic Odor Effects and Their Mechanisms."

Cosmetics and Toiletries 112, no. 9: 61–72.

———. 1999. "Odours and Mental States." *International Journal of Aromatherapy* 9, no. 3: 115–20.

＊Jirovetz, L., G. Buchbauer, W. Jager, et al. 1992. "Analysis of Fragrance Compounds in Bloo Samples of Mice by Gas Chromatography, Mass Spectrometry with Chemical Ionization and Selecte Ion Monitoring." *Biology and Mass Spectrometry* 20: 801–3. Foun in Tisserand , R., and R. Young, *Essential Oil Safety*, 2nd ed. (London: Churchill Livingstone, 2014), 405.

＊Joels, M. 2008. "Functional Actions of Corticosteroids in the Hippocampus." *European Journal of Pharmacology* 583, no. 2–3: 312–21.

＊Jung, C. G. 1971. Psychological Types. Vol. 6 of *Collecte Works of C. G. Jung*, 3rd ed. Princeton, N.J.: Princeton University Press.

＊Keller, A., and L. A. Vosshall. 2004. "Human Olfactory Psychophysics. *Current Biology* 14, no. 20: R875–78.

＊Kerr, J. 2002. "The Use of Essential Oils in Healing Wounds." *International Journal of Aromatherapy* 12, no. 4: 202–6.

＊Kirk-Smith, M. 2003. "The Psychological Effects of Lavender I: In Literature and Plays." *International Journal of Aromatherapy* 13, no. 1: 18–22.

＊Knecht, S., B. Dräger, M. Deppe, et al. 2000. "Hand edness and Hemispheric Language Dominance in Healthy Humans." *Brain: A Journal of Neurology* 123, 12: 2512–18.

＊Kovar, K. A., B. Gropper, and D. Friess. 1987. "Bloo Levels of 1,8-cineole and Locomotor Activity of Mice after Inhalation and Oral Administration of Rosemary Oil." *Planta Medica* 53: 315–18.

＊Kovats, E. 1987. "Composition of Essential Oils Part 7: Bulgarian Oil of Rose (Rosa demascena Mill)." Journal of Chromatography 406: 185–222. Foun in Tisserand , R., and R. Young, Essential Oil Safety, 2nd ed. (London: Churchill Livingstone, 2014), 404.

＊Koyama, Y., H. Babdo, F. Yamashita, et al. 2012. "Comparative Analysis of Percutaneous Absorption Enhancement by D-limonene and Oleic Aci Basedon a Skin Diffusion Model." *Journal of Advance Pharmaceutcial Technology & Research* 3, no.

4: 216–23.

＊Kringelbach, M. L. 2005. "The Orbitofrontal Cortex: Linking Rewar to Hedonic Experience." *Nature Reviews Neuroscienc*e 6: 691–702.

＊Kusmirek, Jan. 2002. *Liqui Sunshine: Vegetable Oils for Aromatherapy*. Glastonbury, England : Floramicus.

＊Kyle, L. 1999. "Aromatherapy for Elder Care." *International Journal of Aromatherapy* 9, no. 4: 170–77.

＊Lavania, Umesh. 2003. "Other Uses, and Utilization of Vetiver: Vetiver Oil." University of Lucknow (January).

＊Lawless, Julia. 1995. *The Illustrate Encyclopedia of Essential Oils: The Complete Guide to the Use of Oils in Aromatherapy and Herbalism*. Shaftesbury, Dorset, U.K.: Element.

＊Lawrence, B. M. 1979. *Essential Oils* 1976–1978. Wheaton, Ill.: Allure Publishing. Foun in Tisserand , R., and R. Young, *Essential Oil Safety*, 2nd ed. (London: Churchill Livingstone, 2014).

——. 1989. *Essential Oils 1981–1987: Patchouli*. Wheaton, Ill.: Allure Publishing, 15. Foun in Tisserand , R., and R. Young, *Essential Oil Safety*, 2nd ed. (London: Churchill Livingstone, 2014), 382.

——. 1993. *Essential Oils 1988–1991: Galbanum, Petitgrain*. Wheaton, Ill.: Allure Publishing, 82–83, 107–11. Foun in Tisserand , R., and R. Young, *Essential Oil Safety*, 2nd ed. (London: Churchill Livingstone, 2014), 290, 375.

——. 1995a. *Essential Oils 1988–1991*. Wheaton, Ill.: Allure Publishing. Foun in Tisserand , R., and R. Young, *Essential Oil Safety*, 2nd ed. (London: Churchill Livingstone, 2014), 5.

——. 1995b. "Progress in Essential Oils: Cypress." *Perfumer and Flavorist* 20: 34. Foun in Tisserand , R., and R. Young, *Essential Oil Safety*, 2nd ed. (London: Churchill Livingstone, 2014), 265.

——. 1996. "Progress in Essential Oils: Mand arin." *Perfumer and Flavorist* 21: 25–28. Foun in Tisserand , R., and R. Young, *Essential Oil Safety*, 2nd ed. (London: Churchill Livingstone, 2014), 342.

——. 1998. "Progress in Essential Oils: Chamomile Roman." *Perfumer and Flavorist*

6: 49. Foun in Tisserand , R., and R. Young, *Essential Oil Safety*, 2nd ed. (London: Churchill Livingstone, 2014), 244.

＊Lee, John. 1998. *The Crystal and Mineral Guide: An Uncomplicate Journey through the A-Z of Crystals*. Baldoyle, Ireland : Aeon Press.

＊Leffingwell, John C. 2002. "Olfaction—Update No. 5." *Leffingwell Reports* 2, no. 1.

——. n.d. "Olfaction: A Review." On the website of Leffingwell and Associates. Accesse 2014.

＊Lemme, P. 2009. "The Use of Essential Oils in Psychiatric Medication Withdrawal." *International Journal of Clinical Aromatherapy* 6, no. 2: 15–23.

＊Lockie, And rew. 1998. *The Family Guide to Homeopathy: The Safe Form of Medicine for the Future*. London: Hamish Hamilton.

＊Lu, T., F. Gasper, R. Marriot, et al. 2007. "Extraction of Borage See Oil by Compresse CO_2: Effect of Extraction Parameters and Modelling." *Journal of Supercritical Fluids* 41, no. 1: 68–73.

＊Ludvigson, H. W., and T. R. Rottman. 1989. "Effects of Ambient Odors of Lavender and Cloves on Cognition, Memory, Affect and Mood." *Chemical Senses* 14: 525–36.

＊Mahalwal, V. S., and M. Ali. 2002. "Volatile Constituents of the Rhizomes of *Nardostachy jatamansi* DC. *Journal of Essential Oil Bearing Plants* 5: 83–89. Foun in Tisserand , R., and R. Young, *Essential Oil Safety*, 2nd ed. (London: Churchill Livingstone, 2014), 429.

＊Marolfi, M., M. Sirousfard, and A. Ghanadi. 2015. "Evaluation of the Effect of Aromatherapy with Rosa damascena Mill. on Hospitalize Children in Selecte Hospitals Affiliate to Isfahan University of Medical Sciences in 2013." *Iranian Journal of Nursing and Midwifery Research* 20, no. 2: 247–54.

＊Maury, M. 1995. *Marguerite Maury's Guide to Aromatherapy: The Secret of Life and Youth—A Modern Alchemy*. Saffron Walden, U.K.: C. W. Daniel.

＊Mazzoni, V., F. Tomi, and J. Casanova. 1999. "A Daucane-type Sesquiterpene from *Daucus carota* See Oil." *Flavour and Fragrance Journal* 14, no. 5: 268–72. Foun in Tisserand , R., and R. Young, *Essential Oil Safety*, 2nd ed. (London: Churchill Livingstone, 2014), 233.

＊Milchard, M. J., R. Clery, N. DeCosta, et al. 2004. "Application of Gas-Liqui

能量療癒芳香療法

Chromatography to the Analysis of Essential Oils." *Perfumer and Flavorist* 29: 28–36. Foun in Tisserand , R., and R. Young, *Essential Oil Safety*, 2nd ed. (London: Churchill Livingstone, 2014), 224, 382.

＊Miniga, J., and J. E. Thoppil. 2002. "Studies on Essential Oil Composition and Microbicidal Activities of Two South Indian Species." *International Journal of Aromatherapy* 12, no. 4: 213–15.

＊Miyake, J., M. Nakagawa, and Y. Asakura. 1991. "Effects of Odours on Humans: Effects on Sleep Latency." *Chemical Senses* 16, no. 1: 184.

＊Miyazaki, Y., S. Takeuchi, M. Yatagai, and S. Kobayashi. 1991. "The Effect of Essential Oils on Moo in Humans." *Chemical Senses* 16, no. 1: 183.

＊Moss, M., and L. Oliver. 2014. "Plasma 1,8-cineole Correlates with Cognitive Performance Following Exposure to Rosemary Essential Oil Aroma." *Therapeutic Advances in Psychopharmacology* 2, no. 3: 103–13.

＊Motl, O., J. Hodacova, and K. Ubik. 1990. "Composition of Vietnamese Cajeput Essential Oil." *Flavour and Fragrance Journal* 5: 39–42. Foun in Tisserand , R., and R. Young, *Essential Oil Safety*, 2nd ed. (London: Churchill Livingstone, 2014), 224.

＊Moyjay, G. 1996. *Aromatherapy for Healing the Spirit: A Guide to Restoring Emotional and Mental Balance through Essential Oils*. London: Gaia Books Limited.

＊Murray, M. A. n.d. "Our Chemical Senses: Olfaction." Teacher resource devel- ope as part of the "Neuroscience for Kids" program maintaine on the web- site of the University of Washington.

＊Mycology Online. "Trichophyton." Entry on the Mycology Online website hoste by the University of Adelaide, Australia.

＊National Center for Complementary and Integrative Health (NCCIH). 2019. "Aromatherapy with Essential Oils (PDQ)—Patient Version." Last update May 21, 2019. National Institutes of Health website.

＊Nazzaro, Filomena, Florinda Fratianni, Raffaele Coppola, and Vincenzo De Feo. 2017. "Essential Oils and Antifungal Activity." *Pharmaceuticals (Basel)* 10, no. 4: 86.

＊NHR Organic Oils. 2015. "Safety Data Sheet: Organic Mand arin Essential Oil– Green *(Citrus reticulata)*." Brighton, UK.

＊Ni, X., M. M. Suhail, Q. Yang, et al. 2012. "Frankincense Essential Oil Prepare from

Hydrodistillation of *Boswellia sacra* Gum Resins Induces Human Pancreatic Cancer Cell Death in Cultures and in a Xenograft Murine Model." *BMC Complementary and Alternative Medicine* 12: 253.

＊Norfolk Essential Oils. 2017. "Safety Data Sheet: Lavender Oil." 12/09/2017. Pates Farm, Wisbech, England .

＊Okabe, H., K. Takayama, A. Ogura, and T. Nagai. 2006. "Effect of Limonene and Relate Compounds on the Percutaneous Absorption of Indomethacin." *Planta Medica* 72, no. 4.

＊Oschman, James. n.d. *The Living Matrix Connective Tissue Concept*. Available on the website of the Insitute of Bioenergetic & Informational Healthcare.

＊Patil, Kiran. 2019. "Properties of Coconut Oil." Organic Facts website. Last update February 19, 2019.

＊Pauli, A. 2001. "Antimicrobial Properties of Essential Oil Constituents." International *Journal of Aromatherapy* 11, no. 3: 126–33.

＊Pengelly, A., J. Snow, S. Y. Mills, et al. 2012. "Short-Term Study on the Effects of Rosemary on Cognitive Function in an Elderly Population." *Journal of Medicinal Food* 15, no. 1: 10–17.

＊Perry, E. 2006. "Aromatherapy for the Treatment of Alzheimer's Disease." *Journal of Quality Research in Dementia*, 3.

＊Pitman, V. 2000. "Aromatherapy and Children with Learning Difficulties." *Aromatherapy Today* 15: 20–23.

＊Pluznick, J. L., D.-J. Zou, X. Zhang, et al. 2008. "Functional Expression of the Olfactory Signaling System in the Kidney." *Proceedings of the National Academy of Science* 106, no. 6: 2059–64.

＊Prasanthi, D., and P. K. Lakshmi. 2012. "Terpenes: Effect of Lipophilicity in Enhancing Transdermal Delivery of Alfuzosin Hydrochloride." *Journal of Advance Pharmaceutical Technology & Research* 3, no. 4: 216–23.

＊Pulsifer, M. B., J. Brand t, C. F. Salorio, et al. 2004. "The Cognitive Outcome of Hemispherectomy in 71 Children." *Epilepsia* 45, no. 3: 243–54.

＊Rana, V. S., J. P. Juyal, and M. A. Blazquez. 2002. "Chemical Constituents of Essential Oil of Pelargonium graveolens Leaves." *International Journal of*

Aromatherapy 12, no. 4: 216–18.

＊Romeo, R. D., R. Bellani, L. N. Karatsoreos, et al. 2005. "Stress History and Pubertal Development Interact to Shape Hypothalamic-Pituitary-Adrenal Axis Plasticity." *Endocrinology* 147, no. 4: 1664–74.

＊Ryan, S. 2004. *Vital Practice—Stories from the Healing Arts: The Homeopathic and Supervisory Way*. Portland , Dorset, U.K.: Sea Change.

＊Sabir, A., A. Unver, and Z. Kara. 2012. "The Fatty Aci and Tocopherol Constituents of the See Oil Extracte from 21 Grape Varieties (*Vitis* spp.)." *Journal of the Science of Food and Agriculture* 92, no. 9: 1982–87.

＊Saeki, Y., and M. Shiohara. 2001. "Physiological Effects of Inhaling Fragrances." *International Journal of Aromatherapy* 11, no. 3: 118–33.

＊Salvo, Susan G. 2003. *Massage Therapy Principles and Practice*, 2nd ed. Philadelphia: W. B. Saunders.

＊Sarasto, H. 2001. "Treatment of an Elderly Asthma Sufferer with Aromatherapy (a Case History)." *International Journal of Aromatherapy* 11, no. 2: 103–7.

＊Sawamura, M., U. S. Son, H. S. Choi, et al. 2004. "Compositional Changes in Commercial Lemon Essential Oils for Aromatherapy." *International Journal of Aromatherapy* 14, no. 1: 27–36.

＊Schierling, R. 2012. "Fascia Transmits Messages Acting as Secon Nervous System." Publishe July 12, 2012, on the Dr. Russell Schierling website.

＊Schmidt, E. 2003. "The Characteristics of Lavender Oils from Eastern Europe." *Perfumer and Flavorist* 28: 48–60. Foun in Tisserand , R., and R. Young, *Essential Oil Safety*, 2nd ed. (London: Churchill Livingstone, 2014), 326.

＊Schnaubelt, Kurt 1995. *Advance Aromatherapy: The Science of Essential Oil Therapy*. Rochester, Vt.: Healing Arts Press.

———. 1999. Medical Aromatherapy: Healing with Essential Oils. Berkeley, Calif.: North Atlantic Books.

＊Schwienbacher, I., M. Fendt, R. Richardson, and H. U. Schnitzler. 2004. "Temporary Inactivation of the Nucleus Accumbens Disrupts Acquisition and Expression of Fear-Potentiate Startle in Rats." *Brain Research* 1027, no. 1–2: 87–93.

＊Scientific Committee on Consumer Products (SCCP). 2005. "Opinion on

Furocoumarins in Cosmetic Products." SCCP/0942/05. Foun in Tisserand , R., and R. Young, *Essential Oil Safety*, 2nd ed. (London: Churchill Livingstone, 2014), 326.

∗Sheppard-Hanger, Sylla. 1995. The Aromatherapy Practitioner Reference Manual. Tampa, Fla.: Atlantic Institute of Aromatherapy.

∗Singh, B., R. Kumar, S. Bhand ari, et al. 2007. "Volatile Constituents of Natural *Boswellia serrata*, Oleo-Gum-Resin and Commercial Samples." *Flavour and Fragrance Journal* 22: 145–47. Foun in Tisserand , R., and R. Young, *Essential Oil Safety*, 2nd ed. (London: Churchill Livingstone, 2014), 288.

∗Sorensen, J. 2001. *The Hormonal Activity of Vitex* agnus castus *and Its Importance in Therapy*. Prepublishe lecture paper (forwarde by the author). Southwell, L. A., and I. A. Stiff. 1995. "Chemical Composition of an Australian Geranium Oil." *Journal of Essential Oil Research* 7: 545–47. Foun in Tisserand , R., and R. Young, *Essential Oil Safety*, 2nd ed. (London: Churchill Livingstone, 2014), 293.

∗Spehr, M., G. Gisselmann, A. Poplawski, et al. 2003. "Indentification of a Testicular Odorant Receptor Mediating Human Sperm Chemotaxis." *Science* 299, no. 5615: 2054–58.

∗Srinivas, S. R. 1986. "Atlas of Essential Oils." New York: Self-published. Foun in Tisserand , R., and R. Young, *Essential Oil Safety*, 2nd ed. (London: Churchill Livingstone, 2014), 244.

∗Stangor, Charles. 2012. *Beginning Psychology*. Chapter 4, "Sensing and Perceiving." Available online from And y Schmitz, 2012 Book Archive.

∗Stone, A. 2014. "Smell Turns Up in Unexpecte Places." *New York Times*, October 13, 2014.

∗Stone, H., B. Williams, and J. A. Carregal. 1968. "The Role of the Trigeminal Nerve in Olfaction." *Experimental Neurology* 21, no. 1: 11–19.

∗Sullivan, T. E., B. K. Schefft, J. S. Warm, et al. 1995. "Recent Advances in the Neuropsychology of Human Olfaction and Anosmia." *Brain Injury* 9, no. 6: 641–46.

∗Svoboda, K. P., A. N. Karavia, and V. McFarlane. 2001. "Case Study: The Effects of Selecte Essential Oils on Mood, Concentration and Sleep in a Group of 10 Students Monitore for 5 Weeks." *International Journal of Aromatherapy* 12, no. 3: 157–61.

∗Swanson, L. W. 2000. "Cerebral Hemisphere Regulation of Motivate Behavior."

能量療癒芳香療法

Brain Research 886: 113–164.

＊Tisserand , Robert. 1997. The Art of Aromatherapy. Saffron Walden, U.K.:C. W. Daniel.

——. 2012. "Rosemary Boosts Brain Power!" An article on the Robert Tisserand website, poste March 1, 2012.

——. 2015. "Frankincense Essential Oil and Cancer: Why EOs and Chemotherapy Don't Always Mix." A question-and -answer on the Robert Tisserand website, publishe March 26, 2015.

——. n.d. "Definition." Definition of aromatherapy on Robert Tisserand web- site, accesse June 14, 2019.

＊Tisserand , Robert, and Tony Balacs. 1995. *Essential Oil Safety: A Guide for Health Professionals*. London: Churchill Livingstone.

＊Tisserand , Robert, and Rodney Young. 2014. *Essential Oil Safety*, 2nd ed. London: Churchill Livingstone.

＊Toga, A. W., and P. M. Thompson. 2003. "Mapping Brain Asymmetry." *Nature Reviews Neuroscience* 4, no. 1: 37–48.

＊Tsutsulova, A. L., and R. A. Antonova. 1984. "Analysis of Bulgarian Daisy Oil." *Maslo-Zhirovaya Promyshlennost* 11: 23–24. Foun in Tisserand , R., and R. Young, *Essential Oil Safety*, 2nd ed. (London: Churchill Livingstone, 2014), 242.

＊Tucker, A. O., and M. J. Maciarello. 1988. "Nomenclature and Chemistry of the Kazanlik Damask Rose and Some Potential Alternatives from the Horticultural Trade of North America and Europe." In Lawrence, B. M.,B. D. Mookherjee, and B. J. Willis, eds., *Flavours and Fragrances: A World Perspective* (Amsterdam: Elsevier), 99–114. Foun in Tisserand , R., and R. Young, Essential Oil Safety, 2nd ed., (London: Churchill Livingstone, 2014), 405.

＊Valnet, Jean. 1980. *The Practice of Aromatherapy*. Reprint 1996. Saffron Walden, U.K.: C. W. Daniel.

＊Vann S., and J. Aggleton. 2004. "The Mammillary Bodies: Two Memory Systems in One?" *Nature Reviews Neuroscience* 5, no. 1: 35–44.

＊Vasey, Christopher. 2018. *Natural Antibiotics and Antivirals: 18 Infection- Fighting Herbs and Essential Oils*. Rochester, Vt.: Healing Arts Press.

∗ Volz, K. G., R. Rübsamen, and D. Y. von Cramon. 2008. "*Cortical Regions Activate by the Subjective Sense of Perceptual Coherence of Environmental Sounds: A Proposal for a Neuroscience of Intuition.*" *Cognitive Affective & Behavioral Neuroscience* 8, no. 3: 318–28.

∗ Ward, A. M., A. P. Shultz, W. Huiibers, K. R. Van Diik, T. Heddon, and R. A. Sperling. 2014. "The Parahippocampal Gyrus Links the Default-Mode Cortical Network with the Medial Temporal Lobe Memory System." *Human Brain Mapping* 35, no. 3: 1061–73.

∗ Watts, Martin. 2000. *Essential Oil Safety* Data. Churchill, Oxfordshire: Medical Aromatherapy Training Services; Essentially Oils Limited.

∗ Whichello Brown, Denise. 1996. *Teach Yourself Aromatherapy*. London: Hodder Headline.

∗ Wildwood, Chrissie. 1996. *Bloomsbury Encyclopaedia of Aromatherapy*. London: Bloomsbury.

——. 1997. *The Complete Guide to Reducing Stress*. London: Piatkus.

∗ Williams, Davi G. 2006. *The Chemistry of Essential Oils: An Introduction for Aromatherapists, Beauticians, Retailers and Students*. Weymouth, Dorset: Michelle.

∗ Wills, Pauline. 1992. *The Reflexology and Colour Therapy Workbook*. Shaftesbury, Dorset: Element.

∗ Wilson, Kathleen J. W., and Anne Waugh. 1998. *Anatomy and Physiology in Health and Illness*. London: Churchill Livingstone.

∗ Worwood, Valerie Ann. 1996a. *The Fragrant Mind*. London: Doubleday.

——. 1996b. The Fragrant Pharmacy. London: Bantam Books.

∗ Zani, F., G. Massimo, S. Benvenuti, et al. 1991. "Studies on the Genotoxic Properties of Essential Oils with *Bacillus subtilis* Rec-assay and Salmonella/ Microsome Reversion Assay." Planta Medica 57: 237–41. Foun in Tisserand , R., and R. Young, *Essential Oil Safety*, 2nd ed. (London: Churchill Livingstone, 2014), 244.

能量療癒芳香療法

自然生活 53

能量療癒芳香療法

英國IFA前教育主席用
精油搭配水晶、脈輪、色彩療法，
協助你療癒身心、清理淨化、釋放壓力
Essential Oils For The Whole Body

作　　者／海瑟‧唐恩‧高芙瑞
翻　　譯／鄭百雅
總 編 輯／彭文富
主　　編／黃懿慧
校　　對／陳榆沁
內文排版／比比司設計工作室
封面設計／比比司設計工作室
插　　畫／湘紜設計工作室
出 版 者／大樹林出版社
營業地址／23357新北市中和區中山路2段530號6樓之1
通訊地址／23586新北市中和區中正路872號6樓之2
電　　話／（02）2222-7270　傳真／（02）2222-1270
官　　網／www.gwclass.com
E - m a i l ／notime.chung@msa.hinet.net
Facebook／www.facebook.com/bigtreebook
發 行 人／彭文富
劃撥帳號／18746459　戶名／大樹林出版社
總 經 銷／知遠文化事業有限公司
地　　址／新北市深坑區北深路3段155巷25號5樓
電　　話／02-2664-8800　傳真／02-2664-8801
初　　版／2021年09月

ESSENTIAL OILS FOR THE WHOLE BODY: THE DYNAMICS OF TOPICAL
APPLICATION AND ABSORPTION by HEATHER DAWN GODFREY
Copyright: © 2019 by HEATHER DAWN GODFREY
This edition arranged with INNER TRADITIONS, BEAR & CO.
through BIG APPLE AGENCY, INC., LABUAN, MALAYSIA.
Traditional Chinese edition copyright:
2021 BIG FOREST PUBLISHING CO., LTD
All rights reserved.

定價／480元　港幣／160元
ISBN／978-986-06737-2-2
版權所有，翻印必究
本書如有缺頁、破損、裝訂錯誤，請寄回本公司更換
Printed in Taiwan

國家圖書館出版品預行編目資料

能量療癒芳香療法：英國IFA前教育主席用精油搭配水晶、
脈輪、色彩療法，協助你療癒身心、清理淨化、釋放壓力 /
海瑟.唐恩.高芙瑞（Susanne Fischer-Rizzi）著；鄭百雅譯.
-- 初版. -- 新北市：大樹林出版社，2021.09
　面；　公分
譯自：Essential oils for the whole body.
ISBN 978-986-06737-2-2（平裝）

1.芳香療法 2.香精油

418.995　　　　　　　　　　　　110012244

回 · 函 · 抽 · 獎

掃描Qrcode，填妥線上回
函完整資料，即有機會抽
中大獎——

Boswellness苦沒藥水蒸餾精油5ml」
乙瓶（市價1060元）。

★中獎名額：共3名。
★活動日期：即日起～2021年11月30日。
★公布日期：2021年12月01日會以EMAIL通知中獎者。
　中獎者需於7日內用EMAIL回覆您的購書憑證照片
　（訂單截圖或發票）方能獲得獎品。若超過時間，視
　同放棄。
★一人可抽獎一次。本活動限台灣本島及澎湖、金門、
　馬祖。

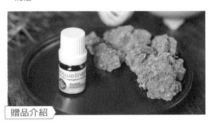

贈品介紹

品牌：Boswellness
產品：苦沒藥水蒸餾精油
進口商：水玉田數位有限公司
容量：5ml／瓶
使用方法：純精油請與基底油調合，
稀釋使用。

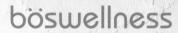

boswellness
乳香沒藥專家

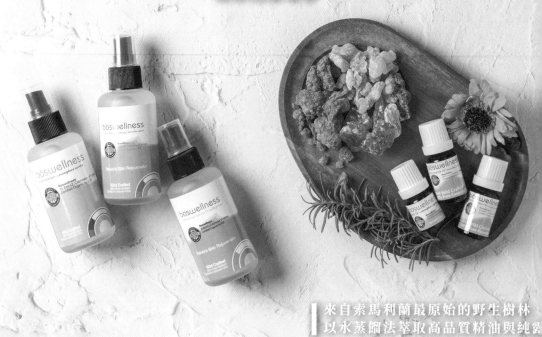

來自索馬利蘭最原始的野生樹林
以水蒸餾法萃取高品質精油與純露

在繁忙的日子裡，
您是否留下一段空白時間給自己呢？
又該如何找尋屬於自己的美好時光呢？

————————

Boswellness 系列精油與純露
邀請您一起陶冶身心，擁抱平靜與和諧的幸福人生。

————————